Band 34: C. E. M. Dietrich, P. Walleitner, Warteschlangen-Theorie und Gesundheitswesen. VIII, 96 Seiten. 1982.

Band 35: H.-J. Seelos, Prinzipien des Projektmanagements im Gesundheitswesen. V, 143 Seiten. 1982.

Band 36: C. O. Köhler, Ziele, Aufgaben, Realisation eines Krankenhausinformationssystems. II, (1-8), 216 Seiten. 1982.

Band 37: Bernd Page, Methoden der Modellbildung in der Gesundheitssystemforschung. X, 378 Seiten. 1982.

Band 38: Arztgeheimnis – Datenbanken – Datenschutz. Arbeitstagung, Bad Homburg, 1982. Herausgegeben von P. L. Reichertz und W. Kilian. VIII, 224 Seiten. 1982.

Band 39: Ausbildung in der Medizinischen Informatik. Proceedings, 1982. Herausgegeben von P. L. Reichertz und P. Koeppe. VIII, 248 Seiten. 1982.

Band 40: Methoden der Statistik und Informatik in Epidemiologie und Diagnostik. Proceedings, 1982. Herausgegeben von J. Berger und K. H. Höhne. XI, 451 Seiten. 1983

Band 41: G. Heinrich, Bildverarbeitung von Computer-Tomogrammen zur Unterstützung der neuroradiologischen Diagnostik. VIII, 203 Seiten. 1983.

Band 42: K. Boehnke, Der Einfluß verschiedener Stichprobencharakteristika auf die Effizienz der parametrischen und nichtparametrischen Varianzanalyse. II, 6, 173 Seiten. 1983.

Band 43: W. Rehpenning, Multivariate Datenbeurteilung. IX, 89 Seiten. 1983.

Band 44: B. Camphausen, Auswirkungen demographischer Prozesse auf die Berufe und die Kosten im Gesundheitswesen. XII, 292 Seiten. 1983.

Band 45: W. Lordieck, P. L. Reichertz, Die EDV in den Krankenhäusern der Bundesrepublik Deutschland. XV, 190 Seiten. 1983.

Band 46: K. Heidenberger, Strategische Analyse der sekundären Hypertonieprävention. VII, 274 Seiten. 1983.

Band 47: H.-J. Seelos, Computerunterstützte Screeninganamnese. IX, 221 Seiten. 1983.

Medizinische Informatik und Statistik

Herausgeber: S. Koller, P. L. Reichertz und K. Überla

47

Hans-Jürgen Seelos

Computerunterstützte Screeninganamnese

Springer-Verlag Berlin Heidelberg GmbH 1983

Autor

Hans-Jürgen Seelos
Aktienstr. 40, 4330 Mühlheim/Ruhr

ISBN 978-3-540-12870-0 ISBN 978-3-662-11360-8 (eBook)
DOI 10.1007/978-3-662-11360-8

CIP-Kurztitelaufnahme der Deutschen Bibliothek. Seelos, Hans-Jürgen: Computerunterstützte Screeninganamnese / Hans-Jürgen Seelos, - Berlin; Heidelberg; New York; Tokyo: Springer, 1983. (Medizinische Informatik und Statistik; 47)

NE: GT

Ursprünglich erschienen bei Springer-Verlag Berlin Heidelberg New York 1983.

2145/3140 – 5 4 3 2 1 0

VORWORT

Die vorliegende Dissertation entstand im Rahmen eines Forschungs- und Entwicklungsvorhabens, welches unter Federführung des Bundesministers für Forschung und Technologie gefördert wurde. Zielsetzung dieses Vorhabens war die Planung, Realisierung und modellhafte Erprobung eines Datenverarbeitungs- und Informationssystems für den medizinischen Beratungs- und Begutachtungsdienst der gesetzlichen Krankenversicherung. Angeregt durch die Habilitationsschrift "Computer Assisted Medical History" von Herrn Professor Dr.med. J.R. Möhr vom Institut für Medizinische Dokumentation, Statistik und Datenverarbeitung an der Universität Heidelberg wurde in diesem Zusammenhang eine computerunterstützte Screeninganamnese entwickelt. Leitender Gedanke dieses effektiven und einfach zu handhabenden medizinisch-technischen Verfahrens war die Unterstützung der allgemeinärztlichen Urteilsfindung bei gleichzeitiger Entlastung des Arztes von der Routineanamnese. Durch Delegation und Standardisierung der anamnestischen Datenerfassung unter Anwendung moderner Datenverarbeitungstechniken konnten Sprachprobleme mit ausländischen Patienten kompensiert und nachweislich eine qualitativ verbesserte Diagnostik angeboten werden.

Herrn Professor Dr.med. J.R. Möhr möchte ich an dieser Stelle für seine bereitwillige Beratung in allen methodischen Fragen, Herrn Professor Dr.med. P.L. Reichertz und Herrn Dipl.-Inform. W. Raufmann vom Department für Biometrie und Medizinische Informatik der Medizinischen Hochschule Hannover für die Unterstützung bei der Berechnung der Entropiemaße für die Validitätsbetrachtungen herzlich danken.
Weiterhin bedanke ich mich bei der Arbeitsgemeinschaft für Gemeinschaftsaufgaben der Krankenversicherung in Essen für die Nutzung der technischen Einrichtungen und bei Frau R. Schwarzmeier für die umfangreichen Schreibarbeiten. Ein besonderes Dankeschön gilt meiner Frau für Ihr Verständnis, das sie meiner Arbeit stets entgegenbrachte.

Mülheim a.d.Ruhr, im September 1983 H.-J. Seelos

VORWORT

Jeder Einbau technischer Hilfen in die Medizin muß, wenn er das Prädikat "Fortschritt" mit Recht tragen soll, zwei Voraussetzungen erfüllen:

- Er muß die Interaktion "Patient-Arzt" verbessern helfen.
- Er muß die Cost-Benefit-Relation positiv beeinflussen.

Daß die fast unbegrenzte Speicher- und Rechenleistung der EDV nutzbringend in die Begutachtung und Beratung einbezogen werden sollte, ist naheliegend und kollidiert nicht mit den vorher erhobenen Prämissen. Problematisch ist das "Wie".

Zur Beantwortung dieser Frage bedürfen wir Ärzte dringend der Hilfe von Fachleuten. Der Autor hat diese Hilfen unter umfassender Berücksichtigung internationalen Schrifttums und unter Hinzuziehung kompetenter Fachleute der Medizinischen Informatik u.a. zu bieten.

Beachtlich ist die folgerichtige Zielsetzung der Arbeit, die schließlich in dem Kapitel: "Erfahrungen mit der Routineanwendung" zu dem erfreulichen Resultat führt: "Eine computerunterstützte Screeninganamnese stellt eine qualitativ verbesserte Diagnostik im notwendigen Zusammenhang dar. Von ihrer Anwendung sollten daher vorzugsweise solche Gesundheitsbetreuungssysteme profitieren, welche die Einflußnahme auf verbreitete und volkswirtschaftlich bedeutungsvolle Krankheiten in den Vordergrund stellen."

Das Buch zeichnet sich durch Seriosität und vorurteilsfreier Mentalität aus. Es verfällt nicht in den Fehler euphorischer Computeromnipotenz, aber auch nicht in die emotionale Ablehnung dieser Möglichkeit.

Man kann nur hoffen, daß weitere Forschungen diesen Stils folgen werden, um reale Indikationsspektren zu finden und anwendbar zu machen. Die Ärzte sind aufgerufen, die nicht leichte Kost zu verdauen.

Hamburg, den 14. Oktober 1983

Prof.Dr.med. Dr.med.h.c. Ernst Fromm

Präsident der Deutschen Gesellschaft zur Förderung der medizinischen Diagnostik e.V.

INHALTSVERZEICHNIS

Hinweise zur Symbolik

Die im vorliegenden Text auftretenden mathematischen Symbole sind in gewohnter Weise zu interpretieren; wie üblich bedeutet M eine Menge von Elementen, -> die Implikation, A x B das kartesische Produkt der Mengen A und B.

Textverweise sind in Klammern der Form "(...)", Literaturhinweise als "/.../" gekennzeichnet. Bei umfangreicheren Arbeiten wurden ergänzend zum Literaturhinweis auch die entsprechenden Seitenzahlen angegeben (z.B. /665, S. 461/).
Figuren (Tabellen und Abbildungen) werden durch die Nummer des entsprechenden Gliederungspunktes (unter dem sie auftreten) und durch eine innerhalb des betreffenden Gliederungspunktes fortlaufend vergebene Nummer identifiziert (Beispiel: Figur 2.4.1-3).

Die Beschreibung von Algorithmen erfolgt in Anlehnung an die PASCAL-Notation.

Als Abkürzungen werden verwendet:

FNR i	Nummer der Anamnesefrage i
PNR j	Nummer der Problemkategorie j
R	Test-Retest-Reliabilität (Stabilität)
R+	Test-Retest-Reliabilität der JA-Antworten
R-	Test-Retest-Reliabilität der NEIN-Antworten
Se	Sensitivität
Sp	Spezifität
U	U-Wert (Uncertainty Coefficient)
VäD	Vertrauensärztlicher Dienst
Zmax	Maximalwert der Variablen Z.

0 Zusammenfassung

Die Entwicklung angemessener Entscheidungsstrategien zur Optimierung diagnostischer und therapeutischer Maßnahmen hinsichtlich Bedarfsgerechtigkeit, Risiko und Erfolgsaussichten gewinnt vor dem Hintergrund der Kostendynamik und infolge der Gefährdungshäufung der immer differenter und differenzierter werdenden medizinischen Prozesse zunehmend an Aktualität. Der Anamnese als kostengünstiges, diagnostisches Instrument kommt hierbei besondere Bedeutung zu.
Das Ergebnis der Erhebung der Vorgeschichte des Patienten und seiner Erkrankung stellt, wie zahlreiche Untersuchungen belegten, den größten Teil der zur Diagnostik notwendigen medizinischen Information dar und bestimmt daher in vielen Situationen entscheidend die Effektivität des ärztlichen Handelns. Der Zeitbedarf, welcher jedoch für die Erhebung einer verläßlichen und möglichst vollständigen Anamnese aufzuwenden ist, sowie die Beschränkung ihrer Aussagefähigkeit durch arzt- und patientenseitige Einflußvariablen hatten deshalb dazu geführt, die anamnestische Technik zu verbessern und durch standardisierte Verfahren zu ergänzen. Unter diesen sind der Einsatz von Checklisten für den Arzt und vom Patienten auszufüllende Fragebogen mit und ohne Computerunterstützung verbreitet. Leider vermochten diese Hilfsmittel bislang den intendierten Erwartungen hinsichtlich einer effizienten Unterstützung der ärztlichen Urteilsfindung nur teilweise zu entsprechen. Als unbefriedigend wurden vor allem die unspezifischen Fragenkataloge, die Präsentation des Befragungsergebnisses und die unzureichende Anpassung der Benutzerschnittstelle an die spezifischen Erfordernisse der jeweiligen Erhebungssituation empfunden.
Diese Praktikabilitätsdefizite sollten mit der Entwicklung einer computerunterstützten Screeninganamnese kompensiert werden.

Entsprechend dem Erfordernis einer zielgerichteten diagnostischen Rundumabklärung lag der inhaltlichen Implementierung des Anamneseschemas ein Katalog von 94 diagnostischen Entscheidungen (Problemkategorien) zu Grunde, die der Allgemeinmediziner zu treffen hat. Diese wurden unter den Gesichtspunkten ausgewählt, daß sie bei dem in Frage stehenden Patientenklientel repräsentiert, nicht unmittelbar bei der körperlichen Untersuchung erkennbar sind und ihre Erfassung durch anamnestische Fragen möglich und sinnvoll ist. Für alle 94 Problemkategorien wurden von 13 Ärzten verschiedener Fachrichtungen 1091 Symptomfragen formuliert, welche nach ärztlicher Auffassung zur Klärung der diagnostischen Entscheidung innerhalb des definierten Geltungsbereiches beitrugen. Zur Arrondierung der Fragensammlung wurden dabei auch ausgewählte Fragen aus existierenden Fragenkatalogen (GEMEDA, PSI, MSH-VIII) einbezogen. Durch Zusammenfassen semantisch redundanter und Selektion irrelevanter Fragen konnte die Fragensammlung zunächst auf 483 Fragen (Version I) reduziert werden. Durch Auswahl nach bestimmten Qualitätskriterien wurde diese auf 398 Fragen (Version II) verringert. Die Überarbeitung der Version II aufgrund der Ergebnisse eines ersten Präroutinetests führte schließlich zur Version III, die nur noch 184 Fragen zu insgesamt 16 Beschwerdekomplexen beinhaltete. Im Vergleich mit dem ebenfalls problemorientiert konstruierten Anamneseschemata von BUENTE zeigte sich, daß nur geringe Nuancen im Geltungsbereich erhebliche Unterschiede bei den ausgewählten Fragen zur Folge hatten. So waren nur 40 % der Fragen der Version III mit dem Anamneseschema von BUENTE semantisch identisch, obwohl 84 % der von BUENTE verwandten Probleme im vorliegenden Geltungsbereich enthalten waren; umgekehrt lag die Relation bei 62 %. Hinsichtlich des Fragenvolumens ist die Version III mit 184 Fragen nahezu umfangsgleich mit dem Fragebogen von BUENTE (191 Fragen) und dem CORNELL MEDICAL INDEX HEALTH QUESTIONNAIRE (195 Fragen).

Zur Sicherstellung einer definierten (optimierten) Gültigkeit des Entwicklungsergebnisses waren die Benutzerakzeptanz und die Gütekriterien Reliabilität und Validität der Screeninganamnese zu untersuchen. Das hierzu benötigte Datenmaterial wurde durch Ausfüllung von Anamnesefragebogen der Versionen II und III von 104 (Präroutinetest I) bzw. 7540 (Präroutinetest II) Probanden sowie durch die Erprobung der interaktiven Erhebung (modifizierte Version III) erhalten.

Die Akzeptanztests bestätigten die benutzergerechte Optimierung des Fragenkataloges hinsichtlich Umfang, Formulierung und Handhabung. Das computerunterstützte Verfahren vermochte sogar die ohnehin schon sehr guten Akzeptanzwerte der Fragenbogentests zu übertreffen. Die Beantwortungszeit betrug im Mittel bei beiden Verfahren ca. 20 Minuten.

Die Reliabilität wurde für die Version II durch einen Test-Retest nachgewiesen. Dabei wurden die Antworten von 104 zeitversetzten (im Mittel 16 Tage) Doppelbefragungen miteinander verglichen und als Maß für die Test-Retest-Reliabilität der Anteil der invarianten Antworten im Verhältnis aller Antworten berechnet. Der Anteil fehlender Antworten lag bei 1 %, die durchschnittliche Test-Retest-Reliabilität bei 89 %.
Aufgrund der ärztlichen Erfahrung wurde beim Übergang von Version II zu Version III unabhängig von der Kenntnis der Resultate des Test-Retests das Fragenspektrum reduziert und die Formulierung der Fragen stilistisch

optimiert. Dabei waren unter anderem sämtliche Fragen mit geringerer Test-Retest-Reliabilität als 75 % intuitiv aufgrund der ärztlichen Erfahrung eliminiert worden. Diese Verbesserungen hatten überwiegend den gewünschten Erfolg und wurden im allgemeinen durch die prozentuale Verteilung der Antwortkategorien bestätigt, welche analoge Indizien für die Beurteilung der Fragenformulierung bei der Version III darstellten.

Zur Überprüfung der Konstruktvalidität wurde aus den 5650 auswertbaren Fragebogen beim Test der Version III (an 7540 Probanden) aus den Antwortmustern (Ja, ?, Nein, keine Antwort) Sensitivität und Spezifität sowie ein informationstheoretisches Maß (U-Wert) berechnet, d.h. für jede Problemkategorie mit mehr als 10 Fällen in der Datenbasis die Korrelation von Einzelantworten mit den Ausprägungen des durch Definition des Geltungsbereiches erklärten Außenkriteriums bestimmt. Eine Problemkategorie galt demnach dann als gut erfaßt, wenn ihre Charakterisierung durch eine Symptomfrage mit hohem U-Wert erfolgte. Damit war es nunmehr aufgrund einer umfangreichen Datenbasis erstmals möglich anzugeben, inwieweit der ärztliche Informationsbedarf mit problemorientiert konstruierten Fragenkatalogen abgedeckt werden konnte. Im einzelnen wurde für 76 Problemkategorien des Geltungsbereiches quantitativ nachgewiesen, mit welcher Genauigkeit die geforderte Zielinformation erfaßt wird. Insgesamt waren ca. 70 % der auf der Basis der besten U-Werte als valide ausgewiesenen 366 Assoziationen von Fragen mit Problemkategorien in Einklang mit der ärztlichen Erfahrung. Ca. 60 % der Assoziationen waren von den Ärzten beim Prozeß der Fragenformulierung spezifiziert worden, bei 30 % kamen Abweichungen vor. Diese waren insbesondere darauf zurückzuführen, daß im Fallmaterial Kombinationen von Krankheiten vorkamen. Bei Multimorbidität wiesen daher auch solche Fragen eine hohe Ja-Prävalenz für die in Frage stehende Problemkategorie auf, die hierfür keinen medizinisch sinnvollen Informationsgewinn erwarten lassen. Dieser Effekt wurde etwa besonders deutlich bei Fragen zu Menstruationsstörungen. Ursächlich für unsinnige Assoziationen waren ferner falsches Ausfüllen von Fragen zum Genitalbereich (männliche Patienten beantworteten Fragen für Frauen und umgekehrt) sowie berechnete U-Werte bei einer Sensitivität von null.
Während die durch eine diffuse Symptomatik charakterisierten unspezifischen Problemkategorien (z.B. "Psychovegetatives Syndrom") geringe U-Werte aufwiesen, zeichneten sich die Problemkategorien mit einer eindrucksvollen und klar definierten Symptomatik (z.B. "Grippe", "Bronchitis") durch hohe U-Werte aus. Einen außerordentlich hohen Informationsgewinn erzielten Fragen, die den diagnostisch relevanten Sachverhalt unmittel-

bar und gezielt erfaßten, aber beim Befragten medizinische Kenntnisse voraussetzen, die jedoch größtenteils längst Bestandteil des allgemeinen Sprachgebrauchs sind. Weiterhin zeigte sich, daß Fragen mit einem hohen Informationsgewinn mehrheitlich auch von den an der Formulierung beteiligten Ärzten intendiert worden waren. Insgesamt blieb aber festzustellen, daß sich die durch den aufwendigen Prozeß der Fragenspezifikation erhoffte umfassende Verbesserung der Erfassung für den Arzt wesentlicher Informationen auf typische Problemkategorien konzentrierte, die sich auch schon bei früheren punktuellen Untersuchungen mit weitaus kleinerer Datenbasis (524 Fälle) anzudeuten schienen.

Zur Erhebung der Screeninganamnese wurde ein handelsüblicher Bürocomputer, ausgestattet mit einer eigens entwickelten Spezialtastatur, eingesetzt. Im Gegensatz zum Fragebogen gestattete dieses Trägersystem nicht nur eine konzentrierte Präsentation des Befragungsergebnisses, sondern auch eine antwortengesteuerte Fragensequenz, deren softwaretechnische Realisierung auf der Basis eines Simulationsmodells für einen Mealy-Automaten erfolgte.

Als konsequentes Ergebnis der angewandten Entwicklungsstrategie wurde die zeitliche, organisatorische und technische Praktikabilität des Entwicklungsergebnisses im Rahmen einer Pilotinstallation - eingesetzt als Teilkomponente eines Datenverarbeitungs- und Informationssystems für den medizinischen Beratungs- und Begutachtungsdienst der gesetzlichen Krankenversicherung - bestätigt. Im Gegensatz zu einer auf den aktuellen Konsultationsanlaß begrenzten Einzelfallbetreuung sicherte die computerunterstützte Screeninganamnese nachweislich eine qualitativ verbesserte Diagnostik im notwendigen Zusammenhang. Unter Anwendung preisgünstiger portabler Mikroprozessoren steht damit ein diagnostisches Screeninginstrument mit nachgewiesener Qualität zur Verfügung, welches sowohl dem diagnostischen Erkenntnisinteresse des Allgemeinmediziners als auch hinsichtlich der Auslegung des Trägersystems (z.B. mehrsprachige Befragungen) seiner zu betreuenden Klientel angemessen ist. Durch seinen Einsatz könnten deshalb gerade im Bereich der Primärversorgung unvermeidliche Wartezeiten sinnvoll genutzt werden.

1 Einführung

Die Semantik der griechischen Vokabel "anamnesis" (wörtlich: Erinnerung, sich wieder sammeln) wandelte sich im Laufe der Geschichte durch die Veränderung der Stellung des Menschen in Religion, Philosophie und Gesellschaft sowie durch die Schwerpunktverlagerungen in der Naturwissenschaft /124/. So verstand man darunter in der griechischen Philosophie die "Wiedererinnerung der Seele an die vor ihrer Verbindung mit dem Körper geschauten Ideen"; die christliche Religion bezeichnete damit die Einsetzungsworte Christi in der Abendmahlsfeier /225/. Die Medizin schließlich bringt damit die Erhebung von Fakten aus der Vorgeschichte des Kranken und seiner Krankheit zum Ausdruck /225/.

Die Gepflogenheit, den Kranken nach der Vorgeschichte seines Leidens zu befragen, läßt sich zurückverfolgen bis zur prähippokratischen griechischen Medizin /225/. Erstmals faßte im 2. Jahrhundert n.Chr. RUFUS VON EPHESUS in seinem Werk "Die Fragen des Arztes an den Kranken" das antike Lehrgut über die Anamnese zusammen /187/. Auf eine ausführliche Befragung des Kranken legte er großen Wert, wobei er sich nicht nur für die Krankheit, deren Beginn und Verlauf interessierte, sondern auch für vegetative Funktionen wie etwa Appetit, Schlaf und Verdauung. Allerdings, so betonte RUFUS VON EPHESUS, sei es unrealistisch, die Befragung des Patienten zu umfangreich gestalten zu wollen: "Alles freilich anzugeben und herauszufinden, dazu reicht weder der menschliche Verstand noch die Zeit" /187/.

Im 17. Jahrhundert demonstrierte VAN DER STRAATEN an der Universität von Utrecht, wie er die Diagnose sowohl aus Befunden der körperlichen Untersuchung als auch aus den Angaben der Vorgeschichte des Patienten folgerte /165/. Ebenso nahm die Anamnese bei VAN HEURNE, der an der Klinik von Leyden wirkte, eine wichtige Stellung bei der Beurteilung einer Krankheit ein /165/. Trotz frühzeitiger Bemühungen um eine Systematisierung der Anamanese zu Beginn des 18. Jahrhunderts /136, 165/ wurde erst zu Beginn des 19. Jahrhunderts zunächst von Napoleons Leibarzt CORVISART und später von LAENNEC, LOUIS und ANDRAL die eigentliche Bedeutung der Anamnese für das diagnostische und therapeutische Vorgehen des Arztes erkannt /225/. Zwischenzeitlich konnten zahlreiche Untersuchungen /104, 108, 129, 161, 166/ nachweisen, daß insbesondere bei chronischen Leiden und bei den häufigen funktionellen, vegetativen oder psychosomatischen Störungen anamnestische Angaben weitaus informativer sind, als die unmittelbare körperliche Untersuchung und die Ergebnisse durchgeführter Labortests /225/.

Auch die qualitative und quantitative Weiterentwicklung der medizinisch-technischen Diagnostik vermochte diesbezüglich keine Änderung herbeizuführen. HARTMANN /105/ bezeichnet die Anamnese daher nicht ganz zu Unrecht als die "anspruchsvollste Repräsentation der ärztlichen Kunst". SCHULTEN /194/ würde sogar eher auf die körperliche Untersuchung verzichten als auf die Anamnese, hätte er zwischen beiden die Wahl. "Ihr Wert auch für die Therapie dürfte jedem Arzt spätestens dann klar werden, wenn er erstmals bei einem nicht ansprechbaren Kranken eine unmittelbare Entscheidung treffen muß" /225/. Noch deutlicher äußerte sich SCHENK /190/. Seiner Auffassung zufolge kann sich eine fehlerhafte und unvollständige Anamnese für den Patienten genauso verhängnisvoll auswirken, wie eine falsche Medikation (z.B. bei bestehender Penicillin-Allergie) oder ein fehlerhafter chirurgischer Eingriff. Eine mangelhaft erhobene Anamnese sei demnach einem ärztlichen Kunstfehler gleichzusetzen.

Nun ist die Anamnese aber nicht nur ein hinsichtlich der Diagnostik informatives, sondern auch ein billiges Instrument. Insbesondere ist sie vom Standpunkt des Patienten weitaus weniger belastend als eine körperliche Untersuchung, eine Blutentnahme, eine Röntgenuntersuchung oder viele invasive diagnostische Eingriffe /155/. Zudem empfindet ein großer Teil der Patienten die anamnestische Exploration als eine angenehme Möglichkeit des sich aussprechens /155/.
Für den Arzt jedoch ist die Bilanz nicht ganz so positiv, denn die Erhebung einer verläßlichen und möglichst vollständigen Anamnese kostet Zeit, die in manchen Situationen nur schwer aufzubringen ist /155/. So führt BENNHOLD /10, 11/ einen hohen Prozentsatz von Fehldiagnosen in der Klinik und in der Ambulanz - trotz modernster verfügbarer Technologien - ausschließlich auf die zu kurz gekommene Anamnese zurück. Dies wird auch durch Untersuchungen von SCHRÖMBGENS /193/, PIRTKIEN /167/ und der VERDEN-STUDIE /153/, einer Funktions- und Strukturanalyse 13 allgemeinärztlicher Praxen im Raum Niedersachsen, bestätigt. Der tatsächlich erforderliche Zeitaufwand zur Erhebung der Anamnese ist wesentlich von der Erfahrung und dem Geschick des Arztes abhängig /155/, das Ergebnis der anamnestischen Befragung nur bei ausreichend erfahrenen - bei hohen Ansprüchen auch nur bei ausreichend begabten - Ärzten verläßlich /155, S. 581/.

Man hat sich deshalb bemüht, die Einschränkungen der frei erhobenen Anamnese, wie Unvollständigkeit, Subjektivität und mangelnde Auswertbarkeit durch Delegation und Standardisierung zu kompensieren resp. das ärztliche Gespräch durch standardisierte Verfahren zu ergänzen, um den

Arzt von den eher zur Routine des ärztlichen Gespräches zählenden Fragen zu entlasten und somit Zeit für und nicht von der anamnestischen Exploration zu schaffen /151, 225/. Wesentlich intensiviert wurde die Anamneseforschung jedoch erst durch die Verfügbarkeit der Methoden der Informatik in der Medizin. Bezeichnenderweise wurden daher in den letzten Jahren verschiedene Hilfsmittel zur Verbesserung der Anamneseerhebung entwickelt, wie etwa Checklisten für den Arzt oder vom Patienten auszufüllende Fragebogen.

Trotz der Tatsache, daß die aus einer Hilfserwartung den Arzt konsultierenden Patienten in der Handhabung dieser Instrumente oftmals erhebliche Mühen, auch unter Bewältigung technischer Schwierigkeiten - etwa bei der Bedienung von Datenendgeräten - auf sich nahmen, war aber der Wert der so erfaßten Daten für den Arzt begrenzt /93, 125, 142, 155, S. 582/.
Viele Fragenkataloge waren mehr oder weniger auf den Informationsbedarf des Arztes ausgerichtet und erschwerten eher seine Arbeit durch eine wahre Flut unspezifischer Informationen, gepaart mit einer dem ärztlichen Handeln inadäquaten Form der Datenpräsentation. Die Patienten wurden durch die Fülle häufig schwer verständlicher Anamnesefragen verunsichert, demotiviert und konnten sich oftmals aufgrund des schlechten Designs der Benutzerschnittstelle nicht mit den Hilfsmitteln arrangieren, obgleich sie dies wollten. Zusätzliche Belastungen des ärztlichen Hilfspersonals durch Rückfragen und Bedienungsfehler waren die Folge, um nur einige der Fakten zu nennen. Demzufolge konnten sich auch bisher nur wenige der im Einsatz und in der Erprobung befindlichen Fragebogen oder mit diesen verwandte Instrumente zur standardisierten Erfassung der Anamnese im Routinebetrieb durchsetzen.
Wenn aber die Effektivität der ärztlichen Handlung in vielen wichtigen Situationen entscheidend von der Anamnese und der Qualität der ärztlichen Aufzeichnungen bestimmt wird, sie vor allem ein für den Patienten schonend einsetzbares diagnostisches Instrument ist, andererseits aber aufgrund eines erhöhten Bedarfs nach Gesundheitsleistungen Konstellationen zu berücksichtigen sind, die eine technische Unterstützung erforderlich machen, so wäre nunmehr zu prüfen, wie die prinzipiellen Probleme der standardisierten Gewinnung anamnestischer Daten vor dem Hintergrund der bislang gewonnenen Erfahrungen einer verbesserten Lösung zugeführt werden können. Hier einen Beitrag zu leisten war das Ziel der praxisorientierten Entwicklung und Erprobung einer computerunterstützten Screeninganamnese zur Unterstützung der allgemeinärztlichen Urteilsfindung.

2 Grundsätzliches zur Anamnese *)

Im Jahre 1969 stellte REICHERTZ /176/ in seiner Arbeit "Moderne Computer-Techniken zur Anamneseerhebung" fest: "Ohne Zweifel gehört die Interaktion zwischen Mensch und Computer zu den interessantesten Gebieten der Arbeit mit Elektronenrechnern überhaupt. Bei der Kompliziertheit des anamnestischen Verfahrens, der sich erst langsam herauskristallisierenden Systematik und der psychologischen Bedeutung der Aussprache des Kranken mit dem Menschen, bei dem er Hilfe sucht, muß die Frage gestellt werden, inwieweit wir jetzt schon gerüstet sind, das Problem generell anzugehen. Hier ist ein echtes Forschungsgebiet, das in die Hände von Forschungsgruppen, gebildet aus Ärzten, Informationswissenschaftlern und Psychologen, gehört."

Zwischenzeitlich sind eine Vielzahl von Verfahren und Varianten zur Unterstützung der Anamnese verfügbar, so daß es für den Einzelnen immer schwieriger wird, das Ausmaß der Entwicklungen im Detail zu verfolgen. Die Anzahl der jährlich erscheinenden Veröffentlichungen, welche die Schlüsselwörter "Medical History Data", "Questionnaires", "Medical Interview", "Computer-Processed Histories" verwenden, scheint grob betrachtet exponentiell anzusteigen. Dieser Trend wird für den Zeitraum von 1945 bis 1975 durch eine von McLEAN et al. /143/ veröffentlichte Bibliographie bestätigt. Aufgrund der umfangreichen Literatur /siehe hierzu 195, 196/ läßt sich das gesamte Spektrum der Anamneseforschung nur schwer überblikken. Gleichwohl wird nachfolgend versucht, die wesentlichsten der in Literatur und Forschung vorgefundenen Ergebnisse zu einer synoptischen Darstellung zusammenzufassen.

Im einzelnen werden

- alternative Definitionen des Begriffes "Anamnese" vorgestellt (siehe Abschnitt 2.1),
- die vielfältigen Ziele und Aufgaben der Anamnese unter verschiedenen Aspekten erläutert (siehe Abschnitt 2.2),
- die unterschiedlichen Typen der Anamnese präzisiert (siehe Abschnitt 2.3),

---

*) Diesem Kapitel liegen unter anderem die Arbeiten "Computer Assisted Medical History" von MÖHR /148/, "Anamnese" von SCHMIDT/KESSLER /191/ und "Anamnese-Bemerkungen zu einem aktuellen Thema" von HABECK /100/ zu Grunde.

- dem konventionellen ärztlichen Gespräch standardisierte Erhebungsstrategien gegenübergestellt (siehe Abschnitt 2.4),
- mögliche Einflußfaktoren, welche die Güte anamnestischer Daten beeinträchtigen können, angesprochen (siehe Abschnitt 2.5) und
- die derzeit verfügbaren Hilfsmittel zur standardisierten Anamneseerhebung beschrieben (siehe Abschnitt 2.6).

2.1 Begriffsdefinition

Im deutschen Sprachraum machten zunächst HARTMANN /104/, später WAGNER /225/ und FASSL /69/ auf den Begriff der "Anamnese" aufmerksam.

Er bezeichnet "die allgemeine somatische, psychische oder soziale Vorgeschichte eines Patienten bis zum Zeitpunkt der Befragung (Krankenvorgeschichte), die spezielle Vorgeschichte des aktuellen Konsultationsanlasses (Krankheitsvorgeschichte) und den Vorgang der Informationsgewinnung selbst (Anamneseerhebung)". Um diese Pluralität zu verdeutlichen, schlug HABECK /101/ vor, für den Vorgang einer Patientenbefragung den Begriff "Anamnestik" zu verwenden.

Eine engere Definition wonach ein Arzt die Anamnese jeweils nur vom Patienten selbst, und nicht wie in der Praxis zum Teil notwendig (z.B. bei Bewußtlosen oder Patienten mit entsprechendem apoplektischem Insult) von Dritten (z.B. Krankenwagenfahrer, Angehörige, Nachbarn) erfahren kann, vertreten GRUND und SIEHMS /97/. Sie interpretierten die Anamnese als "das - wirkliche oder vermeintliche - Wissen des Kranken von seiner Krankheit und ihrer Entstehung". Hinweise zur Definition der Anamnese im angelsächsischen Sprachraum finden sich etwa bei DAILEY /50/, BOLGAR /19/, SUNDBERG und TYLER /221/.

Im folgenden möge die Anamnese als eine Darstellung der aktuellen Situation des Patienten und als eine Beschreibung der zum Zeitpunkt der Anamneseerhebung beim Patienten ablaufenden Prozesse, die ihn erst zur Konsultation des Arztes veranlaßten, verstanden werden. In Einklang mit SCHMIDT und KESSLER /191, S. 13/ bezeichnet der Verfasser daher die Anamnese als eine Sammlung, eine Systematisierung und als eine diagnostische Verarbeitung von Informationen

- "zum biographischen Hintergrund ("harte" Fakten),
- zu gegenwärtigen und früheren körperlichen Zuständen sowie Verhaltens-

weisen und Erlebnissen eines Individuums in seinem sozialen Umfeld (unter Berücksichtigung der gestörten und nicht gestörten Komponenten),
- zu den verursachenden, auslösenden, aufrechterhaltenden und beitragenden Bedingungen,
- zu prognostischen Entscheidungen mit oder ohne nachfolgenden Maßnahmen".

2.2 Zielsetzung

In der Literatur /z.B. 37, 69, 90, 94, 100, 101, 146, 148, 149, 151, 225, 234/ werden verschiedenste Ziele der Anamnese genannt. Die wesentlichsten Aspekte sind im folgenden zusammengefaßt.

2.2.1 Konventionelle Aspekte

Der Anamnese als diagnostische Methode kommt eine wesentliche Bedeutung im Rahmen des medizinischen Entscheidungsprozesses zu. Sein Ablauf kann nach REICHERTZ /175, 178/ als ein ständiges Wechselspiel zwischen Datenapperzeption, Informationsinterpretation und Aktion zur weiteren Gewinnung von Daten verstanden werden. Dieser nicht lineare Prozeß der ärztlichen Urteilsfindung erfolgt iterativ, in Phasen und ist auf die jeweiligen zeitlich-räumlichen Gegebenheiten abgestimmt. Eine modellhafte Beschreibung gibt das Struktogramm in Figur 2.2.1-1.

"Der diagnostische Prozeß läuft von dem Beginn des Kontaktes 1 bis zu dessen Beendigung 8. Die sich dabei abspielende Aktivität 2 wiederholt sich ständig auf unterschiedlichen Ebenen der Komplexität und mit unterschiedlichen Anteilen der einzelnen Komponenten. Diese 'Schleife' 2 wird daher ständig durchlaufen. Sie beginnt mit der Bildung eines diagnostischen Modells 3, welches schon beim ersten Kontakt aufgebaut wird und in das früheres Wissen über den Patienten, erworbenes Wissen und, bei erneutem Durchlaufen der Schleife 2, Ergebnisse der weiter unten aufgeführten Schritte eingehen" /174/. In diesem Sinne bezeichnet HARTMANN /104/ deshalb die Anamnese als das erste diagnostische "Instrument" des Arztes zur Heilung des Patienten, für SCHOLER /192/ öffnet sie "das Tor zur Pathogenese der Krankheit".
Oftmals kann der Zwang zur unmittelbaren Behandlung sekundärer Auswirkungen (z.B. anämischer Schock) vordringlicher sein, als die diagnostische Abklärung einer Verdachtsdiagnose (z.B. ob eine Magenblutung durch

ein rezidivierendes Ulcus oder durch ein Karzinom bedingt ist). "Ist dies nicht der Fall, wird die Schleife 4.2 so oft durchgeführt, bis eine endgültige diagnostische Entscheidung gefällt worden ist oder in einer anderen Form die Untersuchung oder der Kontakt beendet wurde. Wesentlicher Teil dieser Schleife 4.2 ist die sich wiederholende Sequenz 4.3 der Beobachtung, Befragung und Untersuchung. Das Ergebnis führt zu der Entwicklung einer diagnostischen Strategie 4.4, in der weitere Maßnahmen geplant und angeordnet werden. Nach ihrer Durchführung 4.5 und den sich daraus ergebenden Resultaten erfolgt eine Änderung resp. Ergänzung 4.6 des vorhergehenden diagnostischen Modells. Nach Beendigung der Schleife 4.2 oder bei direktem Übergang über 4.1 wird ein therapeutisches Modell entwickelt 5, das als Ergebnis das therapeutische Gesamtspektrum hat. Hieraus ist eine Auswahl im Sinne einer therapeutischen Entscheidung 6 für den konkreten Fall zu treffen. Angeschlossen wird die therapeutische Aktion 7, die solange durchgeführt wird, wie eine Kongruenz zwischen dem Verhalten des Patienten und dem diagnostischen und therapeutischen Modell besteht oder bis aus anderen Gründen der Kontakt beendet wird.

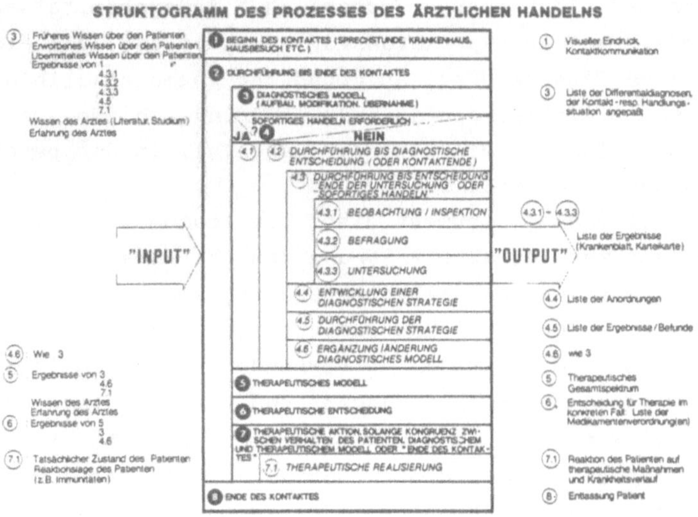

Figur 2.2.1-1 Struktogramm des Prozesses ärztlichen Handelns. In den iterativen Verarbeitungsprozeß (Mitte) gehen Informationen der linken Seite ein, welche teilweise als Ergebnis der auf der rechten Seite veranlaßten Handlungen und Maßnahmen erhalten worden sind /178/.

Die Ergebnisse resp. Auswirkungen der repetitiv durchgeführten therapeutischen Realisierung 7.1 gehen in die weitere Beurteilung des Prozesses ein" /175/. So entsteht im Ablauf der ärztlichen Handlung eine mehr oder minder lange diagnostisch-therapeutische Handlungskette, in der die Anamnese nicht ausschließlich als Methode der Datenerhebung der Diagnostik vorgeschaltet, sondern integrativer Bestandteil des Prozesses der ärztlichen Urteilsfindung ist. Generelle Aussagen über den Stellenwert der Anamnese im Diagnoseprozeß sind nicht möglich, da es vielmehr von der medizinischen Disziplin abhängig ist, ob man die Anamnese als einziges Verfahren oder als eine mehr oder weniger bedeutsame Methode unter anderen im diagnostischen Vorgehen benutzt /191/. So ist das ärztliche Gespräch für den Internisten und insbesondere den Psychiater und Psychotherapeuten sicherlich ungleich bedeutungsvoller als beispielsweise für den Röntgenologen, den Chirurgen oder den Dermatologen, die viel häufiger einer diagnostisch eindeutigen Situation gegenüberstehen /225/. In weiten Bereichen der Psychiatrie wird daher die Anamnese als das wichtigste diagnostische Instrument angesehen /191/. Einerseits führt WITTER /238/ aus: "Die allgemeine, an der psychiatrischen Berufserfahrung orientierte Exploration ist der bei weitem wichtigste Teil der Untersuchung. Oft genügt schon sie allein zur Beantwortung der gutachtlichen Frage und weitere Untersuchungen sind eigentlich gar nicht mehr erforderlich." Andererseits haben PAYKEL /164/ et al. im Rahmen der Depressionsforschung belegt, daß eine differenzierte diagnostische Entscheidung, aufgrund der Anamnese allein zu Fehlschlüssen führen kann. Sie plädieren deshalb eindringlich für die Anwendung verschiedener Verfahren, wie dies der Regelfall in der psychologischen und medizinischen Diagnostik ist /191/.
Als diagnostisches Instrument dient die Anamnese somit der Gewinnung von Informationen zur Charakterisierung des Patienten, insbesondere hinsichtlich seiner Persönlichkeitsstruktur, seiner psychosozialen Situation, seiner gesundheitlichen Beeinträchtigung, der Einstellung zu seiner Krankheit /148, S. 461/, zu vorhandenen Risiken (z.B. Allergien, Unverträglichkeiten, Vorerkrankungen) und als Grundlage ärztlicher patientenbezogener Entscheidungen und Maßnahmen prophylaktischer, diagnostischer, therapeutischer und prognostischer Art. Darüber hinaus dient sie zur Kontrolle des Krankheitsverlaufs resp. der Therapie (z.B. Symptomwandel, Komplikationen oder Arzneimittelunverträglichkeiten) /100/, zur Erkennung von Zweiterkrankungen, die sonst leicht übersehen werden können /100/ und zur Rechtfertigung ärztlicher Aktionen.

Neben den diagnostisch akzentuierten Zielen fördert die Anamnese nicht nur die Kommunikation, sondern konstituiert auch ein gegenseitiges Ver-

trauensverhältnis. Allgemein wird dieses Vertrauensverhältnis für erforderlich gehalten, damit der Patient die Befragung, die Untersuchung und die Behandlung nicht als Kette von Willkürakten des Arztes empfindet /69, 90, 104/. Ferner erleichtert es dem Arzt, intimere Informationen zu gewinnen oder das Einverständnis des Patienten für die Durchführung bestimmter Untersuchungen resp. sich daraus eventuell ergebender weiterer diagnostischer oder therapeutischer Maßnahmen zu erhalten /100/. Auch veranlaßt ein vertrauensvolles Arzt-Patient-Verhältnis einen Patienten eher, bestimmte Schwierigkeiten öfter und bereitwillig darzustellen. Hingegen ist denkbar, daß ein schüchterner oder mißtrauischer Patient bewußt Informationen vorenthält oder verfälscht.
Untersuchungen im Bereich der medizinischen Soziologie /228/ haben gezeigt, daß die Qualität des Arzt-Patient-Verhältnisses mehr davon bestimmt wird, wie der Arzt den Patienten über seine Erkrankung informiert als vom Stil einer anamnestischen Befragung. Dieser Aspekt ist dann besonders wichtig, wenn der Patient bei einem neuen Behandlungsfall anamnestische Angaben korrekt wiedergeben soll /148/. FASSL /69/ führt weiter aus, daß der Patient mehr oder weniger direkt die Verantwortung für korrektes ärztliches Handeln mitträgt, da sich seine Angaben häufig in unmittelbare ärztliche Entscheidungen umsetzen ("Warum haben Sie mir das nicht gesagt?").
BLEULER /15/, BRÄUTIGAM /21/ und HETHERINGTON /110/ vertreten jedoch die Auffassung, die Anamnese im diagnostischen Prozeß primär therapeutisch einzusetzen, da die therapeutische Wirkung, die einer Artikulierung und einer rationalen Erfassung der Beschwerden und Ängste des Patienten zugeschrieben wird, oft den durch Aufklärung - über die Diagnose, die geplante Therapie und die Prognose - erzielten Angstabbau übertrifft. Gerade in psychisch indizierten Fällen ist es wichtig, daß sich der Patient während der Anamanese über seine Probleme, Sorgen und Krankheiten aussprechen kann. Die Anamnese übt somit, wie von vielen Autoren (z.B. PLÜGGE /168/, ENGELHARDT et al. /61/, GROSS /90, 92/, KOHLHAUSEN /123/ und WAGNER /225/) betont wird, auch eine "Katharsisfunktion" aus.
Diese Tatsache findet ihren Niederschlag in dem Wort "Sprechzimmer", welches das Arbeitszimmer des Arztes bezeichnet /151/. RUPRECHT /188/ spricht in diesem Zusammenhang sogar von der "Sprache als Medikament".

Schließlich ist noch auf das Auslösen von Lernprozessen durch die Anamneseerhebung hinzuweisen. "So lernt der Patient mit welchen Verhaltensmustern er in den verschiedenen medizinischen Institutionen am besten zurechtkommt und welche Sachverhalte der Arzt erfragt" /100/. "Der Arzt erfährt durch das Gespräch mit dem Patienten, welche medizinische Themen bei Laien resp. in den Massenmedien aktuell sind. Aufgrund dieser Kenntnisse kann er anderen Patienten gegenüber derartige Modeströmungen aus ärztlicher Sicht interpretieren und damit die Patientenaufklärung verbessern" /100/. Darüber hinaus fördert die im Verlauf von Diagnostik und Therapie gewonnene Erfahrung die Aus- und Weiterbildung des Arztes (z.B. Eigenkontrolle, zur Unterrichtung anderer). Sie kann aber auch der Weiterentwicklung der medizinischen Wissenschaft dienen, was mit dazu geführt hat, daß die Anamnese mehr und mehr Gegenstand wissenschaftlicher Forschung wurde.

2.2.2 Ergänzende Aspekte

Ökologische Veränderungen in der sozialen, technischen und natürlichen Umwelt haben zu einem grundlegenden Wandel des Krankheitspanoramas geführt /237/. Die Infektions- und Mangelkrankheiten, die noch zu Beginn dieses Jahrhunderts das Krankheitsgeschehen bestimmten, sind heute infolge besserer Hygiene und Ernährung nahezu bedeutungslos geworden. Demgegenüber ist der Anteil der vorwiegend chronischen Krankheiten, wie etwa die Herz-Kreislauf-Erkrankungen, die Verschleißerkrankungen des Muskel- und Halteapparates, Stoffwechselerkrankungen, Altersbeschwerden aber auch Erkrankungen des psychisch und psychosomatischen Formenkreises laufend angestiegen und ursächlich für Frühinvalidität und vorzeitiger Mortalität. Die vorgenannten auf einer multifaktoriellen Genese beruhenden "Zivilisationskrankheiten" zeigen in ihrem Vorläuferstadium häufig keine dem Betroffenen selbst erkennbare klinische Symptomatik, noch ist diese vielfach nachzuweisen (z.B. Tumoreffekte). Im späteren Verlauf ist diesen Krankheiten, sind sie erst einmal voll ausgeprägt, mit den Mitteln der klassischen kurativen Medizin überhaupt nicht oder doch nur sehr unbefriedigend zu begegnen. Trotz therapeutischer Fortschritte - man denke hier nur an den Heil- und Hilfsmittelsektor - kann daher oftmals nicht eine vollständige Wiederherstellung der Gesundheit des Einzelnen erreicht werden, wenngleich aber die Lebenserwartung deutlich gesteigert werden konnte. Deshalb ist es inzwischen unbestritten nach neuen Konzepten zur Bewältigung der aus dem Panoramawandel der Krankheiten resultierenden Kostendynamik im Gesundheitswesen zu suchen. Auf breiter Front bemüht man sich daher neben der eigentlichen Behandlung von Krankheiten ihren Eintritt zu verhüten und die Entwicklung von Verfahren zu ihrer Früherkennung zu fördern, denn von präventiven Maßnahmen ist auch eine Senkung der Kosten durch Vermeidung kurativer Maßnahmen zu erwarten /175/. Von besonderer Bedeutung aus anamnestischer Sicht sind hierbei die Bestrebungen zur Krankheitsfrüherkennung, sogenannte Screening-Untersuchungen. Ihr Ziel ist es, aus einer "gesunden" Population die Individuen mit bestimmten Frühsymptomen oder Neigungen zu bestimmten Erkrankungen herauszufiltern, um den Krankheitsprozeß frühzeitig, möglichst noch im präklinischen Stadium zu erkennen und zu therapieren. Im Vordergrund steht dabei nicht die endgültige Diagnose, sondern die Erkennung von Personen bei denen ein erheblicher Verdacht besteht, daß sie an gewissen Krankheiten leiden. Dabei sollte es sich nach den Empfehlungen der Weltgesundheitsorganisation von 1968 um schwerwiegende und häufige Erkrankungen handeln, für die eine wirksame, billige und zumutbare Therapie in ausreichender quantitativer Kapazität angeboten werden kann. Weitere Ziele solcher Screening-Untersuchungen sind die Rationalisierung der ärztlichen und pflegerischen Produktivität aber auch die Bestätigung der Gesundheit /184/. Methodische Probleme bei der Durchführung solcher Screening-Programme ergeben sich insbesondere aus der Definition geeigneter Screening-Kriterien hinsichtlich des in Frage stehenden Krankheitsbildes. Dabei muß davon ausgegangen werden, daß eine "saubere" Trennung der Untersuchungspopulation zwischen Gesunden und Behandlungsbedürftigen in der Regel nicht möglich ist. Vielmehr wird man hier je nach der Qualität des Trennkriteriums einen gewissen Anteil falsch positiver und falsch negativer Ergebnisse zu erwarten haben (siehe hierzu Abschnitt 4.3). Um jedoch möglichst wenig Krankheitsfälle zu übersehen, sollten Screeninguntersuchungen eine hohe Sensitivität (siehe Absatz 4.3.2) aufweisen (siehe hierzu Figur 2.2.2-1).

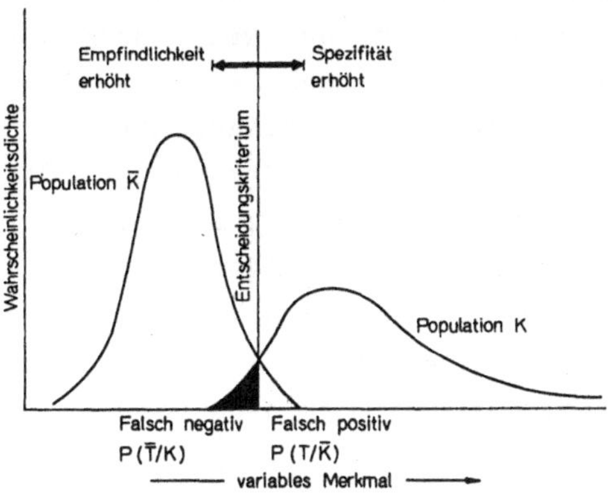

<u>Figur 2.2.2-1</u> Hypothetische Verteilung Gesunder (Population K) und Kranker (K) bezogen auf ein variables Merkmal. Je nach Wahl des Entscheidungskriteriums verändern sich Sensitivität und Spezifität des Tests.

Die bisher eingeführten Vorsorgeuntersuchungen (z.B. Krankheitsfrüherkennungsprogramm für Kinder, Schwangerschaftsvorsorge, Krebsfrüherkennung, Blutdruckmessung) beziehen zwar anamnestische Aspekte mit ein. Die Chance ihrer isolierten Anwendung im Sinne einer präventiv akzentuierten "Screeninganamnese" zur gezielten anamnestischen Rumdum-Abklärung blieb aber bislang ungenutzt. Unter Einsatz geeigneter Trägersysteme könnte so der Arzt entlastet und gleichzeitig unabhängig vom aktuellen Konsultationsanlaß eine auf den ganzen Patienten bezogene Betreuung sichergestellt werden. Im übrigen ließen sich so - etwa bei einer Anwendung in der Arztpraxis - unvermeidliche Wartezeiten sinnvoll überbrücken. Ferner könnte die langfristige Fortschreibung und Auswertung solcher Art gewonnener Daten im Sinne von Symptomstatistiken /89/ äthiologische Hinweise geben und gegebenenfalls Maßnahmen zur Weiterentwicklung präventiver Konzepte anregen.
Die Erweiterung der historisch begründeten kurativen Individualmedizin zu mehr und mehr an Bedeutung gewinnenden multilateralen Aspekte der Intervention und Prävention hat aber nicht nur den Bedarf nach medizinischen Leistungen stimuliert, sondern auch zur Aufsplittung der kurativen und rehabilitativen Medizin in verschiedene, entweder auf unterschiedlichem Betrachtungsstandpunkt, Organbezogenheiten oder voneinander abweichender Techniken beruhende Disziplin beigetragen und die Entwicklung und Einführung neuer diagnostischer und therapeutischer Strategien gefördert /175/. Es stellte sich damit die Frage, welche Maßnahmen nach Art und Umfang, wann im zeitlichen Ablauf und an wen innerhalb der ärztlichen Handlung eingesetzt werden sollen. Diese Überlegungen wurden insbesondere auch dadurch gefördert, daß im Einzelfall der moderne spezialisierte Untersuchungsapparat nur dann weiterhelfen kann, wenn der Arzt bereits konkrete Vorstellungen darüber hat, in welche Richtung er ihn anwenden will. Gerade infolge der Kostenaspekte und der Gefährdungshäufung wird man in Zukunft mehr als bisher die nächste Optimierung der ärztlichen Entscheidung suchen müssen /178/. Das heiß, es gilt, dem jeweiligen Stand des diagnostischen Prozesses angemessene Entscheidungen zu treffen hinsichtlich der weiter anzuwendenden Verfahren. Vor diesem Hintergrund gewinnt die Anamnese als entscheidungsvorbereitendes Verfahren im Sinne einer "Weichenstellerfunktion" ganz neue Dimensionen.

2.3 Typologie

In Abhängigkeit der ärztlichen Zielsetzung unterscheidet man nach FASSL /69/ drei Typen der Anamnese:

- die problemorientierte Anamnese, die häufig unter Zeitdruck zur Abklärung eines speziellen Problems bei bekannten Patienten herangezogen wird,
- die systematische Anamnese, die zur umfassenden klinischen Diagnostik besonders bei komplexen Problemkonstellationen (neue Patienten, bekannte Patienten mit neuem Problem) aber auch zur Lehre dient und
- die Minimalanamnese (siehe Absatz 2.3.5), deren Anwendung bei ungewöhnlichen Situationen (z.B. Unfällen im Ausland, Notfällen) und als Zwischen-Anamnese bei laufender Betreuung angezeigt ist.

Alle genannten Typen lassen sich durch ihre Attribute, d.h. durch die im weiteren erwähnten Informationsinhalte eindeutig kategorisieren.
Zur Zeit HIPPOKRATES spiegelten die medizinischen Aufzeichnungen im wesentlichen die Geschichten der Erkrankten wieder ("Die Krankengeschichte ist immer zugleich eine Lebensgeschichte" /105/). Erst im Verlauf des 18. und 19. Jahrhunderts wandelte sich das Ergebnis einer Patientenbefragung unter dem zunehmenden Einfluß der Naturwissenschaften auch zu Geschichten der Krankheiten. Heutzutage betrachtet man beide Aspekte als gleichbedeutend /148/.
Im einzelnen werden die anamnestischen Inhalte jedoch weitgehend vom entsprechenden medizinischen Fachgebiet resp. Einsatzbereich /148, 225/ bestimmt. So wurden die Inhalte einer systematischen Anamnese der Inneren Medizin wiederholt beschrieben /48, 49, 69, 92, 104, 148, 161, 191/. Üblicherweise umfaßt sie die Historie der Erkrankten mit den Teilaspekten

- Familienanamnese (siehe Absatz 2.3.1),
- Eigenanamnese (siehe Absatz 2.3.2),
- Sozialanamnese (siehe Absatz 2.3.3),

sowie die der Krankheiten mit dem Aspekt des

- Beschwerdebildes (siehe Absatz 2.3.4).

Anamnesen anderer medizinischer Disziplinen können gewisse Gesichtspunkte vernachlässigen oder betonen deren detailliertere Betrachtungsweise /148/. Die folgenden Ausführungen sind daher bewußt umfassend gehalten und stellen - ohne Anspruch auf Vollständigkeit - eine potentielle Obermenge möglicher anamnestischer Inhalte dar.

2.3.1 Familienanamnese

Das Ausmaß in dem der Arzt auf die Familienanamnese eingehen muß, wird bestimmt durch seine Vermutungen in bezug auf die Diagnose /48/. Üblicherweise werden für die Blutsverwandten (Eltern, Geschwister, Großeltern) des Patienten Erbkrankheiten (z.B. Tuberkulose, Diabetes mellitus, Gallen-, Nieren-, Blasensteinleiden, Hypertonie, Hypotonie, Apoplexie, Mißbildungen, Nerven- und Geisteskrankheiten, Trunksucht, Allergien, Herzinfarkt, Krebs), Infektionskrankheiten, die sich eventuell in der gesamten Familie ausbreiten konnten, sowie Krankheiten für die es kein fixes Erbmuster sondern lediglich familiäre Häufungen gibt (z.B. Hyperthyreoidismus) erfaßt. Ferner interessieren Todesursache und erreichtes Lebensalter von Blutsverwandten.

2.3.2 Eigenanamnese

Die Eigenanamnese besteht in einer Aufzählung von Ereignissen, die für den aktuellen Krankheitszustand des Patienten diagnostisch relevant sein können, entsprechend seinen jeweiligen Lebensphasen (Kindheit, Pubertät, Erwachsenenalter, Wechseljahre, Alter). Hierzu zählen etwa frühere Krankheiten einschließlich eventuell bekannter perinataler Komplikationen, Unfälle, Verwundungen, Krankenhausbehandlungen, Rehabilitationsmaßnahmen, durchgeführte Maßnahmen zur Immunisierung, Genußmittelgewohnheiten, Medikation (z.B. Dauerbehandlung mit Cortison, gerinnungshemmenden Substanzen), Diätetik, Risikofaktoren (z.B. Diabetes mellitus, Blutungsübel, Allergien) und beantragte bzw. gewährte Rentenleistungen. Darüber hinaus ist, gerade unter dem Aspekt des ausgedehnten, die Landesgrenzen häufig überschreitenden Reiseverkehrs, diese Aufzählung um das Ereignis "Auslandsaufenthalt" zu ergänzen. Infolge Einschleppung durch Touristen muß man nunmehr auch bei uns mit bisher ungewohnten Krankheitsbildern rechnen. Neben exotischen Krankheiten ist, so GSELL /99/, dabei auch an Virushepatitis, Poliomyelitis und an Cholera zu denken. Demzufolge wird daher die Erhebung einer "Reiseanamnese" obligat.

2.3.3 Sozialanamnese

Die Sozialanamnese umfaßt allgemeine Aspekte der retrospektiven und aktuellen Lebenssituation des Patienten. Dies sind insbesondere Angaben über den Ausbildungsgang (Schulbesuch und -abschluß, erlernte(r) Beruf(e)), die berufliche Situation (ausgeübte(r) Beruf(e), Berufsposition, Zufriedenheit mit den konkreten Bedingungen am Arbeitsplatz bezüglich Arbeitsgestaltung, Arbeitsbelastung, Arbeitseinteilung, Arbeitsplatzgestaltung und "Arbeitsklima", Arbeitsverhältnis, Exposition hinsichtlich Intensität und Zeit gegenüber Lärm, Staub, Hitze, Chemikalien und/oder sich wiederholender Bewegungsabläufe oder Körperhaltungen, Arbeitszeit, Arbeitsweg, Arbeitsart), die familiäre Situation (soziale Verhältnisse der Eltern, Geschwister, Familienstand, Kinderzahl, Wohnverhältnisse, psychosoziale Belastungen) und besondere Interessengebiete (Hobbys, Sport, Freizeit- und Urlaubsgestaltung).

2.3.4 Beschwerdebild

Haupt- und Begleitbeschwerden, mutmaßliche Krankheitsursachen sowie Verlauf und Entwicklung (Prodromalstadium, Symptome bei Ausbruch der Krankheit, Änderung der Beschwerden, erfolgte Maßnahmen) der Symptomatik charakterisieren das aktuelle Beschwerdebild. Es bietet dem Arzt eine Aufzählung von beobachtbaren Fakten und Empfindungen und Gefühlen des Organismus' nach funktionellen Kriterien /119/ wie etwa Appetit, Schlaf, Konzentration, Schmerzen, Bewegung, Atmung, Kreislauf, Verdauung, Harnlassen und Sekretion /148, S. 464/.

Für die Befragung des Patienten ist es jedoch sinnvoller, diese funktionale Betrachtungsweise in eine topographisch-organbezogene aufzulösen /148/. Nach IMMICH /112, 113/ sind in der deutschen Sprache etwa 700 Bezeichnungen für körperliche Beschwerden bekannt. Im einzelnen lassen sich entsprechend der INTERNATIONALEN KLASSIFIKATION DER KRANKHEITEN (9. Revision) /217/ Symptome

- allgemeiner Art,
- des Nerven- sowie des Muskel- und Skelettsystems,
- der Haut,
- der Ernährung, des Stoffwechsels und des Wachstums,
- des Kopf- und Halsbereiches,
- des kardiovaskulären Systems,
- der Atmungsorgane sowie des Brustkorbs,
- des Verdauungssystems,
- der Harn- und Geschlechtsorgane,
- des Abdomens und des Beckens

hinsichtlich ihrer Intensität, Lokalisation und Ausdehnung, ihres Verlaufscharakters (Beginn, Konstanz, Häufigkeit, Dauer) und ihrer Abhängigkeit oder Beeinflußbarkeit durch bestimmte Faktoren (z.B. Nahrungsaufnahme, bestimmte Bewegungen, Tageszeiten) unterscheiden.

2.3.5 Minimalanamnese

Häufig kann (z.B. bei Nachuntersuchungen) oder muß (z.B. bei Notfällen) sich der Arzt auf die Erhebung weniger anamnestischer Angaben beschränken. Für derartige Situationen hat FASSL /69/ eine Minimalanamnese vorgeschlagen, die neben der Identifikation des Patienten (Name, Adresse, Geburtsdatum, Beruf, Kostenträger), den Anlaß der Inanspruchnahme, Vorinformationen (z.B. von dritter Seite, aus älteren Unterlagen), Beschwerden (spontane Klagen und Befürchtungen), Ursachen (spontane Angaben zur Ursache, Unfallhergang usw.) und bisherige Maßnahmen sowie eventuelle Risikofaktoren (z.B. Medikation) berücksichtigt.
Wesentlich geringer wird der Umfang einer Minimalanamnese bei einer Verlaufsbeobachtung im aktuellen Behandlungsfall sein. Hier braucht dann als Anlaß oft nur das diagnostische oder therapeutische Fazit dokumentiert zu werden (z.B. die verordnete Medikation). Jedoch sollte bei jeder Folgekonsultation der Patient gezielt nach seinen aktuellen Beschwerden sowie nach Art und Umfang der von ihm durchgeführten Maßnahmen befragt werden /100/.

2.4 Strategien

Angesichts der Vielfalt möglicher diagnostischer Dimensionen, die eine Anamneseerhebung eröffnen kann, handelt es sich nach GROSS /90/ nicht nur um den wichtigsten, sondern auch um den schwierigsten Teil der Diagnostik und der Arzt-Patient-Beziehung überhaupt. Da die spezielle Gesprächsführung in starkem Maße von den zentralen Inhalten des Interviews und der zur Verfügung stehenden Zeit abhängig ist, sowie zahlreichen Einflußfaktoren seitens des Arztes, des Patienten und des gemeinsamen Interaktionsprozesses unterliegt, können offensichtlich keine allgemein gültigen Regeln zur Erhebung einer Anamnese angegeben werden. In der Literatur finden sich jedoch auf eigenen Erfahrungen beruhende Hinweise /48, 61, 79, 90, 91, 92, 100, 101, 162, 191, 225/.

Aus methodischen Gründen haben NÜSSEL und ADOLPH /162/ vorgeschlagen, vom ärztlichen Gespräch (siehe Absatz 2.4.1) einschließlich der dabei stattgefundenen klinischen Beobachtung und der simultan beim Arzt ablaufenden diagnostischen und therapeutischen Überlegungen, mit dem Begriff "Informationsanamnese" alle die Formen der Anamnese abzugrenzen, deren Ziel ausschließlich in der Erhebung von Fakten unter bewußter Vernachlässigung der sonstigen anamnestischen Funktionen besteht und in der Literatur häufig im Zusammenhang mit standardisierten Erhebungstechniken zur Anamnese zitiert werden. Es sind dies die nicht-standardisierte (siehe Absatz 2.4.2) und die standardisierte Informationsanamnese (siehe Absatz 2.4.3).

2.4.1 Ärztliches Gespräch

Seit alters her spielt sich die Anamneseerhebung in der Form einer direkten verbalen Kommunikation zwischen Arzt und Patient ab. Dabei steht dem Arzt das gesamte Spektrum der Kommunikationstechniken zur Verfügung /148/, das im Überblick in Figur 2.4.1-1 abgebildet ist.

Verschiedene, das ärztliche Gespräch beeinflussende Aspekte und Merkmale stellte HABECK /100/ zusammen. Sie sind in Figur 2.4.1-2 wiedergegeben. Dazu haben FROELICH und BISHOP /79/ eine Sammlung der zahlreichen möglichen Gesprächselemente und Kommentierungen mit vielfältigen Beispielen vorgelegt, weshalb an dieser Stelle einige erläuternde Hinweise genügen mögen.

Disput	Ärztliches Gespräch	
Diskussion		
Dialog		
Gespräch		
Anamnestische Unterhaltung		
Exploration		Informationsanamnese
Interview		
Erkundigung		
Befragung		

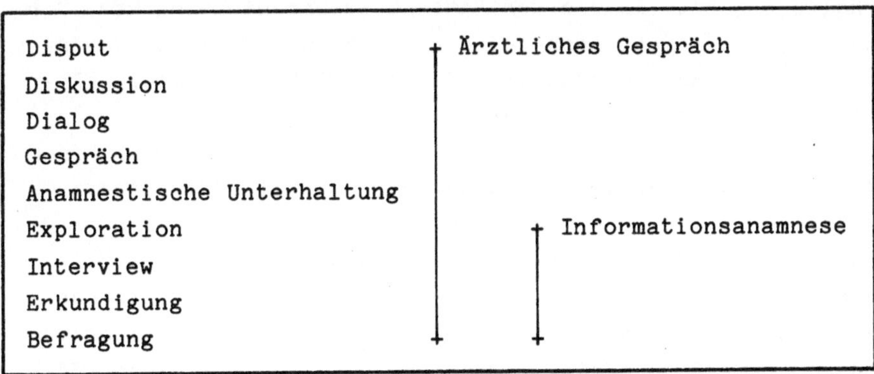

Figur 2.4.1-1 Kommunikationstechniken beim ärztlichen Gespräch nach MÖHR /148, S. 467/.

Die üblichste Form des ärztlichen Gesprächs ist die einer "anamnestischen Unterhaltung" /104, 126/. In der Regel beginnt sie mit einigen neutralen Bemerkungen, um zunächst einmal die interaktive Beziehung zwischen Patient und Arzt aufzubauen. Der Patient gewinnt dadurch eine innere Ruhe und wird motiviert.

Zur Eröffnung des ärztlichen Gesprächs empfehlen BRAUN /23/ und LANGEN /127/ offene Fragen:

- Warum kommen Sie?
- Warum riefen Sie mich?
- Wie fühlen Sie sich denn?
- Was ist die Ursache?
- Was fehlt Ihnen denn?
- Was beunruhigt Sie?

Sie geben dem Patienten freien Spielraum in seiner Antwort, so daß er sich zunächst spontan äußern kann und wenden sich primär an sein Beobachtungs-, Erinnerungs- und Urteilsvermögen. Deshalb sollte der Arzt in dieser ersten Gesprächsphase die Rolle eines weitgehend passiven und fakultativen Zuhörers einnehmen.

Dieser "erste Eindruck" /128/ und diagnostische Überlegungen leiten den Arzt dann zu einer Zentrierung seiner Fragen auf bestimmte Sachverhalte, d.h. er sollte die Gesprächsführung übernehmen, um die Aussagen des Patienten zu objektivieren, indem er sie hinterfragt und insbesondere um solche Sachverhalte ergänzt, an die der Patient selbst nicht dachte. Sondierungs- ("Was ist Ihnen dabei noch aufgefallen?") und Eingrenzungsfragen (z.B. "Wann sind die Beschwerden am stärksten?") helfen dabei, global artikulierte Angaben zu präzisieren.

Während des Gesprächs kann der Arzt Haltung, Mienenspiel sowie Reaktionen des Patienten auf seine Fragen beobachten und hat stets die Möglichkeit, unmittelbar auf die Antworten des Patienten einzugehen. Beispielsweise kann er die im Laufe des Kommunikationsprozesses steigende (z.B. als Folge eines Sich-Verstanden-Fühlens) oder sinkende Motivation des Patienten durch eine Ermunterung (z.B. "und?"), eine Reflexion ("Sie konnten nichts essen?") oder eine Anteilnahme ("Ich verstehe, daß Sie den Mut verlieren") beeinflussen. Weitere Beispiele für die Formulierung von Fragen und Reaktionen bei der ärztlichen Gesprächsführung sind in /100, S. 129/ zusammengestellt.

Situations-Merkmale

- Institution bzw. Ort (z.B. Hausarzt oder Facharztpraxis, Hausbesuch, Beratungsstelle, Unfallort, Krankenhaus)
- Anlaß
  - -- aktuelle Betreuung (z.B. zur Abklärung manifester Störungen oder Beschwerden, Vorsorgeuntersuchung)
  - -- retrograde Untersuchung (z.B. Begutachtung nach Schädelhirnverletzung)
  - -- prospektive Konsultation (z.B. genetische Beratung bei Epilepsie)
- Betreuungszeitpunkt (z.B. Erstkonsultation, Weiterbehandlung, Rezidiv)

Patienten-Merkmale

- Art und Ausmaß erlebter Störungen, Beschwerden oder Schmerzen
- Persönlichkeit, Motivierbarkeit, Vorerfahrungen, Erinnerungsfähigkeit
- aktuelle Kommunikationsfähigkeit (z.B. eingeschränkt durch Sprech- und Sprachstörungen, mangelnde Orientiertheit, Bewußtseinsstörungen, Angst)

Arzt-Merkmale

- Persönlichkeit (z.B. Kontaktfähigkeit, Einfühlungsvermögen, Entscheidungsfreudigkeit)
- Fachrichtung (z.B. unterschiedliche Aspekte des Hausarztes, HNO-Arztes oder Orthopäden bei Kopfschmerz-Syndromen)
- Ausbildungs- und Erfahrungsstand

Gesprächs-Merkmale

- allg. Kommunikationsfähigkeit (z.B. eingeschränkt bei Ausländern oder durch Sprachbarrieren)
- kommunikative Kongruenz und gemeinsames Hintergrundverstehen
- Interaktionsstruktur (z.B. Gesprächsform und -dauer)
- evtl. externe Störungen und Unterbrechungen

Dokumentations-Merkmale

- Zweck der Dokumentation (z.B. eigene Kartei, Krankenblatt, wissenschaftliche Untersuchung)
- verfügbare Hilfsmittel (z.B. Diktiermöglichkeit, Computerhilfen)

Figur 2.4.1-2 Einflußmerkmale bei anamnestischen Erhebungen nach HABECK /100, S. 123/.

Den Angaben über die aktuellen Beschwerden folgen dann meist Fragen nach früheren Erkrankungen, Operationen, Unfällen, nach vegetativen Funktionen und Lebensgewohnheiten des Patienten, seinen sozialen Verhältnissen, zu beruflichen Noxen, zu biographischen Aspekten und nach Krankheiten in seiner Familie.

"Die Erhebung einer guten und gezielten Anamnese setzt große ärztliche Erfahrung voraus; nicht ganz zu Unrecht ist sie immer wieder als eine "Kunst" bezeichnet worden" /225/. Es ist eine Sache des Könnens und der Erfahrung des Arztes nicht durch eine suggestive Ausrichtung der spontanen Aussagen des Patienten zu falschen Schlüssen zu kommen und so Informationen zu erhalten, die der Patient nicht wissentlich geäußert hat /162/. Denn Vorurteile des Arztes können zur Überbetonung einer Information und zur Unterdrückung einer anderen führen. Damit wird Subjektives verewigt und schafft dadurch wiederum Fakten /225/.
Der Arzt mag Emotionen des Patienten provozieren oder ein objektives Interview führen. Geschickt gestellte Fragen und korrekt interpretierte Antworten können die Anamnese wesentlich optimieren. Doch ist die ultimative Feinheit dieser Technik der freien Anamnese noch in weit größerem Maße vom individuellen Talent des Arztes und seiner Erfahrung abhängig. So zeigt oftmals die Praxis, daß eine kurze Befragung durch einen erfahrenen Arzt ein präziseres Bild der Anamnese liefert, die von einem jungen Assistenzarzt unter großem Zeitaufwand erhoben wurde. Nachteilig beim ärztlichen Gespräch wirken sich aber auch mangelnde Sorgfalt, Überbeschäftigung, Müdigkeit oder Gleichgültigkeit der Kommunikationspartner aus. Möglicherweise fühlt der Patient, daß der Arzt mit einem kleineren Problem nicht belästigt werden möchte, wenn er wegen eines anderen wichtigen Problems konsultiert wurde.

Für ein rein unstandardisiertes Vorgehen zur Erhebung von Anamnesedaten lassen sich nur wenige Vorteile aufzählen.
Von PONGARTZ /169/ und SIMBORG et al. /205/ wird vor allem der dynamische Aspekt hervorgehoben. DAHME /47/ nennt anamnestisch-diagnostische (stärkere Sprachäußerungen des Patienten, geringere diagnostische Einengung) und psychologische Vorteile (weniger innere Spannungen, Ängste, Abhängigkeit usw.). Zwar ist es unbestritten, daß die nicht-verbale Kommunikation einen wichtigen Teil des Arzt-Patienten-Verhältnisses ausmacht, jedoch wird die Qualität einer Anamnese von vielzähligen Einflüssen seitens der Erhebungssituation, des Patienten mit seinen Gesundheitsstörungen, des Arztes, des Gesprächsablaufs bzw. der Interaktion zwischen Arzt und Patient sowie der Dokumentation bestimmt /100/. Ausdrücklich sei hier

auf die Wechselwirkung zwischen Arzt- und Patientenvariablen hingewiesen. Auf sie wird ausführlich in Abschnitt 2.5 eingegangen. Vor allem bei ungeübten Befragern, unzureichendem Verständnis für den Patienten (z.B. mangelndes Einfühlungsvermögen in die jeweilige Patientensituation), vorschneller Urteilsbildung aufgrund des ersten ärztlichen Eindrucks, Fehlern bei der Gesprächsführung und Zeitmangel werden die mit der Anamnese verbundenen Ansprüche nur in beschränktem Maße verwirklicht. Deshalb favorisiert man als Ergänzung zum konventionellen ärztlichen Gespräch die Methode der Informationsanamnese (siehe Absatz 2.4.2 und 2.4.3).

2.4.2 Nicht-standardisierte Informationsanamnese

Die nicht-standardisierte Informationsanamnese entspricht einer "gezielten Krankenbefragung" und setzt meist dann ein, wenn während des konventionellen ärztlichen Gesprächs "das kritische Detail aus der Fülle von Beschwerden aufblitzt" /162/. "Bevorzugte Indikationen sind insbesondere auch komplizierte, für den Patienten schwierig zu erinnernde, für seine Behandlung jedoch wichtige Sachverhalte, die vollständig und zuverlässig erfragt werden müssen" /162/. Die diagnostischen und therapeutischen Überlegungen sind nur soweit zu berücksichtigen, wie dies der Information über die Vorgeschichte dienlich ist. "Verneint etwa während der nicht-standardisierten Informationsanamnese ein kurzatmiger Patient die Frage nach Treppendyspnoe und widerspricht diese Aussage der klinischen Beobachtung des untersuchenden Arztes, so wird er in der Art einer "harten Befragung" prüfen, ob nicht doch eine Treppendyspnoe besteht. Mit der Klärung dieser Frage wäre der Aufgabe der nicht-standardisierten Informationsanamnese genüge getan" /162/.

2.4.3 Standardisierte Informationsanamnese

Im Gegensatz zum konventionellen ärztlichen Gespräch bindet die standardisierte Informationsanamnese den Erhebungsablauf an eine vorgegebene Reihenfolge festgelegter Sachverhalte. Insbesondere zeichnet sie sich aus durch die Verwendung von

- definierten Anamnesefragen ("Fragehorizont" /162/) und
- vom Befragten auszuwählenden Antworten (geschlossene Frage /225/, "Antwortniveau" /191/).

Es ist also notwendig, zu definieren, welche Fragen vorgegeben werden sollen ("asking the right questions") und wie diese dem Patienten zu stellen sind ("asking the questions right"). Dabei muß es sich um Beschreibungen von Zuständen handeln, die für den Patienten erkennbar und sprachlich fixierbar sind, d.h., die intersubjektiv gleichbedeutend benannt und verstanden werden sowie nosologisch verwertbar sind.
Die Festlegung und Formulierung der vorzugebenden Fragen hängt weitgehend von der Zielsetzung einer Befragung und vom medizinischen Fachgebiet ab /148/. So wird etwa eine Ernährungsanamnese bei Stoffwechselstudien andere Fragen zu berücksichtigen haben als eine Anamnese zur Erfassung kardiovaskulärer Erkrankungen /191/. Um den gesamten Bereich der Medizin annähernd berücksichtigen zu können, müssen nach FASSL /69, S. 398/ mindestens 600 bis 700 Fragen gestellt werden, was einen erheblichen Zeitaufwand bei der Bearbeitung zur Folge hat /93, 125, 142, 212, 240/. Entsprechende Verfahren zur Festlegung solcher Fragensammlungen werden ausführlich unter Abschnitt 3.1 beschrieben.

Ist bei offenen Fragen (siehe Absatz 2.4.1) dem Patienten die Beantwortung inhaltlich und formal gänzlich frei gestellt, so zeichnet sich die bei der standardisierten Informationsanamnese angewandte Form der geschlossenen Frage dadurch aus, daß dem Befragten nur eine begrenzte Anzahl von Antwortmöglichkeiten offensteht.

Die engste Form einer geschlossenen Frage ist die Alternativfrage, d.h. der Befragte kann nur mit

- ja oder
- nein

antworten. Obwohl man nach Untersuchungen von FAHRENBERG /67/ davon ausgehen darf, daß solche Alternativfragen auch von Personen mit geringem Intelligenzquotienten bearbeitet werden können, treten Probleme bei den Patienten auf, die über einen durchschnittlichen oder höheren Intelligenzquotienten verfügen. Diese letztgenannte Gruppe hat oftmals Schwierigkeiten, sich ausschließlich zwischen "ja" und "nein" zu entscheiden, weil diese Patienten sich einfach nicht sicher genug sind oder sie die gestellte Frage zutreffender mit "ja-manchmal" beantworten würden /148/. Dieser Nachteil wird von einer breiteren Form der geschlossenen Frage - der Auswahlfrage (multiple choice question) - aufgehoben, indem der Befragte jetzt aus mehreren vorformulierten Antworten auswählen kann. Deshalb erweitert man oftmals die Antwortmenge um die Option

- ich weiß nicht.

Diese Formulierung ist jedoch nicht unproblematisch, weil sie sowohl ein "nicht beantworten können" als auch ein "nicht verstehen" der gestellten Frage impliziert. Deshalb sollte man besser unterscheiden:

- ich weiß nicht,
- ich verstehe nicht.

Eine 5. Option - obwohl selten benutzt - schlagen REICHERTZ /176/ und SLACK /213/ vor:

- ich wünsche nicht zu antworten.

Stehen dem Befragten diese fünf Antwortmöglichkeiten oder eine Untermenge davon zur Verfügung, so wählt er jeweils für die Beantwortung der gestellten Frage nur eine aus diesen vorgegebenen Optionen aus. Man spricht dann, wenn sich die vorgegebenen Antworten gegenseitig ausschließen, von einer exklusiven Auswahlfrage.

Beispiel: Leiden Sie unter Schwindelgefühl oder Schwindelanfällen?

- ja
- nein
- ich weiß nicht
- ich verstehe nicht
- ich wünsche nicht zu antworten.

Häufig wird jedoch die inklusive Auswahlfrage angewandt, bei der mehrere Antworten zugleich spezifiziert werden können.

Beispiel: Strahlen die Brustschmerzen aus in

- die Arme?
- den Rücken?
- den Hals?

Durch Kombination von inklusiven und/oder exklusiven Auswahlfragen lassen sich beliebig komplexe Fragesituationen realisieren.
Aus Gründen der Vollständigkeit sei an dieser Stelle noch das "Rating-Prinzip" erwähnt, welches besonders im Bereich der Psychologie Anwendung

findet. Man versteht darunter eine exklusive Auswahlfrage mit einer Skalierung der Antwortoptionen wie die beiden nachfolgenden Beispiele zeigen.

Beispiel: Fühlen Sie sich ängstlich?

überhaupt nicht				→				sehr stark
1	2	3	4	5	6	7	8	9

Beispiel: Leiden Sie unter Nervosität?

- gar nicht (1)
- ein bißchen (2)
- mittelmäßig (3)
- ziemlich (4)
- sehr stark (5)

Abschließend seien die von NÜSSEL und ADOLPH /162/ hinsichtlich unterschiedlicher Zielgruppen, Aufgabenstellungen und Untersuchungssituationen vorgeschlagenen Indikationen für eine standardisierte Informationsanamnese nochmals zusammengefaßt:

- "Ergänzung der konventionellen Anamnese
  -- bei unklaren Diagnosen,
  -- vor risiko- oder umfangreichen, sowie vor belastenden diagnostischen und therapeutischen Maßnahmen,
  -- bei chronischen Krankheiten (Überwachung des Krankheitsverlaufs),
- Erfüllung des Kriteriums der Vergleichbarkeit der Anamnese,
  -- bei Patienten, deren Anamnese zum Zwecke der Diagnostik oder Prognostik verglichen werden soll mit den Anamnesen, die als summarisches Ergebnis aufgrund von Untersuchungen bei Gruppen, deren Patienten jeweils vergleichbare Krankheiten hatten, gefunden wurden,
  -- bei Querschnitt- oder Längsschnittuntersuchungen an Gruppen".

Gemäß den unter Absatz 2.2.2 dargelegten erweiterten Zielsetzungen der Anamnese, ist diese Aufzählung um die Indikation

- Screening zur Krankheitsfrüherkennung (sekundäre Prävention)

zu ergänzen. Darüber hinaus werden standardisierte Befragungen auch bei anderen Aufgabenstellungen (z.B. epidemiologische Umfragen, psychologische Tests, spezifische wissenschaftliche Untersuchungen) in der Medizin angewandt /148/.

Die Vorzüge und Nachteile standardisierter Anamnesen sind unter verschiedenen Gesichtspunkten häufig beschrieben worden /47, 67, 116, 148, 191, 225/. Die standardisierte Informationsanamnese bietet den Vorteil, die durch die inhomogene Patienten- und Arztpopulation (hinsichtlich der unter Absatz 2.4.1 und Abschnitt 2.5 genannten Merkmale) bedingten Nachteile wie Unvollständigkeit, Subjektivität und mangelhafte Dokumentation bei der Erhebung anamnestischer Daten weitgehend durch Delegation und Standardisierung zu kompensieren. Der zunächst vermeintliche Nachteil des Fehlens von Interaktionsmechanismen (Sichaussprechen, unmittelbares situationsabhängiges Nachfragen) wird bei weitem von dem Vorteil aufgewogen, daß der Arzt die Gewähr dafür hat, nichts Wesentliches zu übersehen oder vergessen zu haben. Er kann sich deshalb auf die Vergewisserung des Zusammenhangs der angegebenen Beschwerden beschränken und sich aber vor allem um ein Verständnis des Kranken bemühen. Hierbei kommt ihm die Zeitersparnis durch die Delegation des Abfragens von Routinesachverhalten zugute. Eine ausführliche Zusammenfassung der Vor- und Nachteile ist in Absatz 2.6.3 (siehe Figur 2.6.3-5 und 2.6.3-6) dargestellt.

2.5 Einflußvariablen

Wie aus der von NACKE und WAGNER /156/ publizierten Bibliographie "Die Rolle des Fehlers in der Medizin" ersichtlich ist, berichtete bereits im Jahre 1938 DINKLER /53/ über Fehlerquellen bei der Anamnese. "So weist gerade die konventionelle Form der frei erhobenen Anamnese Mängel auf, die in Praxis /12/, Klinik /29/ und öffentlichem Gesundheitswesen /42, 190/ nachgewiesen wurden und von denen sich zeigen ließ, daß sie durch die Anwendung von standardisierten Anamnesetechniken zwar nicht beseitigt, aber gemindert werden können" /149/.

An die Anamnese, als ein diagnostisches Instrument, ist jedoch die Forderung zu stellen, daß die für jede Art von Informationsvorgängen resp. deren Elemente (Informationen) gültigen Gütekriterien /17, 18, 130, 225/

- Objektivität
  (bezeichnet den Grad, in dem die erhobenen anamnestischen Daten unabhängig vom Untersucher sind),
- Reliabilität (Zuverlässigkeit)
  (bezeichnet den Grad der Genauigkeit mit dem ein Erhebungsverfahren unabhängig von der Meßintention ein Merkmal erfaßt),
- Validität (Gültigkeit)
  (bezeichnet den Grad der Genauigkeit mit dem ein Erhebungsverfahren das Merkmal, das es erheben soll oder zu erheben vorgibt, tatsächlich erfaßt),
- Vollständigkeit
  (bezeichnet die Inhalte der vorgelegten Anamnesefragen im Hinblick auf die ärztliche Zielsetzung)

und die für wissenschaftliche Zwecke wichtige

- Vergleichbarkeit

möglichst wenig beeinträchtigt werden. Dies mag zwar selbstverständlich erscheinen, doch muß man von der Tatsache ausgehen, daß die in Abschnitt 2.4 beschriebenen Strategien der Erhebung, aber auch der Verarbeitung und Dokumentation anamnestischer Daten in unterschiedlichem Maße Einflußvariablen unterworfen sind, die eine Verzerrung der erhobenen Informationen zur Folge haben können.

Mögliche Einflußfaktoren des patienten-, problem- und situationsorientierten anamnestischen Kommunikationsprozesses und damit anamnestischer Informationen sind, wie Figur 2.5-1 zeigt, auf seiten

- des Arztes (siehe Absatz 2.5.1),
- des Patienten (siehe Absatz 2.5.2),
- der Arzt-Patient-Beziehung (siehe Absatz 2.5.3) aber auch
- in einer mangelhaften Dokumentation der erhobenen Daten (siehe Absatz 2.5.4)

zu suchen /148, 191/. Unter informationswissenschaftlichem Aspekt hat sich WERSIG /235/ ausführlich mit den damit zusammenhängenden Fragen auseinandergesetzt und entsprechende Kommunikationsschemata entwickelt. Im vorliegenden Zusammenhang sollen jedoch nur die wichtigsten Einflußvariablen für den Kommunikationsprozeß angesprochen werden.

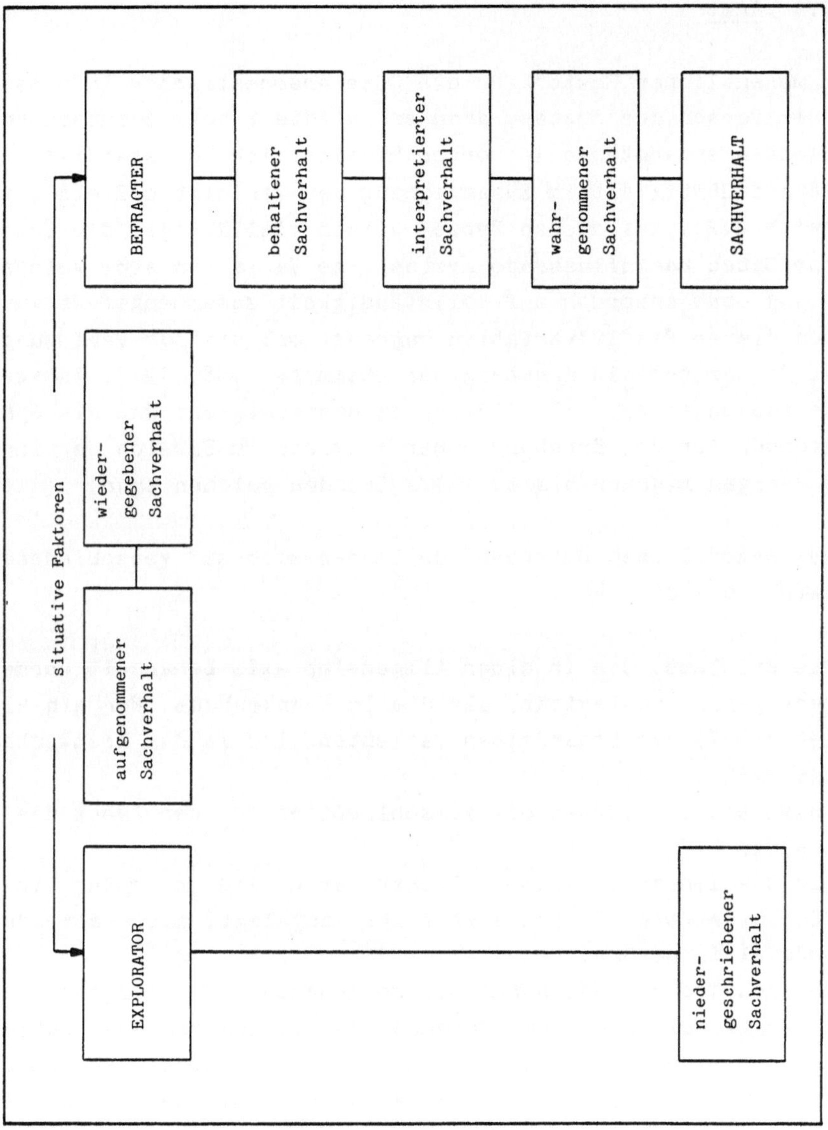

<u>Figur 2.5-1</u> Möglichkeiten der Beeinträchtigungen anamnestischen Materials vor, während und nach der Anamnese nach SCHMIDT und KESSLER /191/.

2.5.1 Arzt

Ein wesentlicher Faktor für die Güte anamnestischer Informationen liegt in der Person des Arztes, denn er validiert beim Anamneseprozeß die vom Patienten angebotenen Antworten hinsichtlich Vollständigkeit, Korrektheit und Gültigkeit im Zusammenhang der verfolgten Ziele (siehe Abschnitt 2.2). Auf diesen Prozeß wirken vielfältige, die Güte anamnestischer Daten beeinflussende arztseitige Variablen ein, welche in Figur 2.5.1-1 ohne Anspruch auf Vollständigkeit zusammengefaßt wurden.
Neben diesen Einflußvariablen begrenzt oft die zur Verfügung stehende Zeit des Arztes die Erhebung der Anamnese /148, 191/. In verschiedenen Untersuchungen /22, 75, 153/ wurde nachgewiesen, daß die Spannweite der Zeitdauer für die Erhebung einer Anamnese im Bereich der inneren Medizin von wenigen Minuten bis zu 1 1/2 Stunden reichen kann.

Diese beachtlichen Unterschiede lassen sich auf verschiedene Gründe zurückführen /100, 148/:

- Die Probleme, die in einer Allgemeinpraxis behandelt werden, sind von geringerer Komplexität, als die im Krankenhaus. Nur ein kleiner Teil (etwa 5 %) der behandelten Patienten wird in das Krankenhaus eingewiesen /153/.
- Anamnesedaten werden oft ausschließlich für den Zweck des patient care benützt.
- Die Dokumentation anamnestischer Daten wird in erster Linie als Gedächtnisstütze für den Arzt selbst angelegt, also mehr oder weniger sorgfältig geführt.
- Je nach Typ des Gesundheitsversorgungssystems (Allgemeine Arztpraxis, Rehabilitationszentrum, Gesundheitsamt, Krankenhaus, Gutachterdienst) und der aktuellen Fragestellung (z.B. Lungenfacharzt erhebt Hustenanamnese) verschieben sich die Inhalte und damit der Umfang einer Anamnese.
- Überlastung des Arztes durch zu viele Patienten oder Aufgaben.
- Unterbrechung der Anamneseerhebung durch Störungen (z.B. Ferngespräche, Rückfragen von Mitarbeitern, Notfälle).

Als Folge des Zeitmangels kommt es nach GROSS /90/ nicht nur zu einer verkürzten Anamnese, sondern oftmals auch nur zu einer symptomzentrierten Therapie. Ähnlich äußern sich RITTER /182/, SLACK /208, 216/ und GRAVENKAMP /88/. HABECK /100/ kritisiert in diesem Zusammenhang die bestehende Gebührenordnung, nach der die Anamnese nicht mit zahlreichen technischen Leistungen konkurrieren kann /100/.

Persönlichkeitseigenschaften und -merkmale
(Geschlecht, Alter, charakterliche Merkmale, Arztrollen),

Aktuelles Befinden
(Körperliches Befinden, Psychische Verfassung, Stimmung, Vorausgegangene Inanspruchnahme, evtl. Ablenkung durch andere Patienten oder persönliche Vorhaben resp. Probleme),

Fachrichtung
(Allgemeinmediziner, Facharzt, operative, konservative, präventive Fachrichtung),

Ausbildungsstand
(Wissensumfang, Intensität der Weiter- oder Fortbildung, Prägung durch Schulmeinungen),

Tätigkeitsbereich
(z.B. Arztpraxis, Krankenhaus, Rehabilitationsklinik)

Vorinformationen über den Patienten
(bekannter Patient mit altem und/oder neuem Problem, Berichte oder andere Unterlagen über den Patienten, evtl. bestehende Vorurteile),

Zielvorstellungen
(aufgrund der Vorkenntnisse und/oder ersten Informationen vermutete Diagnose, intendierte Gesprächsführung zu Beginn und im weiteren Verlauf, gründliche diagnostische Abklärung durch Gespräch und/oder Untersuchungsmaßnahmen, Abwarten mit oder ohne Probebehandlung, überwiegend therapeutische Maßnahmen, Überweisung oder Krankenhauseinweisung, Empfehlungen und Ratschläge),

Untersuchungssituation aus Arztsicht
(Anlaß und Art der Untersuchung, Ort, Zeitpunkt, querschnittsorientierte Einmalanamnese für Facharzt oder im Krankenhaus, längsschnittorientierte Anamnese für Hausarzt),

Patientenverhalten aus Arztsicht
(Erster Eindruck, situationsangepaßtes oder rollengerechtes Verhalten, äußere Erscheinung),

Befragungstechnik
(Interview-Stil, Handhabung von Suggestivfragen, Beachtung formaler Aspekte wie Pausen, Antwortgeschwindigkeiten, Unterbrechungen und Dauer der Äußerungen des Explorators, extralinguistische Zeichen)

Figur 2.5.1-1 Arztseitige Einflußvariablen für die Güte anamnestischer Daten (vgl. /100, 101, 148, 191/).

2.5.2 Patient

Auf seiten des Patienten wird die Wiedergabe anamnestischer Informationen von vornherein durch die

- Apperzeption,
- Interpretation,
- Erinnerung und
- Mitteilung

der erlebten Situationen eingegrenzt resp. beeinträchtigt /191/.

Alle vom Patienten wiedergegebenen Sachverhalte beruhen entweder auf direkten Beobachtungen an sich selbst, von anderen Personen oder auf Kommunikation mit anderen direkten Beobachtern, was die Beurteilung anamnestischer Angaben zusätzlich erschwert. "Je nach Erwartungen, Wertsystemen, Einstellungen und Konflikten eines Patienten kann es zu umgrenzten Wahrnehmungsselektionen oder bei extremen Ausprägungen von Persönlichkeitsbezügen zu globalen Akzentuierungen des Wahrnehmungsprozesses kommen" /191/. Im einzelnen unterscheidet POSTMANN die Wahrnehmungssensitivierung und die Wahrnehmungsabwehr. So sind beispielsweise Mütter, die absoluten Gehorsam von ihren Kindern verlangen, weitaus wacher gegenüber einem aggressiven Verhalten /170/.

Sicherlich unterliegen die apperzipierten Sachverhalte auch einer interpretativen Beurteilung durch den Patienten. Die hinreichend bekannten Beurteilungsfehler wie etwa logische Fehler, Kontrastfehler, Schärfefehler verzerren die Wahrnehmungen. Beispielsweise können falsche Interpretationen vorhandener Wahrnehmungen dazu führen, daß ein Patient, obwohl er behandlungsbedürftig ist, nicht den Arzt konsultiert /191/.

In der Regel verstreicht zwischen Wahrnehmung eines Sachverhaltes und dessen Wiedergabe ein mehr oder minder großes Zeitintervall. Die Rekonstruktion des gesamten Ablaufes der Symptomatik einer Krankheit vom Beginn bis zum Status praesens aus der Erinnerung des Patienten ist anfällig für Täuschungen. Beispielsweise konnten BATSCHELET et al. /7/ zeigen, daß sich nur 60 % der von ihnen befragten Patienten zeitlich korrekt an ein bestimmtes Jahr ihrer Krankengeschichte ohne nennenswerten Fehler erinnerten. Wie lückenhaft die Erinnerung sogar an den Zeitpunkt großer Operationen ist, zeigten Untersuchungen von EHLERS /57/ und HARTUNG et al. /106/ wonach sich nur 70 % resp. 50 % der Befragten einigermaßen richtig an diesen Sachverhalt erinnern konnten. "Hilfreich ist es, wenn die Symptomatik an, für den Patienten typische Lebensphasen (z.B. Schulentlassung, Berufswechsel, Kündigung, Wohnungswechsel, Tod nahestehender Verwandter) fixiert ist" /225/.

REISSNER /180/ und HARTUNG /106/ führen aus, daß ein erstes Interview den Patienten veranlassen kann, Sachverhalte zu überdenken und mit Familienmitgliedern zu besprechen. Durch diesen "Trainingseffekt" der Anamneseerhebung kann die Information nachfolgender Interviews quantitativ eventuell aber auch qualitativ verbessert werden. Allerdings sieht der Verfasser in der Beeinflussung des Patienten bei der Beantwortung vorgegebener Fragen durch Dritte (Familienangehörige, Mitpatienten) auch die Gefahr einer Verfälschung der anamnestischen Information (z.B. Erwartungshaltung des Ehepartners).

Personen- und situationsabhängige Einflüsse können die Mitteilungsbereitschaft des Patienten hemmen oder fördern. So wird die Informationsfähigkeit, was die Wiedergabe angeht, durch Minderbegabung, Sprech- und Hörstörungen, durch Sprachbarrieren aufgrund sozialer und eventuell regionaler Unterschiede und durch Verständnis- und Sprachschwierigkeiten (z.B. bei Ausländern) begrenzt, wenn nicht sogar verhindert /107/.

Aber selbst in der Muttersprache ergeben sich semantische Probleme durch Unterschiede zwischen Berufs- und Laiensprache, Hochsprache und Dialekt, Jargon oder Slang /74, 133, 228/. SILOMON /204/ untersuchte den Wandel der medizinischen Laiensprache und stellt fest, daß an die Stelle alten Unwissens eine neue Halbbildung getreten ist. So gingen etwa medizinische Termini in unverfälschter Form (z.B. Blutzucker, Fettspiegel) in den Sprachschatz der Patienten ein. "Auch werden häufig Selbst-Interpretationen von Beschwerden oder Selbst-Diagnosen in Form von Angeboten zur Diskussion gestellt und gegebenenfalls gegen den Arzt verteidigt" /204/. SILOMON /204/ kommt zu dem Ergebnis, daß die medizinische Fachsprache über keine Termini zur Beschreibung von Leidenszuständen verfügt und die als Notbehelf verwendeten Ausdrücke zeitweise patientenbestimmt und vielfach einem technischen Vokabular entlehnt sind (z.B. "Meine Pumpe ist nicht in Ordnung").
Der Arzt kann aber die sprachlichen Unterschiede auch zu seinem Vorteil verwenden, indem er den Dialog im Slang eröffnet und dann im Laufe des Interviews auf den Level der erlernten Sprache übergeht /101/.
Wichtig ist aber auch der Hinweis darauf, daß je nach Art der Sprache eine Vokabel auch eine unterschiedliche semantische Bedeutung erfahren

kann (z.B. wird das deutsche Wort Gicht oft gebraucht, um irgendeine Krankheit des rheumatischen Formenkreises zu benennen) /148/. Der schwäbische Dialekt etwa bezeichnet den Teil einer Extremität als Fuß, der üblicherweise als Bein verstanden wird.

Oft bewirken emotionale Gründe entsprechend der Erwartungshaltung des Patienten Simulation (Vortäuschung von Krankheitszuständen), Aggravation (Übertreibung subjektiver Krankheitserscheinungen), Diminution (Verharmlosung vorhandener Krankheitserscheinungen) oder Dissimulation (bewußte Verheimlichung vorhandener Krankheitssymptome) der Symptomatik.

Abgesehen davon, daß es dem Patienten mißfallen kann, wenn Fragen zu tief in seine Intimsphäre eindringen, wird er Informationen vorenthalten oder verfälschen (z.B. Angaben über Trink- und Rauchgewohnheiten, zum Schulabschluß). Dieser Effekt ist umso höher zu bewerten, je größer die Gefahr ist, Nachteile im Lebensstil oder im sozialen Status befürchten zu müssen /148/. BENNHOLD /10/ nennt hier das Problem der Begehrlichkeitsreaktionen, z.B. den Wunsch nach Krankschreibung, einer Kur oder Rente. SIEGRIST /203/ spricht dann, im Gegensatz zur Ko-Orientierung (der Patient als Antwortender schätzt die Wirkung seiner Antwort auf den Arzt ab), von der reflexiven Ko-Orientierung, d.h. der Patient versucht sich sein eigenes Verhalten (Auswahl einer bestimmten Antwort aus den potentiell möglichen Antworten) aus der Sicht des Arztes vorzustellen und leitet daraus sein tatsächliches Verhalten (zu gebende Antwort) ab /100/. Furcht der Patienten vor dem Arzt (z.B. Bedenken, den Arzt mit Bagatellen zu belästigen) kann zur Dissimulation führen. Im übrigen nennt FAHRENBERG /67/ die Tendenz mit ja ohne viel Überlegung zu antworten, unspezifische, neutrale Antworten zu bevorzugen oder extreme Antworten auszuwählen, die Sachverhalte überzeichnen bzw. verniedlichen, um sich selbst in einer gesellschaftlich wünschenswerten Weise darzustellen.
Einen abschließenden Überblick patientenseitiger Einflußvariablen gibt Figur 2.5.2-1.

2.5.3 Arzt-Patient-Verhältnis

Die vorgenannten Einflußvariablen, sowohl auf seiten des Arztes als auch auf seiten des Patienten, welche die Güte anamnestischer Informationen nachteilig beeinflussen können, sind um die Faktoren zu ergänzen, die sich aus der beiderseitigen Interaktion ergeben können.

Persönlichkeitseigenschaften und -merkmale
(Staatsangehörigkeit, soziale Schicht, Geschlecht, Alter, Beruf und Ausbildung, charakterliche Merkmale),

Aktuelles Befinden
(körperliches Befinden, psychische Verfassung, Stimmung, Schlaf während der letzten Nacht, aktuelle Symptome, vorangegangene Wartezeit, evtl. Zeitdruck durch anschließende Verpflichtungen, evtl. Beeinträchtigung durch andere aktuelle Probleme),

Krankheitsauswirkungen
(erlebte Symptome, Reaktion auf die Krankheit, psychische Störungen infolge oder neben aktueller Krankheit),

Motivation zur ärztlichen Untersuchung
(Krankheitsdruck durch Krankheitsauswirkungen, Veranlassung der Untersuchung, Gewinnerwartungen, Furcht vor Gespräch, körperlicher Untersuchung bzw. Behandlung und Auswirkungen von Konsultationen),

Vorerfahrungen mit diesem oder anderen Ärzten bzw. medizinischen Institutionen
(Erfolg früherer ärztlicher Behandlungen beim Patienten selbst, Angehörigen, Bekannten, evtl. Vorurteile und Frustration, Ruf und Ansehen des Arztes bzw. der Institution)

Untersuchungssituation aus Patientensicht
(Ort, Teilerhebung anamnestischer Daten durch Hilfskräfte oder Fragebogen, Anwesenheit von Angehörigen oder anderen Ärzten bzw. Hilfskräften, Störungen durch Telefonanrufe oder andere Unterbrechungen, Anzahl wartender oder evtl. gleichzeitig betreuter Patienten, Ausstattung des Untersuchungszimmers, Plazierung des Patienten und Arztes, Sitzkomfort, Ausmaß und Art unmittelbarer Anamnese-Dokumentationstätigkeit, empfundene Anteilnahme, Resonanz und Verständnis),

Arztverhalten aus Patientensicht
(Interesse, Aufgeschlossenheit, Anteilnahme, Geduld, Distanziertheit, Neugier, Gleichgültigkeit, Gehetztheit, Erfahrung, Sicherheit und Geborgenheit ausstrahlend),

unsicher und unentschlossen wirkend
(Verständlichkeit der ärztlichen Äußerungen, wertende Stellungnahmen, autoritäre oder partnerschaftliche Züge)

Figur 2.5.2-1 Patientenseitige Einflußvariablen für die Güte anamnestischer Daten (vgl. /100, 148/).

Sie werden begünstigt durch /148/ Zeitmangel, Sprach- oder Verständigungsprobleme, soziale und kulturelle Unterschiede und können eine effektive Kommunikation ebenso behindern wie eine unterschiedliche Erwartungshaltung oder Stimmungslage zwischen Arzt und Patient, Scham oder Fremdheit.
Neben örtlichen Bedingungen wird die Gestaltung des Arzt-Patienten-Verhältnisses auch durch vielfältige "Voreinstellungen" des Arztes aber auch des Patienten mitbestimmt /191/. So dürfte es durchaus bedeutsam sein, auf welche Weise, mit welcher Fragestellung und von welcher Institution der Patient überwiesen wurde. Darüber hinaus können Angaben über die soziale Herkunft, das Lebensalter, den Beruf, das Geschlecht und den Wohnort des Patienten das Verhalten des Arztes gegenüber dem Patienten ebenso beeinflussen. Entsprechendes gilt für Informationen aus früheren Untersuchungsanlässen, von Dritten (die Krankenkasse teilt dem Vertrauensärztlichen Dienst etwa mit, daß die Arbeitsunfähigkeit eines zu begutachtenden Versicherten in Zusammenhang mit einer Kündigung steht) oder einer Vordiagnose. Insbesondere besteht beim letztgenannten Datum die Gefahr, einer kritiklosen Übernahme der Diagnose und der damit zusammenhängenden Vermeidung abweichender Explorationsinhalte und Hypothesenbildungen oder einer Geringschätzung der Vordiagnose und den damit einhergehenden Versuch, durch die Anamnese die Vordiagnose zu falsifizieren /191/.
Hingegen wird der Patient durch Vorinformationen über den Arzt etwa dessen Berufsstand, Fachrichtung und die zu erwartende Art der Behandlung und früheren Erfahrungen beeinflußt. Diese Voreinstellungen von Arzt und Patient überlagern sich mit dem ersten Eindruck (Geschlecht, Lebensalter, allgemeine Erscheinung, Haarfarbe, Kleidung usw.) zu Beginn der Untersuchung und bestimmen die kommunikative Beziehung im weiteren Untersuchungsablauf.

Mehrmalige anamnestische Befragungen zum selben Problem können zu interaktionshemmenden Mechanismen führen, d.h. sie aktivieren bei einer erneuten Befragung eine aggressive Abwehr sich nochmals darüber auszulassen /191/. Dieser Effekt tritt häufig auch dann auf, wenn der Arzt sogenannte "heikle Fragen" stellt (z.B. "Waren Sie schon einmal geschlechtskrank?"). Viele Patienten sind darüber entrüstet, daß der Arzt ihnen so etwas "zutrauen" würde.

Um vorhandene Schamgefühle abzubauen, hat der erfahrene Arzt durchaus nicht den Ehrgeiz, gleich beim ersten Gespräch möglichst tief in die Intimsphäre des Patienten einzudringen. "Insbesondere der Psychoanalytiker weiß, daß man erst beim 3. oder 4. Gespräch die Dinge erfragen kann, die man beim ersten Kontakt mit dem Patienten nicht berühren konnte, ohne diesen eventuell so vor den Kopf zu stoßen, daß das Vertrauensverhältnis zwischen Arzt und Patient von vornherein gestört wird bzw. erst gar nicht zustande kommt" /225/.

Hartnäckigkeit zeichnet ein Arzt-Patient-Verhältnis dann aus, wenn der Arzt im Stil einer "harten Befragung" (siehe Absatz 2.4.2) Detailinformationen über relevante Sachverhalte erfahren will. Es wird daher auch im allgemeinen davon ausgegangen, daß der Patient, wenn er die Untersuchung nicht freiwillig (z.B. Begutachtung) auf sich nimmt oder Nachteile befürchtet, weniger konstruktiv wäre.

2.5.4 Dokumentation

Obwohl die Anamnese sorgfältig erhoben wurde, kann eine schlechte Dokumentation die aufgewandte Mühe in Frage stellen. § 11 Abs. 1 der "Berufsordnung für deutsche Ärzte" (nach Beschlüssen des 79. Deutschen Ärztetages, Mai 1976) bestimmt zwar, daß der Arzt über die in Ausübung seines Berufes gemachten Feststellungen und getroffenen Maßnahmen hinreichende Aufzeichnungen zu fertigen hat, jedoch sind diese lediglich "Gedächtnisstützen" des Arztes. Dies führt zwangsläufig vielfach zu mangelnder Leserlichkeit, Verständlichkeit und Vollständigkeit /148, S. 475/ der ärztlichen Aufzeichnungen. BELLER /9/ nennt als weitere Gründe für eine unbefriedigende Dokumentation der anamnestischen Daten:

- die Abwesenheit eines systematischen Leitfadens zur Erhebung und Aufzeichnung der Daten,
- die unbestimmte Definition der Fachtermini,
- die Zentrierung des Explorators bei der Niederschrift der Anamnese auf bestimmte, ausgesuchte Themen.

Zeitnöte führen nicht selten zu einer mangelnden Aufzeichnung der erhobenen Daten, weil die verschiedenen Formen der Informationsübermittlung in unterschiedlichem Maße dafür anfällig sind. Aus einem von FRÖHLICH durchgeführten Vergleich zwischen geschriebenen Berichten und Tonbandaufnahmen geht hervor, daß weniger als 1/3 der Interviewthematik im Bericht erscheint, daß 3/4 - 9/10 des im Bericht aufgenommenen Materials als genau wiedergegeben bezeichnet werden kann und, daß es keine klare Beziehung zwischen der Wichtigkeit des Materials und der Genauigkeit der Dokumentation gibt /78/.

Üblicherweise werden die festgestellten Sachverhalte /199/ während der Erhebung einer Schreibkraft diktiert (oral unfixierte Informationsübermittlung), als Diktat auf einem Tonträger (oral fixierte Informationsübermittlung) oder in Form von Eintragungen auf formatierten oder unformatierten Formularen übermittelt (fixierte Informationsübermittlung).

Damit bei der oral unfixierten Informationsübermittlung kein Informationsverlust entsteht, muß die Schreibkraft stets aufmerksam sein. Schreibfehler, mangelnde akustische Verständlichkeit und die Geräuschbelästigung durch die Schreibmaschine sind die wichtigsten Nachteile. Darüber hinaus hemmen die Diktatanweisungen den natürlichen Gesprächsablauf indem sie spontane Äußerungen des Patienten blockieren können.

Während bei der oral unfixierten Informationsübermittlung die Informationslaufzeit als klein gegenüber der für die Erhebung der Anamnese aufgewandten Zeit angesehen werden kann, gilt dies für das zusammenhängende Diktat nicht mehr.

Bei der fixierten Informationsübermittlung werden die zum Teil stichwortartigen, schwer lesbaren Bemerkungen zur Berichterstellung von der Sekretärin in Reinschrift übertragen. Probleme der Leserlichkeit sind die Folge einer schlechten Handschrift des Arztes. Unleserliche Handschriften, Schreibfehler oder Abkürzungen, deren Bedeutung nur der Arzt selbst kennt, bedeuten nutzlose Informationen.

Der stark anwachsende Informationsaustausch zwischen zahlreichen ärztlichen und nichtärztlichen Personen, die durch die zunehmende Differenzierung der Medizin beim Diagnostik- und Therapieprozeß eines Patienten mitwirken, verschärft diese Situation progressiv. Durch den Einsatz technischer Hilfsmittel (z.B. Schreibautomaten, programmierte Arztbriefschreibung /199/) können diese Probleme jedoch bewältigt werden.

Die Probleme der Verständlichkeit (z.B. für Notdienst, Urlaubsvertreter, spätere Betreuer) sind weitaus komplizierter. So führte unter anderem die Insuffizienz der bisherigen Verfahrensweisen zum Konzept der von WEED vorgeschlagenen problemorientierten Krankenblattdokumentation /231/.

Die Unbrauchbarkeit vieler Anamnesen für wissenschaftliche Auswertungen liegt in ihrer mangelnden Vollständigkeit. MELLNER et al. /145/ zeigten, daß besonders Ärzte mit langer Berufserfahrung dazu neigen, den potentiellen wissenschaftlichen Wert des Anamnesedokuments zu vernachlässigen.

"Es muß jedoch auch gesagt werden, daß das, was bei der konventionellen Anamnese als Vollständigkeit imponiert, oft nichts weiter als klinisch unwesentliche Redundanz ist" /225/.

Fehler bei der Dokumentation anamnestischer Daten können nicht nur bei jeder Art von wissenschaftlicher Auswertung stören, sondern auch bei der Betreuung des einzelnen Patienten ernste Folgen nach sich ziehen /148/. Zahlreiche Beispiele hierzu finden sich in der Literatur. Sie reichen von erfolgreichen Suiziden, weil diese Absichten nicht aufgedeckt wurden /29/, über ernste Fehlurteile /185/ bis zur Aufzählung "schwerer Fehler" in 40 - 50 % der untersuchten Aufzeichnungen /82, 141/. COCHRANE et al. /42/ ließen durch verschiedene Ärzte Bergleute nach typischen Symptomen wie Husten und Auswurf befragen und erhielten dabei sehr unterschiedliche Ergebnisse. Die Prozentwerte für positive Antworten für Husten variierten von 23.4 bis 40.3, solche für Auswurf von 13.0 bis 41.9, ungeachtet der Tatsache, daß die Stichprobe der interviewten Population sich nicht signifikant unterschied. Diese skizzierten Beispiele zeigen die Erfordernis, sich um eine

- Qualitätssteigerung,
- Konsistenz,
- Effektivität und
- Ökonomie der Anamnesedokumentation

zu bemühen /148/. Sie können neben einer verstärkten Motivation der Ärzte und besseren Ausbildung in der Anamnese insbesondere auch durch den Einsatz unterstützender Techniken gefördert werden.

2.6 Hilfsmittel

"Wenn man wissen will, wie Menschen fühlen, was sie erleben und an was sie sich erinnern, welcher Art ihre Emotionen und Motive sind und welche Gründe für ihr Verhalten vorliegen, warum sie dann nicht fragen?" /1/. Wenn man ALLPORTS Vorschlag für den wissenschaftlichen Erkenntnisprozeß aufnimmt, dann besteht das wesentliche Problem in der Anwendung unterstützender Techniken darin, diesen in höchstem Maße subjektiven Prozeß der Erkenntnisgewinnung in eine systematische Methode der Informationsgewinnung zu überführen /189/.

Historisch lassen sich bei der Entwicklung solcher Hilfsmittel, die etwa Ende der 30-iger Jahre begann und wesentlich gefördert wurde durch die genannten Nachteile des ärztlichen Gesprächs, gepaart mit einem zunehmenden Interesse an einer wissenschaftlichen Auswertung anamnestischer Daten, vier Entwicklungsschritte unterscheiden /148/:

- Checklisten (siehe Absatz 2.6.1),
- Fragebogen (siehe Absatz 2.6.2),
- Computer-Exploration (siehe Absatz 2.6.3),
- komplexe Erhebungs- und Präsentationstechniken (siehe Absatz 2.6.4).

2.6.1 Checklisten

Das einfachste Mittel zur Unterstützung der Anamneseerhebung und -dokumentation besteht in der Verwendung von Checklisten, sogenannten Rahmenanamnesen /69/. Dabei handelt es sich gewöhnlich um unformatierte oder formatierte Erfassungsbelege.

Unformatierte Erfassungsbelege finden sich beispielsweise bei klinischen Krankengeschichten und weisen nur mit entsprechend gegliedertem freien Schreibraum die Teile der Anamnese aus, welche als Standard für eine spezifische Disziplin betrachtet werden (z.B. "anlagebedingte Krankheiten in der Familie", "angeborene Leiden", "frühere Krankheiten", "Röntgenuntersuchungen", "Schwangerschaften").

Seltener in Gebrauch sind formatierte Erfassungsbelege, die nur eine begrenzte Auswahl möglicher Antworten aufführen. Der Arzt markiert zutreffende Aussagen und kann darüber hinaus aber auch nicht vorgegebene Sachverhalte im Freitext ergänzen. Solche formatierten Erfassungsbelege dienen durch ihren Checklistencharakter gleichzeitig als Gedächtnisstütze für die anamnestischen Fragestellungen, weil sich der Arzt bei seiner Befragung an den stichwortartig vorgegebenen Aussagen orientieren kann. Im Unterschied zum konventionellen ärztlichen Gespräch (siehe Absatz 2.4.1) und zur nicht-standardisierten Informationsanamnese (siehe Absatz 2.4.2) schließt die Verwendung von formatierten Erfassungsbelegen ein Vergessen wichtiger zu erfragender Sachverhalte schon weitgehend aus. Der Gebrauch solcher Erfassungsbelege ist deshalb bei Zeitmangel, zu Ausbildungszwecken, wissenschaftlichem Interesse und bei Untersuchern variierenden Könnens /148/ zu empfehlen.

2.6.2 Fragebogen

Einerseits erbrachte die Anwendung von Checklisten nicht die erwünschte Zeitersparnis für den Arzt, andererseits ist es aber nach Untersuchungen von PLÜGGE /168/ auch nicht möglich, einfach einen Patienten zu bitten, seine Anamnese niederzuschreiben, weil ihm in der Regel der Informationsbedarf des Arztes nicht bekannt ist /149/.
Die mangelnde Verfügbarkeit technischer Alternativen und vielleicht auch der Einfluß psychometrischer Instrumente begünstigte daher die Entwicklung von Hilfsmitteln zur Systematisierung und Objektivierung sprachgebundener Informationsermittlung, welche die Aufgabe haben, die Aufmerksamkeit des Patienten entsprechend zu lenken. Dabei handelt es sich um ein nach Semantik und Sequenz der Fragen festgelegtes Schema: den Fragebogen. Grundsätzlich ist jedoch zu sagen, daß diese Bogen von der Formulierung und von der äußeren Gestaltung her wesentlich mehr Aufwand erfordern als entsprechende Checklisten für medizinisches Personal (siehe Absatz 2.6.1).
Das Prinzip ist nicht neu. ROSENTHAL et al. /186/ führten aus, daß Fragebogen schon im 17. Jahrhundert von RENAUDOT, einem Arzt in Paris, eingesetzt wurden, am Ende des zweiten Weltkrieges in den USA und bald darauf in England und Schweden. Der erste Fragebogen zur Erhebung einer standardisierten klinischen Anamnese war der im Jahre 1949 von BRODMANN et al. /26, 27, 28, 29, 30, 31/ veröffentlichte "CORNELL MEDICAL INDEX HEALTH QUESTIONNAIRE", kurz CMI, ein 4-seitiger Bogen mit 195 Fragen, die alternativ mit "JA" oder "NEIN" zu beantworten waren (siehe Figur 2.6.2-1).

Schätzungen gehen davon aus, daß 90 % der erwachsenen Bevölkerung im Stande sind, solche Fragebogen auszufüllen, die nur ein Markieren der gewünschten Antwort oder ein Ausstreichen der unzutreffenden Antwort verlangen /68/. MARTIN et al. /135/ beobachteten die Patienten beim Ausfüllen solcher Fragebogen. Sie fanden heraus, daß die Befragten, wenn ihnen für Rückfragen ein "special clerk" zur Verfügung stand, den Bogen lückenloser ausfüllten, als wenn sie bei der Beantwortung auf sich allein gestellt waren.

Inzwischen erlangte der CMI große Akzeptanz und ist in seiner Originalversion in zahlreichen Institutionen in Gebrauch. Ausgedehnte Tests haben zwischenzeitlich seine Praktikabilität bewiesen /24, 25, 26, 27, 28, 30, 62, 63, 64/.

Hier ist etwa nur auf die Fallstudien von BRODMANN /25, 26, 27, 28, 29, 30, 32/ zu verweisen, welche den Informationsgewinn hinsichtlich Qualität und Quantität im Vergleich zur konventionellen Anamnese in der klinischen Routine in beeindruckender Weise demonstrieren /148/.

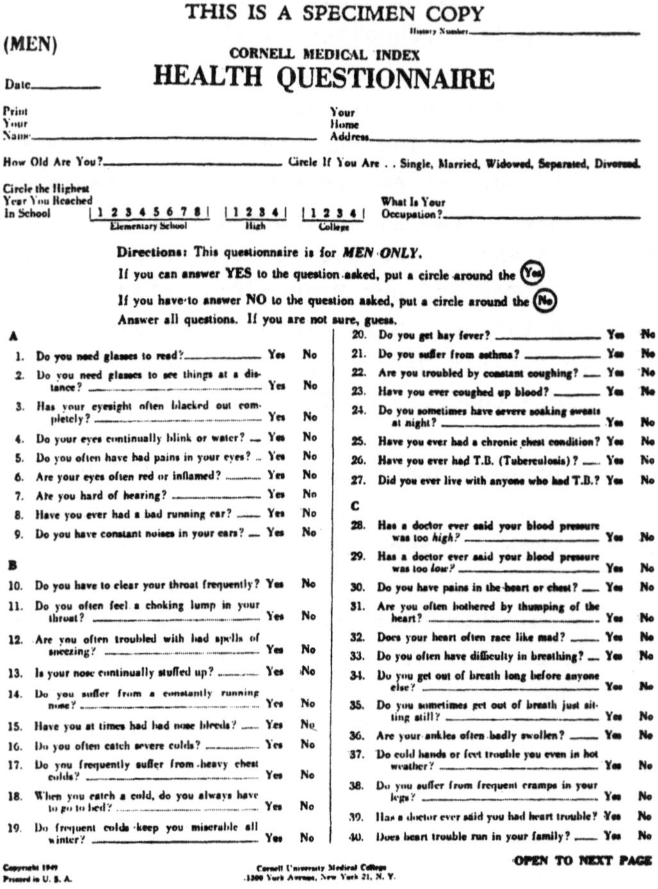

THIS IS A SPECIMEN COPY

(MEN)

History Number

CORNELL MEDICAL INDEX

Date

HEALTH QUESTIONNAIRE

Print Your Name

Your Home Address

How Old Are You?

Circle If You Are . . Single, Married, Widowed, Separated, Divorced.

Circle the Highest Year You Reached In School | 1 2 3 4 5 6 7 8 | Elementary School | 1 2 3 4 | High | 1 2 3 4 | College

What Is Your Occupation?

Directions: This questionnaire is for *MEN ONLY.*

If you can answer YES to the question asked, put a circle around the (Yes)

If you have to answer NO to the question asked, put a circle around the (No)

Answer all questions. If you are not sure, guess.

A

1. Do you need glasses to read? — Yes No
2. Do you need glasses to see things at a distance? — Yes No
3. Has your eyesight often blacked out completely? — Yes No
4. Do your eyes continually blink or water? — Yes No
5. Do you often have bad pains in your eyes? — Yes No
6. Are your eyes often red or inflamed? — Yes No
7. Are you hard of hearing? — Yes No
8. Have you ever had a bad running ear? — Yes No
9. Do you have constant noises in your ears? — Yes No

B

10. Do you have to clear your throat frequently? Yes No
11. Do you often feel a choking lump in your throat? — Yes No
12. Are you often troubled with bad spells of sneezing? — Yes No
13. Is your nose continually stuffed up? — Yes No
14. Do you suffer from a constantly running nose? — Yes No
15. Have you at times had bad nose bleeds? — Yes No
16. Do you often catch severe colds? — Yes No
17. Do you frequently suffer from heavy chest colds? — Yes No
18. When you catch a cold, do you always have to go to bed? — Yes No
19. Do frequent colds keep you miserable all winter? — Yes No
20. Do you get hay fever? — Yes No
21. Do you suffer from asthma? — Yes No
22. Are you troubled by constant coughing? — Yes No
23. Have you ever coughed up blood? — Yes No
24. Do you sometimes have severe soaking sweats at night? — Yes No
25. Have you ever had a chronic chest condition? Yes No
26. Have you ever had T.B. (Tuberculosis)? — Yes No
27. Did you ever live with anyone who had T.B.? Yes No

C

28. Has a doctor ever said your blood pressure was too *high?* — Yes No
29. Has a doctor ever said your blood pressure was too *low?* — Yes No
30. Do you have pains in the heart or chest? — Yes No
31. Are you often bothered by thumping of the heart? — Yes No
32. Does your heart often race like mad? — Yes No
33. Do you often have difficulty in breathing? — Yes No
34. Do you get out of breath long before anyone else? — Yes No
35. Do you sometimes get out of breath just sitting still? — Yes No
36. Are your ankles often badly swollen? — Yes No
37. Do cold hands or feet trouble you even in hot weather? — Yes No
38. Do you suffer from frequent cramps in your legs? — Yes No
39. Has a doctor ever said you had heart trouble? Yes No
40. Does heart trouble run in your family? — Yes No

OPEN TO NEXT PAGE

Copyright 1949
Printed in U. S. A.

Cornell University Medical College
1300 York Avenue, New York 21, N. Y.

Figur 2.6.2-1 Cornell Medical Index Health Questionnaire. Der Ausschnitt zeigt die erste Seite mit 40 von insgesamt 195 Fragen /148, S. 481/.

Weiterentwicklungen des CMI stellen die Fragebogen des Karolinska Sjukhuset Stockholm und des Kings College Hospital London dar /225/. Während der Bogen des Karolinska Sjukhuset nur "JA"/"NEIN"-Alternativen zuläßt, kann der Patient auf dem Fragebogen des Kings College Hospital auch mit "ich weiß nicht" antworten. Beide Fragebogen sind so angelegt, daß sie dem Patienten vor der stationären Aufnahme zugesandt und die Antworten vom Computer bearbeitet werden können.

MAYNE et al. /141/ entwickelten einen Fragebogen, der als Markierungsbeleg gestaltet und gleichsam geschachtelt ist: Der erste Bogen, den der Patient erhält, enthält allgemeine Fragen, ein weiterer speziellere usw.
Der Fragebogen der Deutschen Klinik für Diagnostik /52/ verwendet einen Satz von Markierungsbelegen, wobei Fragen- und Antwortteile in Form von Schuppenformularen aufeinander angepaßt sind (Fig. 2.6.2-2). Der Vorteil solcher Markierungsbelege liegt darin, daß sie ohne weitere Zwischenbearbeitung in den Computer eingelesen werden können, der dann die Anamnese ausdruckt.

Im Bereich der sogenannten Persönlichkeitsdiagnostik wurde eine Vielzahl derartiger "self-administered Questionnaires" entwickelt, deren bekanntester der MMPI-Test (Minnesota Multiphasic Personality Inventory) sein dürfte /107/. Dieser Test besteht aus 550 Fragen, die in einem Satz von 23 Lochkarten vorgedruckt sind und von Patienten im Zeichenlochverfahren jeweils mit "JA" oder "NEIN" zu beantworten sind. Die ausgefüllten Karten werden dann vom Computer verarbeitet, der aufgrund der Antworten ein Persönlichkeitsprofil erstellt, das dem Arzt zur Verfügung steht.

Eine umfassende nach verschiedenen Kriterien strukturierte Übersicht über fast 70 in- und ausländischen Anamnesefragebogen aus verschiedenen Bereichen stellten SCHMIDT und KESSLER /191/ zusammen.

Die Entwicklung solcher Fragebogen tendierte vor allem in der Medizin zu einer stärkeren Systematisierung, Standardisierung und Normierung /39, 70, 71, 72, 83, 118, 154/. Die verhältnismäßig geringen Kosten, die einfache Handhabung und die leichte Verfügbarkeit trugen zu einem weitverbreiteten Gebrauch und einer extensiven Anwendung dieses Hilfsmittels in der Routine bei, die es erst ermöglichte einige dieser Fragebogen intensiv zu testen /8, 41, 120, 148, 183, 229/. Sie konnten in verschiedene Landessprachen übersetzt und vom Patienten selbst zu Hause ebenso gut wie im Krankenbett oder im Wartezimmer ausgefüllt werden. Der Patient hat mehr Zeit zum Nachdenken, ist eventuell emotional entspannter und zum Teil auskunftsbereiter.

Im Gegensatz zur Anamneseerhebung mittels Checklisten erbrachten Fragebogen eine Zeitersparnis für den Arzt. Diese wurde jedoch wieder weitgehend dadurch kompensiert, daß die Durchsicht der oft umfangreichen Fragebogen für den Arzt mit hohem Zeitaufwand verbunden und somit wenig nützlich war /13, 30, 82, 206/.

BESCHWERDEN IM BEREICH DER WIRBELSÄULE

Wenn Sie keine Beschwerden im Bereich der Wirbelsäule haben, streichen Sie bitte das Kästchen „keine" an, überspringen diesen Abschnitt und fahren bei Frage 303 fort.

keine ▯

Haben Sie Beschwerden in der		nein	selten	häufig oder regelmäßig	anhaltend
296	Halswirbelsäule	▯	▯	▯	▯
297	Brustwirbelsäule	▯	▯	▯	▯
298	Lendenwirbelsäule	▯	▯	▯	▯
299	Steißbeingegend	▯	▯	▯	▯

		nein	selten	häufig oder regelmäßig	anhaltend
300	Hatten Sie einen Hexenschuß	▯	▯	▯	▯
301	Wachen Sie nachts wegen Rückenschmerzen auf	▯	▯	▯	▯
302	Haben Sie morgens ein steifes Kreuz	▯	▯	▯	▯

BESCHWERDEN IM BEREICH DES BRUSTKORBES

Wenn Sie keine Beschwerden im Bereich des Brustkorbes haben, streichen Sie bitte das Kästchen „keine" an, überspringen diesen Abschnitt und fahren bei Frage 338 fort.

keine ▯

		weiß nicht	nein	ja
303	Haben Sie Schmerzen oder Engegefühle im Brustkorb	▯	▯	▯
	wenn ja:			
304	bei Anstrengung			▯
305	bei Aufregung			▯
306	nach dem Essen			▯
307	wenn Sie ins Kalte kommen			▯
308	beim Treppensteigen oder Bergaufgehen			▯
309	in Ruhe			▯
	Verschwinden diese Schmerzen			
310	bei tiefem Durchatmen			▯
311	bei körperlicher Bewegung			▯
312	in Ruhe			▯
313	beim Vorwärtsbeugen			▯
	Strahlen diese Schmerzen aus			
314	in die Arme			▯
315	in den Hals			▯
316	in den Rücken			▯
	Dauer der Schmerzen			
317	weniger als 1 Minute			▯
318	1 bis 30 Minuten			▯
319	mehr als 30 Minuten			▯

		weiß nicht	nein	ja
320	Haben Sie starke Atemnot	▯	▯	▯
	wenn ja:			
321	beim Treppensteigen oder Bergaufgehen			▯
322	in Ruhe			▯
323	wenn Sie flach liegen			▯
324	Haben Sie manchmal plötzliches Herzrasen ohne körperliche Anstrengung	▯	▯	▯
	Geht dieses Herzrasen einher			
325	mit starker Atemnot			▯
326	mit anschließendem Harndrang			▯
327	Schlägt Ihr Herz unregelmäßig, stolpert es oder setzt es kurz aus	▯	▯	▯
328	Husten Sie häufig	▯	▯	▯
329	Haben Sie beim Husten oder tiefem Durchatmen stechende Schmerzen in der Brust	▯	▯	▯
330	Haben Sie Hustenanfälle	▯	▯	▯
331	Müssen Sie nachts wegen Husten oder Atemnot im Bett aufsitzen oder aufstehen	▯	▯	▯
332	Haben Sie Anfälle von Atemnot	▯	▯	▯
333	Haben Sie Auswurf	▯	▯	▯
334	Husten Sie Blut oder rötlichen Schleim aus	▯	▯	▯
335	Haben Sie eitrigen Auswurf	▯	▯	▯
336	Husten Sie morgens große Mengen Eiter ab	▯	▯	▯
337	andere Beschwerden im Bereich des Brustkorbes	▯	▯	▯

Figur 2.6.2-2 Ausschnitt aus dem Anamnesefragebogen der Deutschen Klinik für Diagnostik /52/.

Im übrigen eignen sich Fragebogen für gewisse Patienten nicht. Einschränkungen ihrer Anwendbarkeit ergeben sich insbesondere durch das Lebensalter des Befragten (z.B. Kinder) aber auch durch die Krankheit selbst (z.B. Sehstörungen, Demenz, Debilität und andere psychische Störungen, motorische Behinderung). Ebenfalls sind Fragebogen bei akuten Schmerz- und Angstzuständen, Status febrilis und schneller Erschöpfbarkeit kontra indiziert. Im übrigen erscheint die Anwendung von Anamnesefragebogen bei Bagatellverletzungen oder schnell abklingenden fieberhaften Infekten bei Jugendlichen wenig sinnvoll, jedoch ideal bei Vorsorgeuntersuchungen, umfangreicher Symptomatik oder Multimorbidität /100/. In diesem Zusammenhang kommt dem Umfang und der Gestaltung von Fragebogen große Bedeutung zu, da bei diesen Betreuungsanlässen recht inhomogene Patientenpopulationen zur Beantwortung der Bogen aufgefordert werden. So zeigt die Erfahrung, daß je nach Anzahl, Verständlichkeit und Anordnung (lineare oder verzweigte Form) der gestellten Fragen die Qualität der Beantwortung recht unterschiedlich sein kann. Etwa verleiten allzu umfangreiche Fragenkataloge den Befragten dazu, nicht alle Fragen - besonders gegen Ende der Befragung - zu beantworten, weil oftmals die Konzentration im Befragungsablauf nachläßt. Ebenso kann ein schlechtes Layout und eine mißverständliche Ausfüllanleitung zur fehlerhaften Beantwortung beitragen.

Während der den Patienten interviewende Arzt seine Gesprächsführung auf dessen Antworten ausrichtet und das Gespräch entsprechend logisch verzweigt, ist es bei der Anwendung von Fragebogen nicht möglich, über den vorgegebenen Fragenkatalog hinaus intensiver auf bedeutsam erscheinende Teilanspekte der Anamnese einzugehen. Insbesondere ist die individuelle problembezogene Variation der Fragensequenz sehr begrenzt. Diese Tatsache führte daher, gefördert durch die inzwischen verfügbaren fortschrittlichen Technologien der Informationsverarbeitung, zur Entwicklung weiterer Hilfsmittel, die Antworten auf selektiv dargebotene Fragen erfassen können. Sie bieten durch Verzweigungen des "Fragenbaums" eine große Flexibilität indem man von sensitiven, orientierenden Fragen ausgehend durch Beantwortung von Detailfragen zu praktisch beliebiger Spezifität gelangen kann /146/. Die Funktionsweise der hierzu eingesetzten Mehrzweck- oder dedizierten Computer wird im nachfolgenden Absatz vorgestellt.

2.6.3 Computer-Exploration

Die Untersuchungen von BRODMANN /31/ zeigten, daß man mit Fragebogen nützliche anamnestische Informationen gewinnen konnte, aber das konventionelle ärztliche Gespräch weitaus detaillierter verlief /148/. Ein Beispiel möge diese Problematik veranschaulichen. Die Symptomatik der "Migräne" kann etwa durch nachstehende Fragen erfaßt werden:

"Leiden Sie unter anfallsartigen Kopfschmerzen?"
"Leiden Sie unter Sehstörungen (z.B. Flimmern vor den Augen)?"
"Leiden Sie bei den Kopfschmerzen unter Brechreiz oder müssen Sie sich dabei erbrechen?"

Um nun bei einem Patienten, der eine dieser Fragen mit "ja" beantwortet hat, herauszufinden ob er wirklich an Migräne leidet, müßte man weiterhin erfragen, ob die Kopfschmerzen vorwiegend in einer Kopfhälfte auftreten, ob er sich bei den Kopfschmerzen am liebsten in einem dunklen Raum aufhält usw.

Zwangsläufig würde sich die Anzahl der Fragen des Fragebogens erhöhen oder man müßte sehr komplizierte Fragestellungen benützen wie etwa:

> "Leiden Sie unter anfallsartigen Kopfschmerzen, die vorwiegend in einer Kopfhälfte auftreten und halten Sie sich bei den Schmerzen am liebsten in einem dunklen Raum auf?"

Der Gesamtumfang eines solchen Fragebogens würde dann für alle Patienten erschreckend groß oder aufgrund schwer verständlicher Fragestellungen untragbar /148, S. 482/.

Eine Lösung dieser Problematik erwartete man von der Simulation des Frage-Antwortprozesses entsprechend dem konventionellen ärztlichen Gespräch. Das Konzept beruht auf der Annahme, daß der ärztliche Frageprozeß einem logischen "Pfad" entsprechend den medizinischen Vorstellungen der Krankheit folgt und der Arzt nur dann detailliertere Informationen erfragt, wenn die zuvor erhaltene anamnestische Information die Befragung in dieser Richtung sinnvoll erscheinen läßt.

Konsequenterweise implementierte man die den medizinischen Sachverhalten entsprechende logische Abfolge von Anamnesefragen auf einem Computer und entwickelte so

- das programmierte Interview resp. die Computer-Exploration.

Das erste brauchbare Computer-Anamneseprogramm realisierte SLACK /214/ in Madison. Auf seinen Erfahrungen aufbauend wurden inzwischen weitere, im Prinzip ähnliche Anamneseprogramme entwickelt /5, 55, 56, 131, 138, 140, 176/. Eine Übersicht über den Stand der Entwicklungen vor 1970 findet sich bei BUDD et al. /36/. Allen diesen Systemen ist gemeinsam, daß der Patient in direkte Interaktion mit einem Datenendgerät (Bildschirm, Schreibmaschinenterminal) tritt, das die Eingabestelle des Computers darstellt. Dem Patienten werden geschlossene Fragen von alternativem oder multiple-choice-Charakter angeboten, die er wiederum über eine Tastatur zu beantworten hat. Die Fähigkeit des Computers, Verzweigungen mit hoher

Geschwindigkeit zu durchlaufen, ermöglicht einen Dialog bei dem im Sinne des "Branching" die jeweils gestellten Fragen eine fortlaufende Funktion der Antworten auf vorangegangene Fragen sind (Figur 2.6.3-1).
Branching bedeutet also die Manipulation der Fragensequenz in Abhängigkeit der vom Patienten spezifizierten Antworten: Verzweigungsprinzip.
Auf diese Weise können ganze Blöcke von Detailfragen übergangen werden, wenn durch orientierende Grundfragen (Screening-Fragen) bereits geklärt wurde, daß an dieser Stelle nicht weiter nachgefragt zu werden braucht.
Andererseits können, wenn die grob orientierenden Vorfragen anamnestische Anhaltspunkte ergeben haben, Sachverhalte sehr detailliert hinterfragt werden. Durch verzweigte Befragungen können daher die Vorteile einer großen Bandbreite (durch Screening-Fragen) und einer ausreichenden Tiefe (durch Unterfragen) miteinander verknüpft werden.

BUDD et al. /35/ unterscheiden dabei zwischen dem

- einfachen und dem
- komplexen

Verzweigen /148/.

Beim einfachen Verzweigen wird die Folgefrage ausschließlich durch die Antwort auf die aktuelle Fragestellung bestimmt. Dieses Prinzip kann eingeschränkt auch bei mit Papier und Bleistift auszufüllenden Anamnesefragebogen angewandt werden.

Üblicherweise werden die Anamnesefragen in der Weise formuliert, daß eine negative Antwort einen nicht pathologischen oder für die weitere Befragung nicht relevanten Zustand ausdrückt. Entsprechende Verzweigungs-Instruktionen zeigt Figur 2.6.3-2.
Jedoch setzt das dabei notwendige Hin- und Herblättern der Anwendung des Verzweigungsprinzips Grenzen, weil damit viele Patienten überfordert sind.

Beim komplexen Verzweigen, das nur über ein System zur Computer-Exploration realisiert werden kann, wird für die durch mathematische Operationen zu berechnende Folgefrage mindestens eine Antwort auf eine vorhergehende Anamnesefrage herangezogen. Komplexes Verzweigen zeichnet sich durch eine Reihe von Charakteristiken aus, die das softwaretechnische Design des Computerdialoges bestimmen.

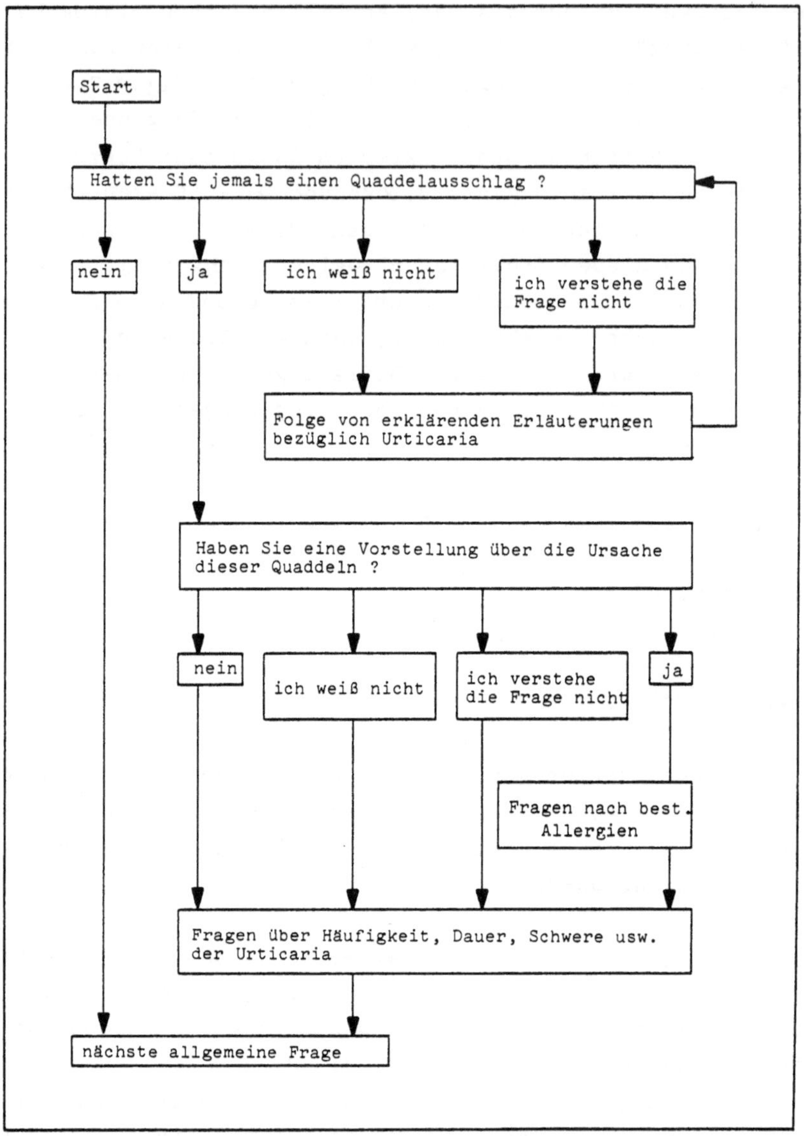

Figur 2.6.3-1 Verzweigungsprinzip. Eine "Ja"-Beantwortung auf eine Screening-Frage läßt weitere Symptom-Items folgen, eine "Nein"-Beantwortung zieht weitere Screening-Fragen nach sich, eine "Weiß-nicht"- oder "Verstehe-ich-nicht"-Antwort führt zu verdeutlichenden Erklärungen /211/.

Da sind zu nennen /148, S. 486/:

- Anzahl der Fragen, zu denen von einer aktuellen Frage aus verzweigt werden kann.

- Anzahl der Antworten, die zur Berechnung des Sprungbefehls herangezogen werden.
- Typ der mathematischen Operationen, die mit den zu berücksichtigenden Antworten ausgeführt werden müssen.

13. Sonstige Beschwerden in der Brust einschließlich Herzbeschwerden

		nein		ich weiß nicht	ja, seit 1-30 Tagen	ja, seit mehr als 30 Tagen
128	Leiden Sie an Unbehagen, Druckgefühl oder Schmerzen in der Brust	☐	43	☐ 0	☐ 1	☐ 2
	Wenn ja:	nein		ich weiß nicht	ja	
129	Empfinden Sie Schmerzen hinter dem Brustbein	☐	44	☐ 0	☐ 1	
130	Ziehen sich die Schmerzen bis in den linken Arm	☐	45	☐ 0	☐ 1	
131	Treten die Beschwerden bei vollem Magen auf	☐	46	☐ 0	☐ 1	
132	Verstärken sich die Beschwerden bei Anstrengungen	☐	47	☐ 0	☐ 1	
133	Leiden Sie unter Herzbeschwerden oder -schmerzen	☐	48	☐ 0	☐ 1	☐ 2
	Wenn ja:	nein		ich weiß nicht	ja	
134	Haben Sie manchmal den Eindruck, daß Ihr Herz unregelmäßig schlägt	☐	49	☐ 0	☐ 1	
135	Tritt bei Herzbeschwerden Atemnot auf	☐	50	☐ 0	☐ 1	
136	Verspüren Sie bei den Herzschmerzen Todesangst	☐	51	☐ 0	☐ 1	

Figur 2.6.3-2 Einfaches Verzweigen beim Anamnesefragebogen.

Eine ausführliche Darstellung zur Realisierung des Verzweigungsprinzips bei der Computer-Exploration geben BUDD et al. /35, 36/. Die wesentlichen Funktionen solcher Systeme sind:

- Vorzeigen einer Frage,
- Aufzeichnen der Antwort,
- Analyse der Antwort,
- Ausführen des Sprungbefehls,
  - -- Rücksprung (vorherige Frage),
  - -- Vorwärtssprung (nächste Frage),
  - -- Sprung zur letzten beantworteten Frage,
  - -- Sprung zu einer bestimmten Frage,
- Anzeige einer Erklärung zu einer Frage.

Bei der Betrachtung antwortengesteuerter Frage-Antwort-Prozesse, wie sie der Computer-Exploration zugrunde liegen, kristallisieren sich Charakteristiken heraus, die es nahelegen das System, so wie es sich

aus der Sicht des Befragten darstellt, als einen endlichen Automaten zu interpretieren. Als System werden in diesem Zusammenhang die in Figur 2.6.3-3 dargestellten Systemelemente und deren Beziehungen verstanden, die im Hinblick auf eine gewählte Betrachtungsweise - hier die Informationsflüsse - von Bedeutung sind.
In Anlehnung an die Ausführungen von STOFFEL /220/ stellt sich entsprechend Figur 2.6.3-3 das funktionale Zusammenwirken der Systemelemente wie folgt dar: Die Peripherie wird von zwei Zeichenquellen gespeist. Einerseits sendet der Zentralprozessor Informationen an die Peripherie um deren Verhalten zu steuern. Dies können Befehle (z.B. "Lösche Schirm des Datensichtgerätes"), Daten (Anamnesefragen) und Formate (Bildschirmmasken) zur Darstellung der Daten sein. Asynchron dazu wirkt die Umwelt (Befragter) als Zeichenquelle indem sie auf die von der Peripherie ausgesandten Informationen (Anamnesefragen) reagiert. Dies geschieht durch Betätigen der entsprechenden Antworttaste am Eingabemedium. Die logische Kopplung zwischen dem Datensichtgerät und dem Eingabemedium realisiert also die Umwelt. Beide Systemelemente repräsentieren die eigentliche Benutzerschnittstelle. Dem Sequentialisierer fällt die Aufgabe zu, die vom Zentralprozessor und der Umwelt asynchron eintreffenden Informationen aufzunehmen und der Funktionseinheit in Form einer Eingabezeichenfolge zuzuleiten, da diese nur einen Eingabezeichenstrom verarbeitet. Die Funktionseinheit wiederum nimmt diese Informationen auf, puffert sie und sendet im Zuge ihrer Tätigkeit neben den Informationen an die Umwelt auch Informationen an den Zentralprozessor. Letztere stellen die zum Zentralprozessor übermittelte Antwort auf eine Anamnesefrage oder eine Zustandsanzeige dar, die der Peripheriesteuerung dient.

Unter Berücksichtigung dieser strukturellen Zusammenhänge gelten dann im einzelnen für die automatentheoretische Interpretation des Systems zur Computer-Exploration nachstehende Eigenschaften /vgl. 181/:

- Der Automat wird von außen bedient, d.h. er steht mit seiner Umwelt über die Eingabe gewisser Signale in Verbindung. Er "versteht" Signale aus einer definierten Menge (Antwortkategorien) und kann seinerseits mit Signalen aus einer definierten Menge (Anamnesefragen) reagieren.
- Der Automat arbeitet taktweise in diskreter Zeitskala. Er verarbeitet pro Takt ein Eingabesignal (Antwort) und produziert im Laufe seiner Arbeitsweise Informationen, d.h. er beantwortet das Eingabesignal mit einem Ausgabesignal (nächste Anamnesefrage).

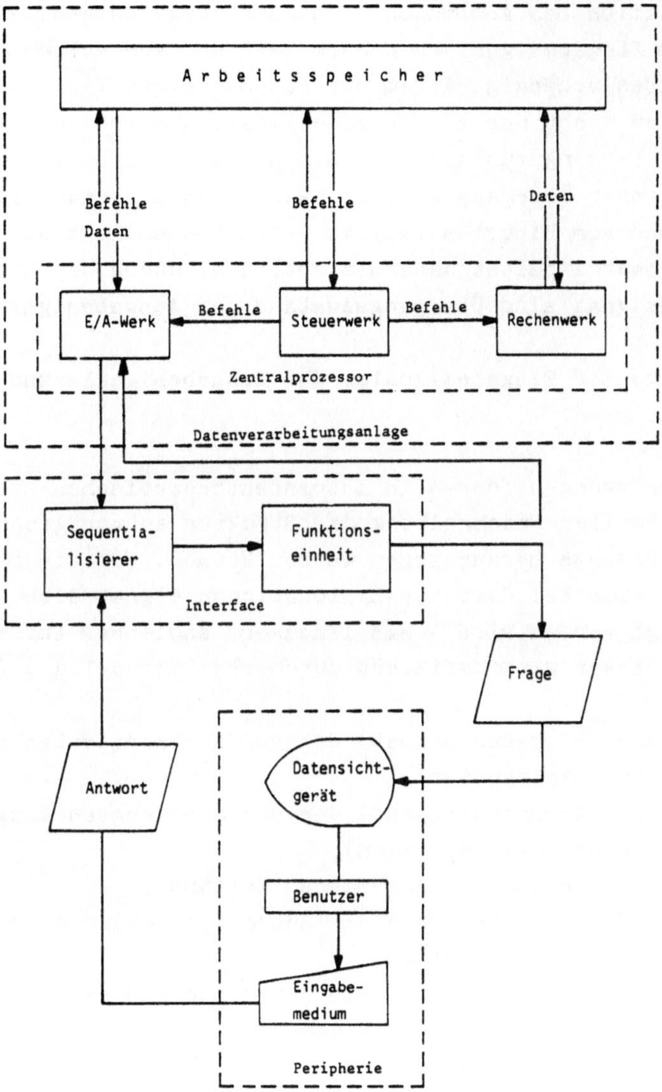

Figur 2.6.3-3 Strukturelle Zusammenhänge der Teilsysteme "Datenverarbeitungsanlage" und "Peripherie" sowie deren Einbettung in die Nutzerumgebung.

- Die Reaktion des Automaten, d.h. das Ausgabesignal in einem Takt ist nur vom Eingabesignal in diesem Takt und von seinem Zustand zu Beginn des Taktes abhängig. Indem der Automat einen Takt lang arbeitet, bestimmt er nicht nur ein Ausgabesignal, sondern auch einen neuen Zustand (Übergangszustand), in den er nach Abarbeitung des Taktes übergeht. Dieser Übergangszustand hängt ebenfalls nur vom aktuellen Zustand und vom Eingabesignal im betreffenden Takt ab.
- Der Automat arbeitet determiniert, d.h. durch den Zustand und ein Eingabesignal sind Übergangszustand und Ausgabesignal eindeutig festgelegt.
- Die Menge der Eingabesignale, der Ausgabesignale und der Zustände ist endlich.

Diese Überlegungen führen zu automatentheoretischen Modellen, welche zur funktionalen Beschreibung der Struktur antwortgesteuerter Frage-Antwort-Prozesse herangezogen werden können. Für die Darstellung der Dialogstruktur bei Computer-Explorationen eignet sich - wie im folgenden gezeigt werden wird - ein linearer, endlicher Automat: der Mealy-Automat. Dieser wird definiert durch ein Pentupel a = (X, Y, Z, ü, e):

mit X: Menge (Eingabealphabet) der von a akzeptierten Eingabesignale (Antwortkategorien),
Y: Menge (Ausgabealphabet) der von a erzeugten Ausgabesignale (ausgegebene Anamnesefragen),
Z: Menge der von a angenommenen Zustände,
ü: X x Z -> Z, die durch die Antworten bewirkten Zustandsübergänge (Überführungsfunktion),
e: X x Z -> Y, die durch die Antworten und den neu eingenommenen Zustand ausgegebenen Anamnesefragen (Ergebnisfunktion). Die Ergebnisfunktion e ist von X und Z abhängig.

Mit Hilfe der Konstrukte

- Folge
(aufeinanderfolgende Anamnesefragen, die dem Befragten sequentiell zur Beantwortung vorgegeben werden),
- Verzweigung
(in Abhängigkeit der spezifizierten Antwort vorzugebende Anamnesefrage entsprechend dem Verzweigungsprinzip),

- Schleife
  (das wiederholte Anzeigen einer Anamnesefrage in Abhängigkeit der spezifizierten Antwort)

lassen sich die üblichen Fragetypen der standardisierten Informationsanamnese (siehe Absatz 2.4.3) in beliebiger Kombination realisieren und damit beliebig komplexe Dialogstrukturen durch einen Mealy-Automaten abbilden. Ein Beispiel möge die bisherigen Überlegungen veranschaulichen.

Gegeben sei folgende Sequenz von Anamnesefragen, welche mit den Antworten "JA" und "NEIN" beantwortet werden können:

y_1 = Leiden Sie unter Atemnot oder Kurzatmigkeit?
  y_2 = Haben Sie Atemnot beim Treppensteigen?
  y_3 = Haben Sie Atemnot, wenn Sie flach liegen?
  y_4 = Haben Sie Atemnot, wenn Sie langsam gehen?
  y_5 = Haben Sie Atemnot, wenn Sie normal gehen?
  y_6 = Wachen Sie manchmal nachts durch Atemnot auf?
    y_7 = Ist die Atemnot, die nachts auftritt so stark, daß Sie dabei Engegefühl und Todesangst empfinden?
y_8 = Haben Sie Asthma?

Wie leicht einzusehen, handelt es sich bei der Frage y_1 um eine inklusive Auswahlfrage mit den Antwortfragen y_2, y_3, y_4, y_5, y_6 . Die Fragen y_1, y_6 sind Verzweigungs-Fragen. Beispielsweise wird y_7 nur vorgegeben, wenn y_6 mit "JA" beantwortet wird.

Der entsprechende Mealy-Automat zur funktionalen Abbildung dieser Dialogstruktur lautet:

b = (X, Y, Z, ü, e)
  mit $X = \{0, 1\}$; wobei 0 = "NEIN", 1 = "JA"
    $Y = \{y_1, y_2, y_3, \ldots\ldots y_8\}$
    $Z = \{z_0, z_1, z_2, \ldots\ldots z_8\}$ wobei z_0 = Start-, z_8 = Endzustand.

Zur anschaulichen Beschreibung der Überführungs- und Ergebnisfunktion des Mealy-Automaten verwendet man üblicherweise ein Zustandsdiagramm wie dies in Figur 2.6.3-4 für die oben ausgewiesene Dialogstruktur dargestellt wurde. Mit relativ einfachen Algorithmen (siehe hierzu Absatz 3.2.2) können Mealy-Automaten auf digitalen Rechenanlagen simuliert werden und bilden damit die Grundlage zur softwaretechnischen Realisierung von Frage-Antwort-Prozessen.

Im Gegensatz zu Checklisten (siehe Absatz 2.6.1) und Fragebogen (siehe Absatz 2.6.2) gestattet die Computer-Exploration die Verwendung mehrerer Antwortkategorien, einer verzweigenden Fragensequenz und bietet eine benutzergerechte, konzentrierte Präsentation der anamnestischen Daten.

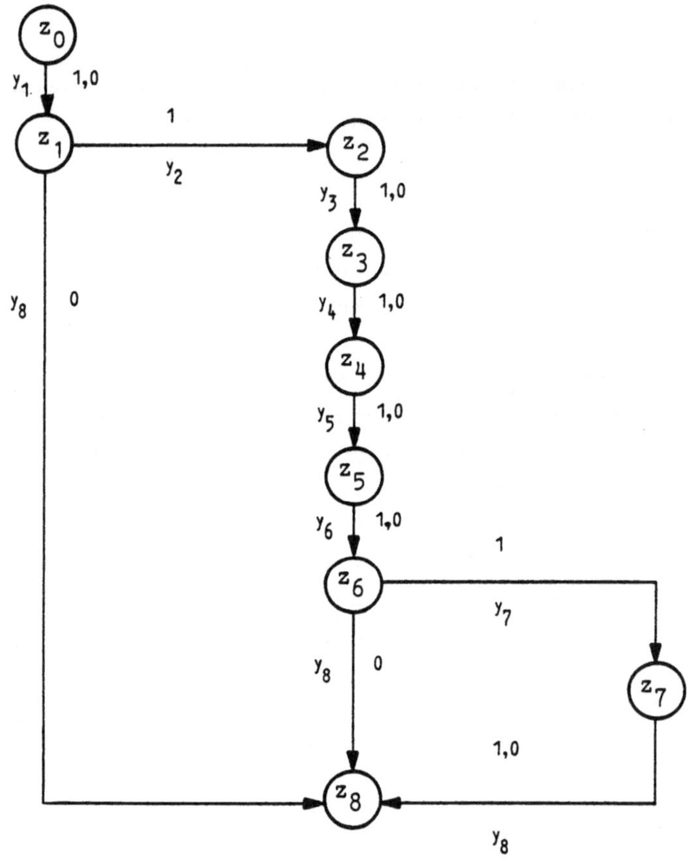

Figur 2.6.3-4 Zustandsdiagramm zur Beschreibung der Funktionsweise des Mealy-Automaten b.

Hinsichtlich der Datenpräsentation für den Arzt reichen die Verfahren von der Übermittlung aller vom Patienten beantworteten Sachverhalte über eine Auswahl der positiven (z.B. pathologische Sachverhalte andeutende) Antworten mit Suppression der negativen, bis zur ergänzenden problemorientierten Zusammenstellung von Antwortmustern, die erstmals WARNER et al. /230/ im Zusammenhang mit einer problemorientierten Ergebnispräsentation realisierten.

Die Tatsache, daß der Computer im Dialog mit dem Patienten die Anamnese aufnimmt, schließt eine Wiederholung der Teile nicht aus, die noch einer Vertiefung im persönlichen Gespräch zwischen Arzt und Patient bedürfen /225/. Die Funktion des Computers sieht WAGNER /225/ daher darin, dem Arzt gezielte und damit zeitsparende Hinweise für sein ärztliches Gespräch mit dem Patienten zu geben, oder wie GROSS /92/ es formuliert hat, "durch technische Hilfen einschließlich der Computer, Zeit für die Anamnese als zwischenmenschliche Beziehung, nicht Zeit von der Anamnese zu gewinnen". Dieses Bestreben erscheint gerade wegen der Zunahme psychosomatischer Krankheitsbilder umso bedeutungsvoller, da die "technische Dimension" der Medizin (z.B. Apparatetechnik) im Vergleich zur "sozialen Dimension" (Beratung, Gespräche, Berücksichtigung psychosozialer Probleme der Kranken) derzeit bei weitem dominiert.

MAYNE /139/, SLACK /214/ et al. und WEED /231, 233/ haben in ihren Untersuchungen nachgewiesen, daß im Computerdialog erhobene Anamnesen vollständiger, detaillierter und deshalb oft genauer sind als vom Arzt erhobene Anamnesen. Der Grund dafür liegt unter anderem darin, daß diese Anamnesen einen klar definierten Inhalt haben, der vom fallbezogenen Interesse, der Zeit und der Fachrichtung des Arztes unabhängig ist. "Die Motivation bei Patient und Arzt ist hier ungleich größer als bei mechanischem Herunterfragen linearer Kataloge mit einem Großteil von im Individualfall unwichtigen Fragen" /69, S. 481/. Zudem fühlt sich der Patient nicht unter Zeitdruck, wenn er seine Anamnese in den Computer eingibt. "Der Computer wird nicht ungeduldig, und keine Einzelheit ist zu trivial, um registriert zu werden" /225/.

Die Reaktionen der Patienten auf eine computerunterstützte Anamnese untersuchten SLACK et al. /211, 214/. Für die Beantwortung von 230 - 347 Fragen benötigten die Patienten im Durchschnitt 35 Minuten. Den meisten Patienten schien der Dialog mit dem Computer zu gefallen. Die Maschine wurde sogar zur Mitteilung sogenannter "heikler Themen" als "Zuhörer" bevorzugt. So hat die Erfahrung gezeigt, daß junge Frauen Einzelheiten ihrer sexuellen Intimsphäre eher dem Computer anvertrauen als einem jungen Assistenzarzt. Dieses Ergebnis steht im Einklang mit Beobachtungen von KANNER /117/ und FAHRENBERG /67/, wonach der direkte Kontakt mit dem Arzt Streß-Situationen hervorrufen kann, die eine Beantwortung gewisser Fragen erschweren. Insofern wird die Computer-Exploration zumindest teilweise dem Bedürfnis nach einem Sichaussprechen gerecht. Experimente von DOVE et al. /56/ geben zu der Hoffnung Anlaß, daß umfassende Computer-Explorationen auch therapeutische Effekte ausüben können, die man zunächst von einer solchen unpersönlichen Form der Kommunikation nicht erwartet hatte. Darüber hinaus unterstützt die Computer-Exploration den Arzt bei der standardisierten Dokumentation der erfaßten Daten. Beispielsweise kann ein entsprechend aufbereiteter Ausdruck in der Form eines Anamnesepasses dem Patienten mitgegeben werden, der ihn dann bei weiteren ärztlichen Konsultationen vorlegen kann.

Obwohl mit der Computer-Exploration eine weitgehend realistische Abbildung des Arzt-Patienten-Gespräches erreicht wird, dürfen aber auch die Nachteile dieses Verfahrens nicht unerwähnt bleiben.
Abgesehen davon, daß der Computer-Dialog nur in eingeschränktem Maße persönliche Interaktionswirkungen (Motivation, therapeutische Effekte) unterstützen kann, ist der bedeutendste Nachteil der Verzweigung wohl die Tatsache, daß unkorrekte Antworten fehlerhafte Verzweigungen zur Folge haben /69, 148/. Durch entsprechende Prüflogiken und Redundanzen versucht man diesen Nachteil aufzufangen. Auf diesbezügliche Möglichkeiten innerhalb des Befragungsprozesse geht FASSL /69/ ausführlich ein und entwickelte dazu Flußdiagramme.
Neben der Möglichkeit fehlerhafter Verzweigungen birgt die ausschließliche Abhängigkeit der Befragung von den Antworten des Patienten auch noch die Gefahr in sich, daß der Dialog nicht weitergeführt wird, bleibt der Befragte dem Computer eine Antwort schuldig. Erweiterung der Antwortmöglichkeiten, also beispielsweise Vorgabe der Option "ich kann nicht antworten", oder die Anwendung von Zeitschranken bei der Anzeige einer Frage sollen diesen Nachteil umgehen. Untersuchungen hierzu führten SLACK et al. /215/ durch, indem er die Fragenfolge sowohl in Abhängigkeit der gegebenen Antworten als auch in Abhängigkeit der aufgezeichneten Pulsfrequenzen und der Antwortzeiten (Zeit zwischen Vorgabe einer Frage und Eingabe der Antwort) des Patienten steuerte.

Zusammenfassend sind die Vorteile, die sich durch die Anwendung der Computerexploration ergeben in Figur 2.6.3-5 dargestellt. Als Gegenstück hierzu bringt Figur 2.6.3-6 die fehlenden Möglichkeiten resp. Einschränkungen dieses Verfahrens zum Ausdruck.

- Weitgehende Kompensation der arzt-, patienten- und situationsabhängigen Einflußvariablen.
- Zeitliche Entlastung des Arztes von Routinefragen.
- Problemorientierte, nach den individuellen Gegebenheiten ausgerichtete Fragensequenz.
- Größere Verzweigungsmöglichkeiten und stärkere Flexibilität hinsichtlich der Fragensequenz.
- Bei Verständnisschwierigkeiten können Erklärungen eingespielt werden.
- Gewinnung einer vollständigeren, objektiveren und breiteren Informationsbasis als bei zeitlich beschränkter Anamneseerhebung durch das ärztliche Gespräch.
  -- der Patient hat mehr Zeit zum Nachdenken
  -- der Patient ist eventuell emotional entspannter
  -- der Patient ist zum Teil auskunftsbereiter als zum Beispiel bei Anamneseerhebungen im Krankenzimmer, vor anderen Patienten oder beim Arzt direkt.
- Bei der Anwendung von geeigneten Datenendgeräten (Spezialtastaturen) sicherere Handhabung durch den Patienten als bei der Anwendung verzweigter Fragebogen.
- Der Dokumentationsaufwand für den Patienten ist gering.
- Konzentrierte Präsentation der anamnestischen Daten (z.B. Suppression der negativen Sachverhalte) für den Arzt.
- Standardisierte Dokumentation der anamnestischen Daten.
- Gewinnung fremdsprachlicher Anamnesen mit entsprechend übersetztem Fragebogen.

Figur 2.6.3-5 Vorteile der Computerexploration (siehe hierzu auch Absatz 4.2.3 und /100/).

- Keine Begleitinformation zur Bewertung der Äußerung und zum Kennenlernen der Persönlichkeit des Patienten.
- Eingeschränkte persönliche Interaktionswirkungen (Motivation, Vertrauensverhältnis, therapeutischer Effekt).
- Die Beantwortung der vorgegebenen Fragen ist nur mit definierten Antwortkategorien möglich (geschlossene Fragen).
- Die Computer-Exploration ist für einen Teil der Patienten ungeeignet.
- Falsch-negative Beantwortung einer Leitfrage schaltet einen ganzen Befragungssektor aus.
- Jede der vorgegebenen Fragen muß beantwortet werden.

Figur 2.6.3-6 Einschränkungen der Computerexploration (siehe hierzu auch Absatz 4.2.3 und /100/).

2.6.4 Komplexe Erhebungs- und Präsentationstechniken

Die Kombination unterschiedlichster Erhebungs- und Präsentationstechniken führte mit der Verfügbarkeit des Computers in der Medizin zu einer Vielfalt technischer Alternativen, die hier im Überblick nur grob angedeutet werden kann. Eine sehr differenzierte und anschauliche Darstellung der verschiedenen Techniken zur Computer-Exploration findet sich in der Arbeit von REICHERTZ /176/.

In den frühen 60-iger Jahren präsentierte COLLEN /43, 44, 45/ mit dem "Multiphasic Health Check-up" ein einfaches Verfahren zur Anamneseerhebung, das es gestattete dem Patienten Anamnesefragen in zufälliger Reihenfolge vorzulegen. Der Patient hatte auf Lochkarten vorgegebene Anamnesefragen in Abhängigkeit seiner Antworten in Ja- oder Nein-Boxen zu sortieren. Die Ja-Antworten wurden anschließend vom Computer zu einem Anamneseprotokoll weiterverarbeitet. Ähnliche Verfahren entwickelten MAYNE /141/ und YOUNG /240/. Alle drei Autoren erhoben im Vergleich zum "Lochkartenverfahren" die Anamnese auch mit Hilfe eines Fragebogens. Übereinstimmendes Ergebnis dieser Untersuchungen war die längere Bearbeitungszeit für das Lochkartenverfahren. Beispielsweise benötigten die Patienten für die Beantwortung eines Fragebogens mit 204 Fragen im Mittel 11,9 Minuten, für das Lochkartenverfahren 14 Minuten /46/.

Eine breite Akzeptanz wurde mit dem Einsatz von Markierungsbelegen erreicht /12, 30, 118, 140, 141, 142/. BRUNNER et al. /33/ sowie NEUMANN /159/ berichteten über fachspezifische Markierungsbelege u.a. zur Anamneseerhebung, die zu einer wesentlichen Zeitersparnis führten und außerdem als "Gedankenstütze" für unerfahrene Kollegen gute Dienste leisteten. Dem höheren Zeitaufwand der Erfassung (um eine niedrigere Rückweisungsrate zu erzielen, müssen die vorgegebenen Raster sorgfältig markiert werden) und dem unangemessenen Platzaufwand auf dem Erfassungsbeleg steht eine unmittelbare Eingabe der Belege in den Rechner gegenüber.

MAYNE /141/ benutzte Fragebogen auf Markierungsbelegen und realisierte eine Art komplexer Verzweigungen mit Papier und Bleistift dadurch, daß diese Fragebogen auf der Grundlage eines zuvor ergänzten allgemeinen Fragebogens individuell für jeden Patienten zusammengestellt wurden.

Aufgrund ihrer Geschwindigkeit und Geräuscharmut wurden Bildschirmterminals anderen Erfassungsmedien wie z.B. Fernschreiber, Lichtgriffel oder Lesepistole bei der Computer-Exploration vorgezogen. Um die Patienten nicht zu verwirren, blendet man vielfach die Originaltastatur der Bildschirmterminals bis auf wenige Funktionstasten (z.B. "ja", "nein") aus (z.B. geeignete Abdeckhaube) oder ersetzte sie durch eine Spezialtastatur /60, 103, 210, 211, 215/.

Bei den am Metropolitan General Hospital durchgeführten Untersuchungen wird sogar ein spezieller Bildschirm eingesetzt (Plasma-Bildschirm), bei dem der Patient die auf dem Schirm erscheinende Antwort durch direktes Berühren mit dem Finger eingeben und sich so die Beantwortung komplizierter Fragen, z.B. zur Lokalisation von Schmerzen, ersparen kann /176/.
Darüber hinaus wurden auch spezielle Aufzeichnungsschirme entwickelt /139, 157, 158/, die vorgegebene Fragen illustrieren können. Auf Projektionsscheiben gespeicherte Bilder, Filmstreifen oder Mikrofilme werden auf solche Schirme projiziert und in definierter Folge dem Patienten vorgespielt. Das an der Universität Missouri von SIMMONS et al. /206, 207/ entwickelte Automated Patient History Acquisition System (APHAS) besteht aus einem vom Patienten zu bedienenden IBM 1052 Terminal, einem Tonbandgerät und einem Dia-Projektor mit auswechselbaren Magazinen für je 80 Farbdias, so daß dem Patienten die Semantik der Fragen gleichzeitig visualisiert und über Tonband erläutert angeboten werden kann. Das System ist topographisch nach Körperregionen untergliedert. Das gesamte Interview dauert etwa 30 Minuten.

Bewegte Bilder während des Interviews gestattete ein im Jahre 1954 von BRODMANN et al. /24/ eingeführtes "Programmfilmsystem". Dieses autarke System speichert die vorzuführende Information sowie die Steuerinformation für die Bildfolge auf einem 16 mm Film. Die Antworten können über 12 Funktionstasten eingegeben, auf gedrucktem Papier aufgezeichnet und dann dem Rechner übermittelt werden. In ähnlicher Weise setzt man Graphikbildschirme ein /60, 114, 157, 202/.

Trotz des breiten Spektrums technischer Anamneseerfassungssysteme sind die Erfahrungen (z.B. /29, 34, 209, 215/) hinsichtlich der Akzeptanz bisher recht einheitlich: "Patienten sind willens und hinsichtlich der erprobten Techniken in der Lage, die gewünschte Information zu liefern, soweit ihr Kenntnis- und Wissensstand das erlaubt" /146/. Mangelnde Praktikabilität bezüglich des ärztlichen Informationsbedarfs und der hohe Kostenaufwand mögen jedoch die wichtigsten Gründe dafür sein, daß sich bislang nur wenige dieser Systeme im Routinebetrieb durchsetzen konnten /148/.

3 Computerunterstützte Screeninganamnese

Ein System zur Teilautomatisation der Erhebung einer Anamnese kann, wie in Figur 3-1 dargestellt, als ein Nachrichtenübertragungssystem aufgefaßt werden, das Informationen vom Objektsystem (Patient) zum Subjektsystem (Arzt) überträgt /154/.

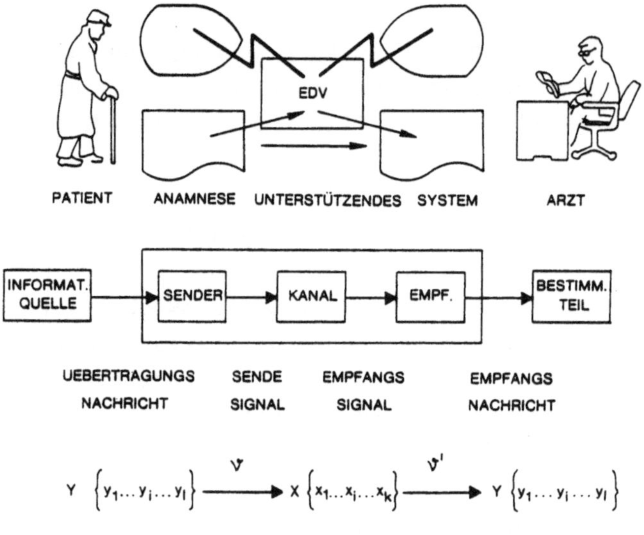

Figur 3-1 Nachrichtentheoretisches Modell eines Systems zur Anamneseunterstützung nach MÖHR et al. /154/.

Demnach sind die vom Patienten abgegebenen Informationen nur als Grundlage hinsichtlich des medizinischen Entscheidungsprozesses bedeutungsvoll. In diesem Sinne kommt einem Instrument zur standardisierten Anamneseerhebung ein entscheidungsunterstützender Charakter im Vorfeld der ärztlichen Urteilsfindung zu. Bei seiner Gestaltung sind die epidemiologischen Charakteristiken der entsprechenden Patientenpopulation ebenso zu berücksichtigen, wie die speziellen zeitlichen und räumlichen Zwänge des Prozesses der ärztlichen Handlung. Das heißt, "jedes Verfahren muß integraler Bestandteil des komplexen ärztlichen Handelns sein und nicht eine isolierte Automatisation" /174/.

Im einzelnen erfordert daher die praxisorientierte Entwicklung einer standardisierten Anamnese die Lösung nachstehender Probleme /155/:

- Spezifikation eines auf den ärztlichen Informationsbedarf abgestimmten Fragenkataloges, unter Berücksichtigung der Tatsache, daß die vom Arzt benötigte Information vom Patienten erfaßt wird,
- Entwicklung eines ökonomischen, praktikablen und an die spezifischen Erfordernisse der jeweiligen Arzt- und Patientenpopulation angepaßten Trägersystems,
- Verarbeitung der Antworten in eine den Bedürfnissen des Arztes adäquate Form der Präsentation.

Diese Probleme müssen integrativ bearbeitet werden. Eine Konsequenz daraus ist die Abkehr von einfachen Fragebogen, auf denen Fragen präsentiert und Antworten vom Patienten durch Ankreuzen ausgewählt werden. Die Lösung ist auf unterschiedliche Weise denkbar, hat aber jeweils in mehrfachem Zusammenhang den Einsatz von Datenverarbeitungsanlagen zur Voraussetzung /155/. In der Folge soll die Lösung dieser Probleme am Beispiel der Entwicklung einer computerunterstützten Screeninganamnese zur Unterstützung der allgemeinärztlichen Urteilsfindung aufgezeigt werden.

3.1 Inhaltliche Implementierung des Anamneseschemas

Die Anwendung standardisierter Verfahren zur Anamneseerhebung, wie sie in Abschnitt 2.6 erläutert wurden, erfordert grundsätzlich die Definition einer Menge zu beantwortender Anamnesefragen (inhaltliche Implementierung). Diese nach sachlogischen Kriterien (z.B. topographische Aspekte) strukturierte Menge von Anamnesefragen werde im folgenden mit dem Begriff "Anamneseschema" bezeichnet.

Wie Figur 3.1-1 des Ist- und Sollzustandes von Anamneseschemata zeigt, decken diese vielfach nur eine Untermenge des Informationsangebotes des Patienten und ebenfalls nur eine Untermenge des Informationsbedarfes des Arztes ab /148/. Das angestrebte Ziel beim Einsatz eines Anamneseschemas ist demzufolge die Deckung des Informationsangebotes und des Informationsbedarfes /37, 148/. Bezeichnet man die Menge der vom Patienten angebotenen Informationen mit A, die Menge der vom Arzt für seine diagnostisch-therapeutischen Entscheidungen benötigten Informationen mit B und die Menge der vom Schema erfaßten Informationen mit S, so lautet die Konstruktionsaufgabe für die inhaltliche Implementierung eines Anamneseschemas:

$$S \subseteq A \cap B, \text{ wobei } S < A \wedge S < B.$$

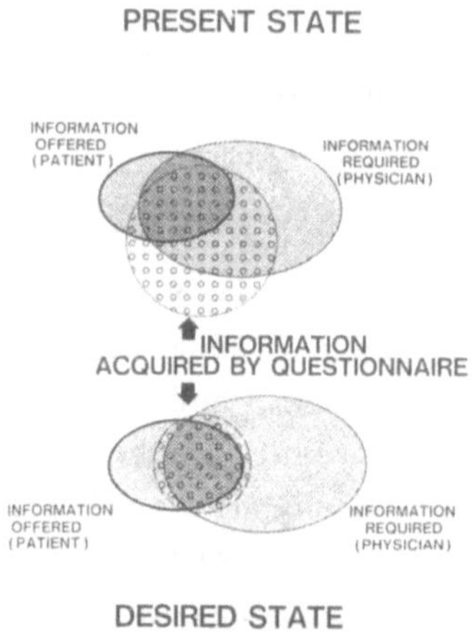

<u>Figur 3.1-1</u> Ist- und Sollzustand von Anamneseschemata nach MÖHR /151/.

Zur Lösung dieser Konstruktionsaufgabe bieten sich prinzipiell vier Alternativen an (vgl. hierzu auch /37, 149,152/); nämlich ausgehend von

- existierenden Fragensammlungen,
- einer Textanalyse ärztlicher Dokumentationen,
- einer Sammlung spontaner Patientenäußerungen,
- einer Definition der gesuchten Information.

Leitet man die gesuchte Menge S aus bekannten Fragensammlungen /siehe etwa 98, 191/ ab, so hat dies den Nachteil, daß sich das Fragenspektrum nicht über die Qualität der ursprünglich zu Grunde gelegten Fragen hinaus optimieren läßt (geschlossene Menge S) /46, 98/. Auch kann man deren Gültigkeit für bestimmte diagnostische Entscheidungen (Problemkategorien) oft schlecht beurteilen, da sich für jede Frage mindestens eine, meistens aber mehrere Problemkategorien finden lassen, die von ihr mit hoher Sensitivität und/oder Spezifität erfaßt werden. Selbst wenn Fragen, die nach diesen Kriterien wertlos sind, modifiziert oder eliminiert werden, so ergibt sich aus den Kriterien jedoch noch kein Anhalt dafür, welche Fragen noch in das Schema aufzunehmen sind /147, 148, 149, 151/. Zudem bestätigen Erfahrungen von MÖHR /148/, daß die Annahme - eine Frage erfasse ein Symptom in der gewünschten Intention - vielfach nicht gerechtfertigt ist.

Eine Textanalyse ärztlicher Dokumentationen, welche anamnestische Angaben enthalten (z.B. vertrauensärztliches Gutachten, Kurbericht, Krankenhausbericht), hätte zwar den Vorteil einer Zuordnung von Symptomen zu Diagnosen, jedoch kann man in der Regel nicht davon ausgehen, daß alle erhobenen anamnestischen Daten auch dokumentiert wurden /199/.
Eine Orientierung an spontanen Patientenäußerungen wäre zwar sprachlich sehr gut auf den Patienten abgestimmt. Wegen des vermutlich großen Umfanges, Aufwandes und der somit schwerfälligen Methodik erscheint aber ein solches Verfahren nicht praktikabel /37, 149, 152/.
Die Mehrzahl der bekannten Anamneseschemata entstand jedoch auf der Basis von eher didaktischen und pragmatischen Annahmen und Empfehlungen hinsichtlich eines "vollständigen" Spektrums möglicher Beschwerden, die man erfragen sollte. Da prinzipiell fast jedes Ereignis im Leben eines Menschen im Rahmen einer Anamneseerhebung Bedeutung erlangen kann, tendierten die aufgestellten Fragenkataloge leicht dazu, sehr umfangreich zu werden. Sie überfluteten den Arzt mit unspezifischen Informationen, so daß sinnvolles ärztliches Handeln eher gehemmt als gefördert wurde.
MÖHR hatte daher vor einigen Jahren vorgeschlagen, bei dem Entwurf eines Anamneseschemas zunächst den Informationsbedarf des Arztes als einen Katalog diagnostischer Entscheidungen zu definieren und dann von daher zu einem Katalog von Anamnesefragen zu gelangen, der im Hinblick auf diese Erfordernisse optimiert ist. MÖHR und HOLTHOFF /154/ bezeichneten dies als "Problemorientierung". Sie unterschieden dabei Entscheidungen, die als Probleme, Risiken und Diagnosen verstanden werden können, von Antezedentien und Gesetzen, die diese Entscheidungen begründen, wobei die Antezedentien wieder den Charakter von Diagnosen, Symptomen und dergleichen haben können /154/. Zweifellos führt diese Entwicklungsstrategie zu einer offenen Menge S, d.h. jederzeit lassen sich Fragen hinzufügen oder eliminieren, falls der Problemkatalog variiert werden sollte. Im übrigen trägt diese Vorgehensweise einigen Belangen des Datenschutzes insofern Rechnung, als bei der Konstruktion des Anamneseschemas die Erforderlichkeit jedes zu erfragenden Datums detailliert begründet und nachgewiesen wird.

3.1.1 Verfahrensschritte

Das von MÖHR /146, 148, 151, 152, 154/ vorgeschlagene iterative, heuristische Verfahren zur problemorientierten inhaltlichen Implementierung eines Anamneseschemas zur Unterstützung individual-medizinischer Behandlungsmaßnahmen berücksichtigt sechs Aktivitäten und ist mit geringen Modifikationen in Figur 3.1.1-1 in der Form eines Nassi-Schneidermann-Struktogramms wiedergegeben.

```
+------------------------------------------------------------+
! Festlegung der Randbedingungen                             !
!------------------------------------------------------------!
! Definition des Geltungsbereiches durch einen Katalog von   !
! Entscheidungen mit unterscheidbaren Problemkategorien      !
!------------------------------------------------------------!
! DO FOR alle Problemkategorien des Geltungsbereiches        !
!      +-----------------------------------------------------!
!      ! Aufstellen einer Fragensammlung                     !
!------------------------------------------------------------!
! Synthese der formulierten Fragen, Strukturierung (z.B.     !
! topographisch) und Abstimmung der Formulierung             !
!------------------------------------------------------------!
! Reduktion des Anamneseschemas (Beseitigung der Redundanz)  !
!------------------------------------------------------------!
! DO WHILE Anamneseschema ist optimal hinsichtlich seiner    !
! Gütekriterien und der Erfordernisse des Geltungsbereichs   !
!      +-----------------------------------------------------!
!      ! Vorbereitung und Durchführung eines Präroutinetests !
!      !-----------------------------------------------------!
!      ! Akzeptanz auf seiten der Befragten und der Arztpopu-!
!      ! lation ausreichend?                                 !
!      !-----------------------------------------------------!
!      ! J: ! ./.                                            !
!      !-----------------------------------------------------!
!      ! N: ! Modifikation des Trägersystemdesigns           !
!      !-----------------------------------------------------!
!      ! DO FOR alle Fragen des Anamneseschemas              !
!      !    +------------------------------------------------!
!      !    ! Prüfung der Reliabilität                       !
!      !    !------------------------------------------------!
!      !    ! Reliabilität ausreichend?                      !
!      !    !------------------------------------------------!
!      !    ! J: !             ./.                           !
!      !    !----+-------------------------------------------!
!      !    ! N: ! Modifikation der Fragenformulierung       !
!      !    !------------------------------------------------!
!      !    ! Analyse der Validität                          !
!      !    !------------------------------------------------!
!      !    ! Validität ausreichend?                         !
!      !    !------------------------------------------------!
!      !    ! J: !             ./.                           !
!      !    !----+-------------------------------------------!
!      !    ! N: ! Semantische Modifikation der Frage        !
!------------------------------------------------------------!
! Routineanwendung unter fortlaufender Kontrolle von Relia-  !
! bilität und Validität                                      !
+------------------------------------------------------------+
```

Figur 3.1.1-1 Methodische Vorgehensweise zur problemorientierten inhaltlichen Implementierung eines Anamneseschemas.

Zunächst gilt es, die Randbedingungen zu analysieren, unter denen das zu entwickelnde Anamneseschema eingesetzt werden soll, denn ihre Konstellation hat Einfluß auf alle weiteren Schritte der problemorientierten Konstruktion. Darunter sind insbesondere zu verstehen: epidemiologische Charakteristiken der betroffenen Patientenpopulation (z.B. Krankheitsverteilung), Merkmale und Zielsetzung (z.B. allgemeinmedizinische oder fachärztliche diagnostische Abklärung, Screening) der zu unterstützenden Arztpopulation, die Umgebung und Umstände der Erhebung (z.B. zeitliche Limitationen), Motivation und verfügbare Trägersysteme.

Als nächstes ist auf der Basis der vorstehend genannten Randbedingungen ein Katalog diagnostischer Entscheidungen (Probleme) festzulegen, welche der Arzt zu treffen hat. Nach WEED /231/ und BÄRSCHNEIDER /6/ können dabei unterschiedliche Kategorien als Probleme aufgefaßt werden - nicht nur Diagnosen im herkömmlichen Sinn, sondern auch Syndrome, Symptome, Risiken, Krankheitsgruppen, krankheitsinduzierende Faktoren und Befunde. Da der Arzt häufig durch Zeitmangel und infolge fachspezifischer Orientierung gezwungen ist, Konzessionen hinsichtlich der Breite (Zahl der Alternativen auf einer gegebenen Ebene des Entscheidungsbaumes) der zu berücksichtigenden Problemkategorien zu machen, während seine gezielte, problembezogene Datenerhebung außerordentlich effizient ist, sollte von einem die Routine ergänzenden diagnostischen Instrument im allgemeinen ein Gewinn an Breite gefordert werden. Dieser kann dann und muß aus Gründen der Praktikabilität auf Kosten der Tiefe (Zahl der nachfolgenden Ebenen bis zur befriedigenden Lösung der Entscheidungsaufgabe) gehen /154/. Der als Geltungsbereich S definierte Katalog diagnostischer Entscheidungen repräsentiert somit die Information S (siehe Figur 3.1-1), die vom Anamneseschema erfaßt und dem Arzt verfügbar gemacht werden soll. "Diese Aufstellung kann als Prozeß der Diskretisierung und Begrenzung aufgefaßt werden, durch den die unendliche, veränderliche und kontinuierliche Nachrichtenquelle, die der Patient darstellt (siehe Figur 3-1) so verändert wird, daß sie als diskrete, endliche, konstante aufgefaßt werden kann.

Anschließend sind die Fragen zu formulieren, die zur Klärung der diagnostischen Entscheidung innerhalb des definierten Geltungsbereiches beitragen. Da ein breites Spektrum von Problemkategorien mit einem relativ begrenzten Fragenkatalog zu erfassen ist, sollten vorzugsweise solche Fragen formuliert werden, die semantisch auf die charakteristische Symptomatik (Leitsymptome) der jeweiligen Problemkategorie abzielen (z.B. Nüchternschmerz bei ulcus ventriculi).

Schon aus Gründen der Ökonomie und der Praktikabilität für den Patienten erscheint es dabei aber nicht sinnvoll, für jedes Symptom Vollständigkeit hinsichtlich seiner Ausprägungen und Relationen etwa zur Intensität, zur Lokalisation, zur Ausdehnung, zum Verlaufscharakter sowie zur Abhängigkeit oder Beeinflußbarkeit durch bestimmte Faktoren usw. anzustreben.
Die Zielsetzung besteht lediglich darin, den Geltungsbereich vollständig zu erfassen.

Die Erfahrung hat gezeigt, daß der Umfang eines Anamneseschemas etwa 200 Fragen nicht überschreiten sollte /196/. Diese Begrenzung ist, im Gegensatz zu psychologischen Tests eine Erfordernis der Praktikabilität des Instruments, das von kranken Personen zu handhaben sein und das ärztliche Handeln nicht durch eine Flut irrelevanter Informationen hemmen sollte. Für die sachverhaltsbezogene (z.B. organ- bzw. symptomorientierte) Strukturierung der Fragensammlung folgt daraus, Redundanz zu vermeiden und hinsichtlich der ärztlichen Zielsetzung irrelevante Fragen auszusondern. Dabei wird auf die Gütekriterien Reliabilität und Validität Bezug genommen.

Für die Ableitung der Kriterien, nach denen die Auslegung und Einführung des Trägersystems zur standardisierten Anamneseerhebung geplant werden kann ist es wichtig, die Reaktionen des Objektsystems zu erfassen und zu analysieren. Beispielsweise bietet es sich an, das Anamneseschema zunächst in der Form eines Fragebogens aufzubereiten und an einer hinsichtlich der relevanten Charakteristiken (Alter, Geschlecht, Verteilung der Krankheitsarten) repräsentativen Stichprobe der entsprechenden Patientenpopulation zu erproben und gegebenenfalls erst dann als Computerdialog zu implementieren. Insbesondere dient ein solcher Präroutinetest zur Gewinnung einer ausreichenden Datenbasis für die Untersuchungen zur Qualitätskontrolle des Anamneseschemas sowie zur Analyse des Benutzerverhaltens sowohl auf seiten der betroffenen Patienten - als auch der Arztpopulation.

3.1.2 Bisherige Erfahrungen

Die vorstehend beschriebenen Prinzipien der problemorientierten Konstruktion wurden konsequent von BUENTE /37/ für die Spezifikation einer Basisanamnese für allgemeinmedizinische Belange eingesetzt und das Ergebnis von WEFER /234/ an 285 Patienten erprobt.
Die Definition des ärztlichen Informationsbedarfs erfolgte auf der Basis der VERDENER-Problemliste, eines Katalogs von 222 Problemen, welche im

Laufe eines Jahres von fünf Allgemeinmedizinern im Rahmen der VERDEN-Studie /153/ gestellt worden waren. Insgesamt wurden 69 Problemkategorien aus der "VERDENER-Problemliste" unter den Gesichtspunkten ausgewählt, daß sie mit Hilfe eines anamnestischen Fragebogens erfaßbar sind und für den Allgemeinmediziner diagnostisch von Nutzen sein könnten. Hierzu wurden von 7 Ärzten 1676 Anamnesefragen formuliert, die anschließend durch Zusammenfassen gleichartiger Fragen auf 510 unterschiedliche reduziert wurden. Eine weitere Reduktion erfolgte durch Bewertung der Fragen nach qualitativen Kriterien mit anschließender maschineller Auswahl. Beginnend bei den am schlechtesten klassifizierten Fragen wurden die zu jeder Problemkategorie gestellten Fragen eliminiert, wobei jedoch eine gewisse Mindestanzahl von Fragen je Problemkategorie nicht unterschritten werden sollte. Bei einem Schwellwert von 9 Fragen pro Problemkategorie ergab sich bei diesem Verfahren ein Fragenkatalog von 315 Fragen /37/. Dieser wurde dem Arbeitskreis für Allgemeinmedizin an der Medizinischen Hochschule Hannover vorgelegt, um daraus die für die entsprechenden Problemkategorien spezifischsten Fragen auszuwählen, wobei eine nochmalige Korrektur des Geltungsbereiches und der Fragenformulierung erfolgte. Als Ergebnis resultierte ein Fragebogen mit 193 Fragen, der von Patienten in der Erprobungsphase durch Ankreuzen von Antworten bearbeitet wurde.

Die Bewertung der Ergebnisse war in mehrfacher Hinsicht verblüffend. Der Fragenumfang war nahezu identisch mit dem CORNELL-MEDICAL-INDEX HEALTH QUESTIONNAIRE von BRODMAN /29/, der insgesamt 195 Fragen umfaßte. Ein Vergleich mit einem früher an der Medizinischen Hochschule Hannover erprobten Fragebogen (MSHF-VIII), der unter Bezug auf bereits existierende Fragensammlungen entstanden war, zeigte, daß die Fragenkomplexe nicht mehr enthalten waren, die von Ärzten - abgesehen von begründeten Einzelfällen - als wenig relevant erachtet werden (z.B. Angaben zur Familienanamnese). Dieser Effekt war eingetreten, ohne daß auf andere Fragebogen und die damit erzielten Ergebnisse direkt Bezug genommen wurde.
Weiterhin konnte WEFER /234/ mit dem Präroutinetest des von BUENTE /37/ entwickelten Fragebogens einen deutlichen Anstieg der Akzeptanz bei Patienten gegenüber dem früher getesteten Fragebogen MSHF- VIII nachweisen. Es fielen nicht nur die Antworten auf Fragen zur Akzeptanz, Verständlichkeit, zur Belastung etc., sehr positiv aus. Es sank auch der Anteil fehlender Antworten von ca. 10 % im MSHF-VIII Fragebogen auf ca. 3 % in dem Fragebogen von BUENTE /155/. Einschränkungen erfahren jedoch die von WEFER erzielten Resultate dadurch, daß sich die Akzeptanzuntersuchungen und die Aussagen zur medizinischen Brauchbarkeit nur auf das Patientenklientel einer einzigen Allgemeinpraxis bezogen und die Bewertung nur durch

einen Arzt erfolgte. Anhand der Praxisbeschreibung und der epidemiologischen Charakteristiken der beteiligten Patientenpopulation ließ sich aber folgern, daß - abgesehen von der Altersverteilung - die Ergebnisse auf andere Allgemeinpraxen übertragbar waren.
Besonders überraschte der Vergleich der Fragebogen zwischen BUENTE und BRODMAN. Es zeigte sich, daß trotz nahezu gleichem Gesamtumfang und als sehr ähnlich anzunehmender Zielsetzung nur 1/3 der Fragen als inhaltsgleich angesehen werden konnten, während 2/3 der Fragen unterschiedliche Themen betrafen /155/. Dieser Befund wurde als Indiz dafür interpretiert, daß geringe Unterschiede in der Zielsetzung - etwa in der epidemiologischen Situation in den USA in den 40iger Jahren bei BRODMAN einerseits und in Deutschland in den 70iger Jahren bei BUENTE andererseits - dazu führten, daß deutliche Unterschiede im Fragenspektrum resultierten /155/. Insgesamt schien danach der eingeschlagene Weg erfolgversprechend. Allerdings mußte die Frage zunächst offen bleiben, inwieweit der von den Ärzten definierte Informationsbedarf mit problemorientiert konstruierten Anamneseschemata abgedeckt werden konnte. Erkenntnisse hierüber ergaben sich erst in einer weiteren Untersuchung, die im Rahmen eines mit Bundesmitteln geförderten Forschungs- und Entwicklungsvorhabens durchgeführt wurde /2, 198/.

3.1.3 Eigene Untersuchungen

Ziel der weiterführenden anamnestischen Forschungsarbeiten war die Konstruktion einer computerunterstützten Screeninganamnese für den medizinischen Gutachterdienst der gesetzlichen Krankenversicherung (Vertrauensärztlicher Dienst).
Entsprechend der ärztlichen Zielsetzung des Vertrauensärztlichen Dienstes (VäD) nämlich Beratung und Begutachtung von Versicherten auf Initiative der Krankenkassen und gegebenenfalls der Rentenversicherung sollte die Screeninganamnese insbesondere zur Erlangung valider Beurteilungsgrundlagen eingesetzt werden, sowie den Arzt bei der routinemäßigen Abklärung der aktuellen diagnostischen Fragestellung unterstützen, um Zeit für das ärztliche Gespräch zu schaffen. Sie wurde somit komplementär und nicht substitutiv zum ärztlichen Gespräch ausgelegt. Gleichwohl sollte sie aber im Sinne einer ersten diagnostischen "Rundum-Abklärung" zur Aufdeckung von bisher nicht erkannten jedoch behandlungsbedürftigen Beschwerden und "Hintergrundleiden" beitragen sowie Hinweise zur Indikation weitergehender diagnostischer Maßnahmen geben.

Die inhaltliche Implementierung des Anamneseschemas erfolgte - wie schon beim Fragenkatalog von BUENTE - durch konsequente Anwendung der vorstehend beschriebenen (siehe Absatz 3.1.1) Prinzipien zur problemorientierten Konstruktion. Zwar wäre es prinzipiell möglich gewesen, auf die eigene Entwicklung eines Anamneseschemas zu verzichten und das Schema von BUENTE /37/ einzusetzen. Gleichwohl erschien aber aus Gründen der im Gegensatz zum Ansatz von BUENTE /37/ abweichenden Randbedingungen, wie etwa der unterschiedlichen Arzt- und Patientenpopulation, der diagnostischen Zielsetzung und dem eingesetzten Trägersystem eine Neuentwicklung indiziert, um ein im Hinblick auf die ärztliche Zielsetzung des zu unterstützenden Gesundheitssystems optimiertes diagnostisches Instrument zu schaffen.
Im folgenden werden die wesentlichsten Verfahrensschritte zur inhaltlichen Implementierung der Screeninganamnese zusammengefaßt.

Definition des Geltungsbereiches

Als ein Merkmal der zu unterstützenden Arztpopulation war zunächst die Verteilung der im VäD vertretenen medizinischen Disziplinen zu berücksichtigen. Mit 75,3 % (Stand: 1979) stellten die Fachrichtungen "Allgemeinmedizin" und "Innere Medizin" den größten Anteil dar. Von daher stand das diagnostische Problemspektrum der Allgemeinmedizin quantitativ im Vordergrund. Außerdem war es für eine "Screeninganamnese" am ehesten als allgemein verbindlich anzusehen. Ferner wurde der relevante maximale Geltungsbereich des Anamneseschemas durch die Gesamtheit der im Rahmen einer sozialmedizinischen Begutachtung formulierten Krankheitskategorien konkretisiert.
Figur 3.1.3-1 zeigt dazu im Überblick alle vom VäD in den Jahren 1979 und 1980 beim Begutachtungsanlaß "Arbeitsunfähigkeit" gestellte Diagnosen, strukturiert nach den Obergruppen des ICD (International Classifikation of Diseases). Deutlich zeigt sich der Wandel des Krankheitsartenspektrums (siehe Absatz 2.2.2), indem sich der VäD mehr und mehr mit Zivilisationskrankheiten (insbesondere seelischen Störungen, Herz-/Kreislauferkrankungen, Krankheiten des Skeletts, der Muskeln und des Bindegewebes sowie der Verdauungsorgane) und den damit zusammenhängenden versicherungsrechtlichen Fragestellungen (z.B. gezielte Indikation von Rehabilitationsmaßnahmen) auseinandersetzen mußte. Es ist jedoch darauf hinzuweisen, daß die ausgewiesenen Zahlen durch eine gewisse Fehlerquote bei der manuellen Verschlüsselung Verzerrungen unterliegen können und

insofern unvollständig sind, als je Begutachtungsfall maximal nur zwei Diagnosen für die "VäD-Statistik" erfaßt werden. Gleichwohl sollte sich der Geltungsbereich an dieser quantitativen Verteilung der Krankheitsarten orientieren, ohne dabei jedoch die Aspekte einer ersten umfassenden symptomorientierten "Rundum-Abklärung" zu vernachlässigen.

Bei der Festlegung des Geltungsbereiches stützte sich der Verfasser auf den Diagnosenschlüssel für die VäD-Statistik (siehe /196/) und den Diagnosenschlüssel der Allgemeinen Ortskrankenkasse (AOK) München /109/. Während der erstgenannte Thesaurus mit dem 3-stelligen ICD /217/ identisch war, entstand der Diagnosenschlüssel der AOK München als Synopse aller auf Arbeitsunfähigkeitsbescheinigungen (die bei der AOK München eintrafen) spezifizierten Probleme. Er stellt insofern eine Konkretisierung der VERDENER-Problemliste /153/ dar, als verschiedenste Dialekte der behandelnden Ärzte bei der Beschreibung von Krankheitszuständen erfaßt wurden. Dieser ICD-kompatible Schlüssel umfaßte in der vom Verfasser verwandten Form 796 diagnostische Benennungen einschließlich bekannter Synonyme. Hieraus wurden mit Hilfe der ICD-bezogenen VäD-Diagnosen-Statistik /3/ für die Zeiträume 1977 und 1978, vom Verfasser in Abstimmung mit Vertrauensärzten eine Menge unterscheidbarer, mit den Mitteln der allgemeinmedizinischen Untersuchung verifizierbarer Problemkategorien unter den Gesichtspunkten ausgewählt, daß diese bei einer körperlichen Untersuchung im Vertrauensärztlichen Dienst häufig (mehr als 1000 Fälle/Jahr) repräsentiert waren, mit Hilfe anamnestischer Fragen erfaßt werden können und das Erfragen dieser Probleme für den Vertrauensarzt hinsichtlich seiner gesetzlich festgelegten Aufgaben diagnostisch von Nutzen sein könnte. Unberücksichtigt blieben dabei solche Probleme, die der Vertrauensarzt unmittelbar bei der körperlichen Untersuchung aufdeckt (z.B. Verbrennungen, Verätzungen, Rhinopharyngitis, Frakturen, Schnittverletzungen, Adipositas), nur mit den Mitteln einer fachärztlichen Untersuchung abzuklären sind (z.B. Myocardiopathie) und für eine körperliche Untersuchung im VäD als nicht relevant erschienen (z.B. akutes Abdomen, Appendicitis), da diese Krankheitsbilder gegebenenfalls nur bei einer Begutachtung nach Aktenlage (z.B. bei Krankenhausverlängerungsanträgen) auftreten können.

Der somit entstandene Katalog diagnostischer Entscheidungen enthielt 107 Positionen und wurde anschließend daraufhin durchgesehen, ob Problemkategorien gestrichen, zusammengefaßt, differenziert oder ergänzt werden sollten /37, 147, 151/.

ICD-Gruppe	Häufigkeit 1979 in v.H. (abs. 1 442 875)	1980 in v.H. (abs. 1 461 796)
Infektiöse und parasitäre Krankheiten	1,30	1,27
Neubildungen	2,09	2,13
Störungen der Drüsen mit innerer Sekretion, Ernährungs- und Stoffwechselkrankheiten	2,36	2,32
Krankheiten des Blutes und der blutbildenden Organe	0,27	0,25
Seelische Störungen	8,43	8,58
Krankheiten des Nervensystems und der Sinnesorgane	3,00	2,97
Krankheiten d. Kreislaufsyst.	14,32	14,23
Krankheiten d. Atmungsorg.	7,56	7,19
Krankheiten d. Verdauungsorg.	12,68	12,00
Krankheiten der Harn- und Geschlechtsorgane	3,34	3,11
Komplikationen in der Schwangerschaft, der Entbindung und im Wochenbett	1,19	1,25
Krankheiten der Haut und des Unterhautzellgewebes	1,84	1,84
Krankheiten des Skeletts, der Muskeln und des Bindegewebes	31,08	32,33
Angeborene Mißbildungen	0,12	0,12
Bestimmte Ursachen der perinatalen Morbidität und Mortalität	0,33	0,31
Symptome und mangelhaft bezeichnete Krankheiten und Todesursachen	1,67	1,66
Unfälle, Vergiftungen und Gewalteinwirkungen	8,42	8,24

Figur 3.1.3-1 Auswertung aller vom VäD in den Jahren 1979 und 1980 beim Begutachtungsanlaß "Arbeitsunfähigkeit" aufgrund einer Begutachtung nach Aktenlage oder körperlichen Untersuchung dokumentierten Diagnosen /4/.

Nach Auffassung der befragten Vertrauensärzte konnten die vorgeschlagenen Problemkategorien "Zahn-", "Nagel-", "Schleimbeutelerkrankungen", "Psoriasis", "Herpes zoster" entfallen, da die charakteristische Symptomatik dieser Krankheiten unmittelbar bei der körperlichen Untersuchung erkennbar ist.

Gestrichen wurde auch die Problemkategorie "Multiple Sklerose", die aufgrund ihrer massiven Symptomatik bereits als bekannt vorausgesetzt werden kann, wird ein Versicherter zur vertrauensärztlichen Begutachtung eingeladen. Die Kategorie "Periphere Gefäßkrankheiten" wurde auf Erkrankungen der Gefäße der Extremitäten beschränkt, weil die Kategorie "Zerebralsklerose" bereits die Symptomatik "pathologische Veränderungen der Hirngefäße" implizierte. Weiterhin erschien es nicht sinnvoll, das Problem "Schwangerschaft" symptomatisch zu beschreiben, werden doch nur Versicherte mit abnormen Schwangerschaftsverläufen (z.B. Hyperemesis, Nierenfunktionsstörungen) begutachtet. Ist dies der Fall, so hat bereits der behandelnde Arzt die Schwangerschaft diagnostiziert.

Die Zusammenfassung einzelner Problemkategorien führte zwangsläufig zu einer differentialdiagnostischen Unschärfe. Doch erschien diese gerechtfertigt, weil diese Kategorien relativ selten auftreten (z.B. "Hoden-", "Nebenhodenentzündung"), bereits als bekannt vorausgesetzt werden können (z.B. "Osteomyelitis", "Herzschrittmacher", "Pneumonie", "Pleuritis") oder eine weitgehend ähnlich Symptomatik besitzen (z.B. "Gallenblasen-" und "Gallengangsentzündung", "Schizophrenie", "Psychopathien" und "psychophysischer Versagenszustand") und ihre endgültige diagnostische Abklärung nicht ausschließlich aufgrund anamnestischer Daten möglich ist, sondern eine körperliche und/oder eine medizinisch-technische Untersuchung erfordert.

Eine Differenzierung von Problemkategorien wurde dann vorgenommen, wenn die Symptomatik einzelner Krankheitsbilder deutlich voneinander unterscheidbar war (z.B. "Brechungsfehler", "Glaukom" und "Grauer Star"). Da gutartige und bösartige Neoplasmen nur histologisch ausreichend diagnostizierbar sind, wurde auf Empfehlung von Herrn Professor MÖHR die Gruppe "Neubildungen" in solche Problemkategorien untergliedert, die sich hinsichtlich der organbezogenen Lokalität von "Tumoreffekten" unterschieden. Eine topographische Differenzierung wäre etwa auch für die Kategorie "Tuberkulose" gerechtfertigt gewesen, weil je nach Lokalisation der Erkrankung die Symptomatik unterschiedlich ausfallen kann. Zugunsten einer größeren Breite des Geltungsbereichs wurde aber darauf verzichtet.

Übereinstimmend vertraten die an der Definition des Geltungsbereiches beteiligten Vertrauensärzte die Auffassung, daß die nun vorliegende Liste der Problemkategorien zur Definition des Geltungsbereichs für die Belange der Allgemeinmedizin ausreichend sei und keiner weiteren Ergänzungen mehr bedarf. Sie umfaßt, in der im Anhang (siehe Abschnitt 6.1) aufgeführten Form, insgesamt 94 unterscheidbare Problemkategorien, die in Anlehnung an die Klassifikation des ICD zu 13 Gruppen (z.B. Infektiöse und parasitäre Krankheiten) zusammengefaßt wurden.

Um eine Bewertung des definierten Entscheidungsraumes hinsichtlich seines Informationsgehaltes vorzunehmen, wurden informationstheoretische Begriffe (absolute Entropie, Redundanz) herangezogen, weil damit gute Vergleichskriterien verfügbar waren, die sich auf unterschiedliche Vokabulare (Versionen des Geltungsbereiches) anwenden ließen. Es konnte nachgewiesen werden, daß die bei vertrauensärztlichen Untersuchungen getroffenen diagnostischen Entscheidungen mit den definierten Problemkategorien zufriedenstellend abgedeckt wurden: Der Informationsgehalt aller (bezogen auf das Jahr 1979) repräsentierten Probleme (VäD-Statistik) betrug 6,91 Bit, der des Geltungsbereiches 5,35 Bit, das waren 77,4 % vom geforderten Informationsbedarf B des Arztes.

Erwähnenswert erscheint die Tatsache, daß die getroffene Festlegung des Geltungsbereiches zu ähnlichen Resultaten führte, wie sie BUENTE /37/ seiner zielorientierten Konstruktion eines Anamnesefragebogens für die Allgemeinpraxis zugrunde legte, was vermutlich auf gewisse Ähnlichkeiten hinsichtlich der Morbidität bei der zu betreuenden Patienten- bzw. Versichertenpopulation zurückzuführen ist.
Im einzelnen enthält der Geltungsbereich von BUENTE 11 Problemkategorien, welche der Geltungsbereich S nicht explizit umfaßt, da diese im vorliegenden Zusammenhang aufgrund der differenten ärztlichen Zielsetzung, nicht resp. von untergeordneter Bedeutung erschienen. Dies sind: "Herzinfarktrisiko", "Nebenhöhlenentzündung", "Verstopfung", "Schwangerschaft", "Klimakterische Symptome", "Fußgefühlsstörungen", "Fieber", "Vertigo", "Familiäre Konflikte", "Nervenzusammenbruch", "Sonstige Symptome n.n.b.". Demgegenüber wurde der Geltungsbereich S um 36, bei BUENTE nicht enthaltene, Problemkategorien strukturell wesentlich stärker differenziert. Hier sei etwa nur auf die Aufsplittung der Neubildungen in "Lokale Tumoreffekte" oder auf die explizite Spezifikation der Problemkategorien "Grippe", "Hepatitis", "Tetanie", "Gicht" und "Zerebralsklerose" hingewiesen.

Aufstellung der Fragensammlung

Für alle 94 Problemkategorien wurden von 13 Vertrauensärzten verschiedener medizinischer Fachrichtungen (Allgemeinmedizin, Innere Medizin, Neurologie, Orthopädie, Psychiatrie und Pulmonologie) Fragen zum aktuellen Beschwerdebild formuliert, welche nach ärztlicher Auffassung zur Klärung der diagnostischen Entscheidung innerhalb des definierten Entscheidungsraumes beitrugen und vom Patienten beantwortbar sind.
Ferner wurden, entsprechend dem Vorschlag von GRUND-KREHL /98/, Fragen aus bereits bewährten Anamneseschemata, nämlich der

- Deutschen Klinik für Diagnostik (DKD), Wiesbaden /52/,
- Medizinische Hochschule, Hannover (MSH-VIII) /37/,
- Gesellschaft für medizinische Datenerfassung und Auswertung (GEMEDA) /81/ und des
- Psychiatrischen Standardinterviews (PSI) /83/

von zwei Vertrauensärzten unter dem Aspekt einer diagnostischen Relevanz für den vorgegebenen Geltungsbereich ausgewählt, um die Anzahl der formulierten Anamnesefragen zu vergrößern und eventuell stilistisch besser formulierte Sachverhalte einzubringen.

Dabei sollte die Erfragung von Angaben zur Familien- und Eigenanamnese bewußt begrenzt werden, da man in der Regel die Kenntnis der medizinischen Terminologie für die Benennung der entsprechenden Krankheitsbilder beim Befragten nicht voraussetzen kann. Im Rahmen des ärztlichen Gesprächs wird daher der Arzt anhand der geschilderten Symptomatik mit Hilfe entsprechender Rückfragen - eventuell unter Erklärung der diagnostischen Vokabel - die infrage stehenden Eigenerkrankungen durch gezieltes individuelles Nachfragen eingrenzen und zu identifizieren versuchen. Entsprechendes gilt etwa auch für Angaben zur Medikation. Hier kann der Befragte oftmals nur Aussagen über die Form und Farbe der Arznei, nicht aber über deren Handelsbezeichnung und Indikation machen.
Fragen zu Genußmittelgewohnheiten wie Nikotin- und Alkoholgenuß sollten ebenfalls dem ärztlichen Gespräch vorbehalten bleiben, dienen sie meist nur zur Arrondierung der diagnostischen Vorstellung bei spezifischen Krankheiten (z.B. Bronchitis, Leberzirrhose). Entsprechendes galt auch für die Merkmale der Sozialanamnese. Aufgrund der sozialmedizinischen Zielsetzung des Vertrauensärztlichen Dienstes kommt ihr - insbesondere auch in therapeutischer Hinsicht (siehe Absatz 2.2.1) - größte Bedeutung zu. Der Gutachter kann - im Gegensatz zum sonst gewohnten Zeitdruck

des Medizinbetriebes - im ärztlichen Gespräch mit dem Versicherten eventuelle Hintergründe organischer Manifestationen (Locus resistentiae minoris) oder psychischer Reaktionen herauskristallisieren (z.B. soziale Konflikte, Risikoarbeitsplätze) und diese in seine sozialmedizinische Empfehlung einbeziehen.
Das Resultat dieser Bemühungen war eine Sammlung von 1091 Anamnesefragen. Jede Frage wurde, entsprechend dem Vorschlag von BUENTE /37/, auf eine Karteikarte übertragen und durch vier Kriterien (in verschlüsselter Form dokumentiert) klassifiziert, um sich einen groben Überblick über die Qualität des Fragenmaterials zu verschaffen. Nachstehende objektive und subjektive Kriterien wurden zur Fragenklassifikation herangezogen:

- Quelle (Schlüssel für den Namen des Vertrauensarztes resp. für das Merkmal Anamneseschema),
- Problemkategorie (Schlüssel für die Problemkategorien, auf die sich die formulierte Frage bezog),
- Fragenart
  -- Befundfrage
  (z.B. "Haben Sie eine belegte Zunge?"),
  -- Anamnesefrage
  (z.B. "Haben Sie Herzschmerzen?"),
  -- Diagnosefrage
  (z.B. "Hatten Sie schon einmal einen Nervenzusammenbruch?"),
- Stil (Bewertungsschlüssel für die Formulierung der Frage),
  -- ungeeignete Formulierung (Frage hat Stichwortcharakter) (Typ 1),
  -- zur Beantwortung der Frage (nicht Typ 1) wird medizinisches Fachwissen vorausgesetzt (Typ 2),
  -- unspezifische Formulierung, eine Antwort ist nur in Satzform oder Zahlen möglich (Typ 3),
  -- geeignete Formulierung (Typ 4).

Die quantitative Aufteilung dieser Kriterien zeigt Figur 3.1.3-2. Der geringe Prozentsatz der Diagnose- (7,9 %) und Befundfragen (4,1 %) resultierte aus der Tatsache, daß die Vertrauensärzte definitionsgemäß gebeten wurden, vornehmlich nur Fragen zum aktuellen Beschwerdebild und nicht zur Eigen- oder Familienanamnese zu formulieren. Der hohe Anteil stichwortartig formulierter Anamnesefragen (25,9 %) lag in dem doch erheblichen zeitlichen Aufwand begründet, der für eine "patientengerechte" Formulierung der Fragen aufgebracht werden mußte. Deshalb rekrutierten sich die 58,8 % geeignet formulierten Anamnesefragen vorwiegend aus den Schemata DKD, MSH-VIII, GEMEDA und PSI.

Stil \ Fragenart	Befund	Anamnese	Diagnose	Σ
Stichwortfrage	11	282	32	325
med. Fachwissen wird vorausgesetzt	21	23	54	98
Antwort nur in Satzform oder Zahlen möglich	0	13	0	13
geeignete Formulierung	13	642	0	655
Σ	45	960	86	1091

Figur 3.1.3-2 Quantitative Aufteilung der formulierten 1091 Anamnesefragen auf die Merkmale Fragenart und Stil.

Synthese der Fragensammlung

Die oben beschriebene Klassifizierung der Anamnesefragen diente nicht nur dazu, sich einen groben Überblick über die Qualität des Fragenmaterials zu verschaffen, sondern bildete auch die Grundlage dafür, brauchbare Fragen zu selektieren. Um jedoch mit vertretbarem zeitlichen und personellen Aufwand zum gewünschten Arbeitsergebnis zu gelangen, mußten zum Vorschlag von BUENTE /37/ gewisse Abweichungen (keine maschinelle Fragenselektion) in Kauf genommen werden. Es hat sich jedoch im nachhinein gezeigt, daß diese Vereinfachung der methodischen Vorgehensweise zu ebenso verwertbaren Ergebnissen geführt hat.

Darüber hinaus wurde die Fragensammlung hinsichtlich einer benutzergerechten Formulierung überprüft. Insbesondere waren nachstehende Ausdrucksformen zu vermeiden:

- Fachjargon
  Beispiel: "Sind Ihre Kieferwinkellymphknoten geschwollen?"

- Verwendung diffuser, unverständlicher, wenig plastischer Ausdrucksweise
  Beispiel: "Hatten Sie innerhalb der vergangenen Monate nachts Herzbeschwerden?"

- Fragen nach Sachverhalten, welche die Kompetenz des Patienten überschreiten oder nur für wenige zutreffend sind.
  Beispiel: "Haben Sie den Eindruck, daß es sich unter Umständen bei Ihren Beschwerden vorwiegend um nervöse Störungen handeln könnte?"

- Verwendung komplizierter Satzkonstruktionen (und/oder-Konstruktionen, Klammerungen, Schachtelsätze)
  Beispiel: "Leiden Sie unter Atemnot und/oder Kurzatmigkeit und hielten die Beschwerden nur wenige Minuten an?"

- Fragen, die nicht mit den vorzugebenden Antwortoptionen (z.B. "Ja", "Nein", "ich weiß nicht") zu beantworten sind.
  Beispiel: "Wieviel Kilogramm haben Sie zugenommen?"

- Negierte Fragen
  Beispiel: "Können Sie den Urin manchmal nicht halten, so daß er tröpfchenweise abgeht?"

- Ich-Form, wie sie hauptsächlich bei psychologischen Interviews angewandt wird.
  Beispiel: "Ich kann mich an nichts mehr richtig erfreuen."

- Ausschluß peinlicher oder das Prestige verletzender Fragen. Insbesondere können diese Fragen dazu führen, daß der Befragte alle nachfolgenden Fragen nicht oder nur unvollständig beantwortet. Daher sollte man "unangenehme" Fragen möglichst an das Ende der Befragung stellen.
  Beispiel: "Fällt es Ihnen schwer, sich im sexuellen Bereich auf ihren Partner einzustellen?"

- Unpräzise Zeitbezüge
  Beispiel: "Hatten Sie Husten?"

- Unklare quantitative Angaben zur Intensität der Symptomatik
  Beispiel: "Dauern die Brustschmerzen weniger als 1 Minute?" "Dauern die Brustschmerzen mehr als 30 Minuten?" Die Zeitspanne mehr als 1 Minute und kleiner als 30 Minuten wird nicht erfaßt und führt zu Verwirrung und klartextlichen Zusätzen.

- Unkonkrete Sachverhalte, die unterschiedlich interpretiert werden können.

Beispiel: "Hatten Sie in letzter Zeit Ärger?": (besser: "... ungewöhnlichen Ärger?").

Zunächst wurden alle 86 Diagnosefragen zur Familien- und Eigenanamnese gestrichen, da solche Fragen nur dann Verwendung finden sollten, wenn diese der Patient auch mit hoher Wahrscheinlichkeit valide beantworten kann, d.h. das medizinische Verständnis dafür besitzt. In Diskussionen mit den an der Fragenformulierung beteiligten Vertrauensärzten zeigte sich auch, daß Angaben zur Familien- und Eigenanamnese (insbesondere zu Kinderkrankheiten) als zunehmend unwichtiger für die eigentliche diagnostische Entscheidung erachtet werden. Diese Tatsache, die im Widerspruch zu den Inhalten vieler bekannter Anamneseschemata steht, wurde auch durch die Arbeiten von BUENTE /37/ bestätigt, wie ein Vergleich der Fragenanzahl zur Familien- und Eigenanamnese der Schemata MSH-VIII, BUENTE und Cornell Medical Index in Figur 3.1.3-3 zeigt.

	Anzahl der Fragen		
Anamneseschema	Gesamt	Familienanamnese	Eigenanamnese
MSH - VIII	437	40	60
BUENTE-Fragebogen	193	11	0
Cornell Medical Index	195	9	0

<u>Figur 3.1.3-3</u> Absolute Häufigkeit der Fragen zur Familien- und Eigenanamnese bekannter Anamneseschemata /vgl. 37/.

Die verbliebenen 1005 Fragen (Karteikarten) wurden manuell zu 16 organbezogenen Fragenkomplexen von Leitsymptomen zu differenzierenden Symptomen fortschreitend gruppiert:

- Allgemeine Beschwerden,
- Nerven- und Gemütsstörungen,
- Kopf,
- Augen,
- Ohren,
- Nase,
- Mund, Lippen, Zunge,
- Hals, Rachen,

- Atmungsorgane, Brust,
- Herz, Kreislauf,
- Verdauungsorgane,
- Harnorgane,
- Haut, Unterhautzellgewebe, Hautanhangsgebilde,
- Bewegungs- und Halteapparat,
- Männliche Genitale,
- Weibliche Genitale.

Die Sequenz der zu erfragenden Sachverhalte innerhalb eines Fragenkomplexes wurde sowohl durch die Erfordernisse des Sachzusammenhangs (z.B. Zusammenstellen der Fragen, die sich semantisch auf dasselbe Symptom bezogen) als auch des psychologisch geschickten Vorgehens bestimmt (z.B. "Schmerzen" stets zuerst abfragen). Die nähere Charakterisierung eines Symptoms (z.B. "Husten", "Kopfschmerz", "Schwindel", "Erbrechen", "Gewichtsabnahme") erfolgte, wie in Figur 3.1.3-4 veranschaulicht, nach einer festgelegten hierarchischen Struktur:

- substantivisch (Was ist das Symptom?),
- attributiv-qualitativ resp. attributiv-quantitativ (Wie ist das Symptom?),
- adverbial (Wann tritt das Symptom auf?).

Ferner rangierten in zeitlicher Folge qualitative Merkmale vor quantitativen.

Neben der thematischen Ordnung stand auch der Gesichtspunkt der Verzweigungen im Vordergrund.
Im Gegensatz zu einem linear aufgebauten Dialog bei dem keine Frage ausgelassen wird, wurden - falls Fragen nach Leitsymptomen (Level-1-Fragen) fehlten - jedem Fragenkomplex entsprechende Leitfragen (z.B. "Leiden Sie im Zusammenhang mit Ihrer jetzigen Erkrankung an Ohrenbeschwerden?") vorangestellt, bei deren Verneinung sich die Beantwortung weiterer Unterfragen erübrigt (siehe Absatz 2.6.3). Level-1-Fragen waren in der Regel unspezifisch, d.h. für ein breites Problemspektrum bedeutsam.

Selbstverständlich wurde die intendierte diagnostische Relevanz ergänzend hinzugefügter Fragen nachträglich von den an der Formulierung beteiligten Vertrauensärzten bestätigt. Hierbei zeigte sich, daß die getroffenen Zuordnungen sehr stark von arztspezifischen Kriterien wie etwa Fachrichtung und Lehrmeinung geprägt wurden, weshalb man bei der problemorientierten Konstruktion eines Anamneseschemas möglichst zahlreiche Ärzte verschiedenster Fachgebiete beteiligen und eventuell zusätzlich medizinische Fachliteratur heranziehen sollte, so wie dies im vorliegenden Zusammenhang der Fall war.

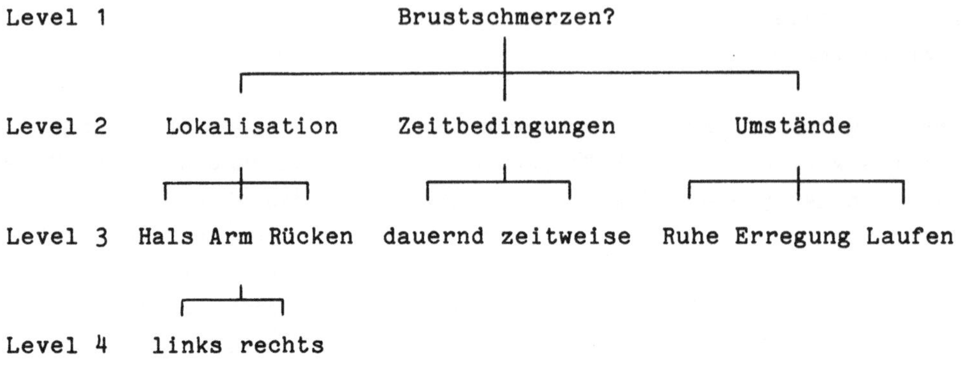

Figur 3.1.3-4 Hierarchische Strukturierung der Symptombeschreibung.

Überraschendes Ergebnis dieser äußerst zeitintensiven Arbeiten war der große Anteil redundanter Anamnesefragen (etwa 45 %). Dies war offenbar darauf zurückzuführen, daß 282 Anamnesefragen stichwortartig formuliert waren und sich daher meist auf die Erfragung typischer Leitsymptome (Level-1-Fragen) beschränkte. Auch waren viele Leitsymptome für mehrere Problemkategorien des Geltungsbereiches als relevant benannt worden, was zwangsläufig zu Mehrfachnennungen führte. Beispielsweise wurden zum "Allgemeinbefinden" neun Fragen formuliert:

- Schlechter Allgemeinzustand?
- Wie ist Ihr Allgemeinbefinden?
- Hat sich Ihr Allgemeinbefinden verschlechtert?
- Sind Sie nicht mehr so lebhaft wie vorher?
- Ich fühle mich müde?
- Fühlen Sie sich schlecht? (2 x)
- Fühlen Sie sich schlapp, sind Sie leicht erschöpft?
- Leiden Sie unter Müdigkeit und Schlappheit besonders nach körperlichen Anstrengungen?

Bei diesen semantisch identischen Fragen wurde daher nur die subjektiv empfundene beste Formulierung ausgewählt oder der Sachverhalt durch eine "gestufte" Befragung abgebildet. In dem aufgezeigten Beispiel also:

- Fühlen Sie sich häufig abgeschlagen und müde?
  -- Fühlen Sie sich nach körperlichen Anstrengungen besonders erschöpft? (falls die obige Frage mit "JA" beantwortet wird).

Nach Beseitigung der Redundanz umfaßte die Fragensammlung - als VERSION I präzisiert - noch 483 Fragen, die jedoch für den Patienten aufgrund des großen Umfangs noch nicht akzeptabel erschien, wie ein provisorischer Fragebogentest mit 31 Probanden zeigte. Zur Reduktion des Anamneseschemas wurden daher weitere - von BUENTE /37/ vorgeschlagene - Auswahlkriterien herangezogen:

- Anzahl der Vertrauensärzte, die eine Frage formuliert hatten,
- Level der Frage,
- Qualität der Frage (entsprechend Figur 3.1.3-2),
- Anzahl der Problemkategorien auf die sich eine Frage bezog,
- Anzahl der Fragen für eine Problemkategorie.

Zunächst war es erforderlich, die Symptom-Problemkategorie-Relationen in der Form einer "Zuordnungsmatrix" abzubilden wie sie in Figur 3.1.3-5 schematisch dargestellt ist. Für jedes Symptom (Anamnesefrage) wurden die relevanten Problemkategorien, für jede Problemkategorie die relevanten Symptome (Anamnesefragen) dokumentiert, welche durch die problemorientierte Konstruktion des Anamneseschemas vorgegeben waren.
Mit Hilfe der Zuordnungsmatrix war es dann möglich, die "Vollständigkeit" des Anamneseschemas zu kontrollieren, d.h. es wurde geprüft, ob alle Problemkategorien durch mindestens eine Frage erfaßt wurden und jede Frage für mindestens eine Problemkategorie relevant war. Durch Summation der Spalteneinträge konnten dann die Fragen ermittelt werden, welche sich auf viele Problemkategorien bezogen. Sofern es sich nicht um Level-1-Fragen handelte, wurden diese für die diagnostische Entscheidung unspezifischen Fragen eliminiert. Ein Schwellwert, der die maximale Zahl der Fragen je Problemkategorie begrenzt, wurde nicht eingeführt, weil sonst viele der Level-1-Fragen hätten gestrichen werden müssen. Beispielsweise bezog sich die Frage "Fühlen Sie sich häufig abgeschlagen und müde?" auf 34,5 % der Problemkategorien des Geltungsbereichs.

Gleiche Zeileneinträge in der Zuordnungsmatrix (bei Fragen wie z.B. Sehstörungen: schwarze Punkte?, girlandenförmige schwarze Schleier?) lieferten ein Indiz dafür, daß Sachverhalte zu einer Frage zusammengefaßt werden konnten.

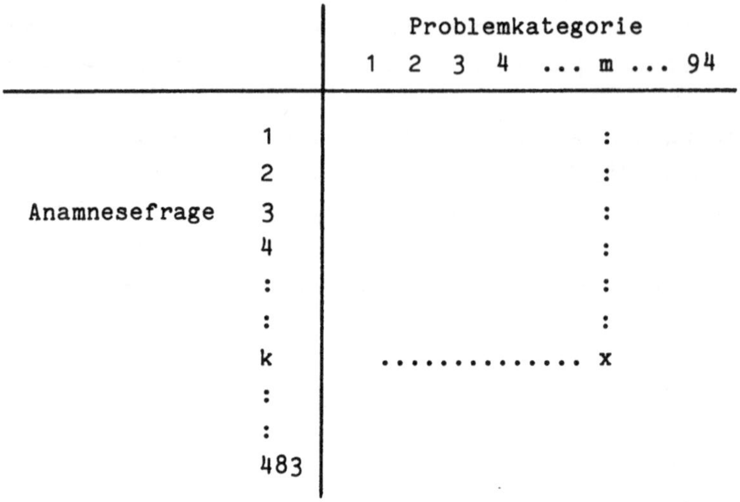

Figur 3.1.3-5 Zuordnungsmatrix zur Dokumentation der Symptom-Problemkategorie-Relation. Der Eintrag "x" repräsentiert die diagnostische Relevanz der Frage k für die Problemkategorie m.

Entsprechendes galt auch für die detaillierte Erfragung der Lokalisation von Beschwerden bei paarigen Organen. Da der Arzt bei Angabe von Beschwerden ohnehin beide Organe befundet, wurde auf diese Differenzierung verzichtet. Insbesondere hätte es nicht genügt nur die Items "links" und "rechts" zu erfragen, sondern um Mißverständisse auszuschließen, wäre auch das Item "beiderseits" anzugeben gewesen, wie der provisorische Fragebogentest mit der Version I gezeigt hatte.

Weiterhin wurden stilistisch schlechte Fragen eliminiert, falls noch bessere für die Problemkategorie vorlagen auf welche die Frage abzielte. Entsprechendes galt auch dann, wenn Fragen von nur einem Vertrauensarzt formuliert worden waren, was auf spezifische Angewohnheiten des Arztes (Schulmeinung) oder auf Erinnerung an wenig benutztes Lehrbuchwissen hindeutete.

Abschließend wurden sämtliche Fragen, insbesondere die des Typs 1, 2 und 3 (siehe Figur 3.1.3-2), nochmals auf eine benutzergerechte Formulierung überprüft resp. neu formuliert. Dies war unumgänglich, weil das bei den Versicherten zu erwartende unterschiedliche Intelligenzniveau hohe Anforderungen an die Qualität der stilistischen Darstellung der Fragen stellte. Dabei durfte jedoch der zu erfragende Sachverhalt nicht so vereinfacht dargestellt werden, daß der intelligentere Patient in seiner Aufmerksamkeit erlahmt, resp. gelangweilt wird /211/. Die VERSION II des Anamneseschemas, die sich auf diese Weise herauskristallisiert hatte, umfaßte schließlich nur noch 398 Fragen. Sie wurde dann einem ersten Präroutinetest unterzogen (siehe Absatz 4.1.1).

Reduktion der Fragensammlung (von Version II zu Version III)

Wie die Vollständigkeit der Ausfüllung und die Häufigkeit der "?-Antworten" (siehe Figur 4.2.2-1) beim Präroutinetest I (siehe Absatz 4.1.1) gezeigt hatten, entsprach das Anamneseschema zwar dem Informationsangebot des Patienten, wurde aber bei weitem noch nicht dem Informationsbedarf des Arztes in zufriedenstellender Weise gerecht. Es war daher erforderlich, das mit dem Anamneseschema zu erfassende Symptomspektrum noch besser auf den Informationsbedarf des Arztes zu konzentrieren. Auf Anraten von Herrn Professor MÖHR wurden deshalb, unabhängig von der Kenntnis der Ergebnisse der Test-Retest-Auswertung (siehe Absatz 4.2.1), die zu diesem Zeitpunkt aus organisatorischen Gründen noch nicht verfügbar waren, solche Fragen ausgesondert, die

- auf Sachverhalte abzielten, welche bei der körperlichen Untersuchung unmittelbar zu befunden sind, obwohl diese Organbereiche nicht immer untersucht werden;
  ("Haben Sie schmerzlose Geschwüre, verhärtete Stellen an den Lippen, an der Zunge, in der Mundhöhle?"; "Fällt es Ihnen schwer, die Zunge zu bewegen?"; "Erscheint Ihnen eine Brust oder Brustwarze größer (kleiner) als früher?"),
- zu falsch positiven Angaben führen konnten, sofern nicht andere Fragen für die entsprechende Problemkategorie vorhanden waren;
  ("Hatten Sie innerhalb der vergangenen 6 Monate ein Brennen auf der Zunge?" - beantworten viele Pfeifenraucher positiv; "Ist Ihnen der Geruch des Urins aufgefallen?" - beim Genuß aromatischer Verbindungen normal; "Schwitzen Sie stark?" - beantworten körperlich schwer arbeitende Menschen positiv)
- aus anderen Anamneseschemata übernommen worden waren und auf überholte medizinische "Schulmeinungen" im Zusammenhang mit den anliegenden Problemkategorien abzielten;

(Veränderungen des Stuhls, des Sputums und erbrochener Nahrung, Nachtschweiß, Sodbrennen, Blähungen, Schluckauf, Völlegefühl, Muskelzuckungen, Muskelschwund, Muskelkrämpfe)

- hinsichtlich verschiedener Merkmalsausprägungen (z.B. Lokalität) zur gleichen diagnostischen Entscheidung führten; (z.B. "Leiden Sie unter Kribbeln oder Taubheit an den Armen?", "... an den Händen?", "... an den Beinen?" zielt immer ab auf die Kategorien "periphere Gefäßkrankheiten" und "Sonstige Krankheiten des peripheren und autonomen Nervensystems") oder für den Befragten nicht abgrenzbar waren. Beispielsweise wurde das Symptom "Herzschmerz" mit seinen vielfältigen lokalen Ausprägungen unter dem Symptom "Brustschmerz" subsummiert, da eine valide Antwort nur möglich ist, wenn der Patient über entsprechende medizinische Kenntnisse verfügt. Sonst könnte es unter Umständen etwa vorkommen, daß die Beschwerden "Sodbrennen" oder "Blähungen" als "Herzschmerzen" gedeutet werden. Entsprechendes gilt auch für die Lokalisation (Ober-, Mittel-, Unterbauch) von Bauchschmerzen.
- unspezifische Leitfragen, die ein Umspringen der Folgefragen aus semantischen Gründen nicht zuließen;
  ("Leiden Sie im Zusammenhang mit Ihrer jetzigen Erkrankung an Augenbeschwerden?", "Haben Sie Beschwerden oder Veränderungen an den Armen, an den Beinen bemerkt?").

Ferner wurden Formulierungen präzisiert (z.B. "Können Sie schlecht ausatmen?" nach "Haben Sie Asthma?", "Ist Ihre Haut in letzter Zeit gelblich geworden?" nach "Hatten Sie früher einmal Gelbsucht?"). Insgesamt wurden 212 Fragen gestrichen (siehe Anamneseschema Version II in Abschnitt 6.2). Die Anzahl der Verzweigungs-Fragen verringerte sich dadurch von ursprünglich 49 auf 26. Da zwei der verbliebenen 186 Fragen zusammengefaßt wurden, umfaßte die damit vorliegende VERSION III schließlich nur noch 184 Fragen zu insgesamt 16 Beschwerdekomplexen (siehe Abschnitt 6.3).

Charakteristik des Anamneseschemas (Version III)

Sämtliche der problemorientierten Konstruktion zu Grunde liegenden Fragen-Problemkategorie-Relationen wurden in einer Zuordnungsmatrix zusammengefaßt. Diese ist für die VERSION III des Anamneseschemas in Abschnitt 6.4 wiedergegeben.

Zur ersten qualitativen Beurteilung des Fragenmaterials der Version III wurden entsprechende Zeilen- und Spaltenauswertungen der Zuordnungsmatrix vorgenommen, welche in den Figuren 3.1.3-6 und 3.1.3-7 dargestellt sind. Figur 3.1.3-6 quantifiziert die Anzahl der Symptomfragen pro Problemkategorie. Über 73 % aller Problemkategorien konnten mit bis zu 13 Fragen erfaßt werden. Bei der von BUENTE /37/ durchgeführten problemorientierten Konstruktion eines Anamnesefragebogens wurden jedoch für ebenfalls 70 % aller Problemkategorien maximal nur bis zu 6 Fragen spezifiziert.

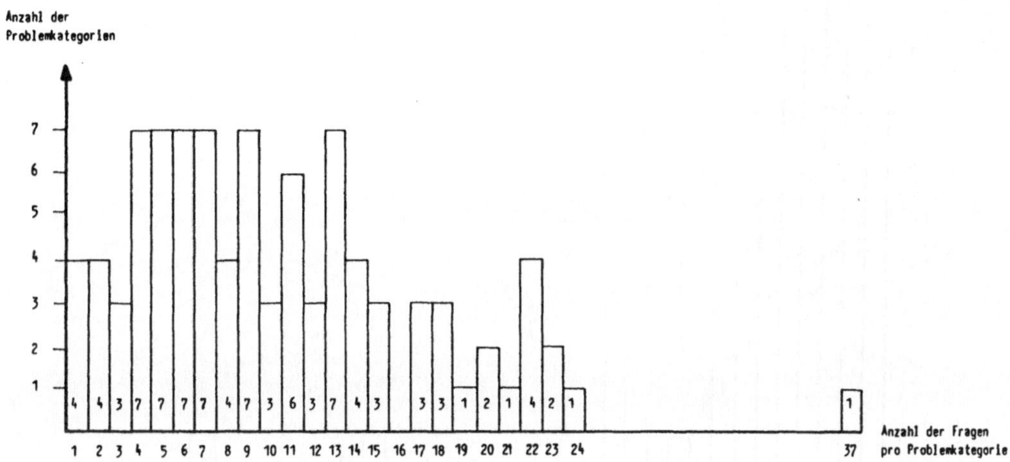

Figur 3.1.3-6 Anzahl der Problemkategorien, für die n = 1, 2, ... 37 Symptomfragen bei der Version III ärztlich intendiert waren.

Dieser Unterschied erklärt sich daraus, daß etwa der Komplex "Seelische Störungen" mit seinen zahlreichen diagnostischen Differenzierungen nur durch viele, aber wenig charakteristische Fragen beschrieben werden konnte. Darüber hinaus wurde die Problemspezifikation bei den von anderen Schemata übernommenen und ergänzend hinzugefügten Fragen offenbar nicht sehr restriktiv von den Ärzten vorgenommen, um alle medizinisch bekannten Sachverhalte zu berücksichtigen.
Figur 3.1.3-7 stellt dar, wieviele Fragen zu nur einer Problemkategorie, wieviele zu zwei, drei usw. spezifiziert wurden. Daraus ist ersichtlich, daß 14,1 % aller Fragen für eine, 30,4 % für eine resp. zwei Problemkategorien und 42,9 % der 184 Fragen für maximal drei Problemkategorien intendiert waren. Die Version III besteht demnach überwiegend aus spezifisch intendierten Fragen.

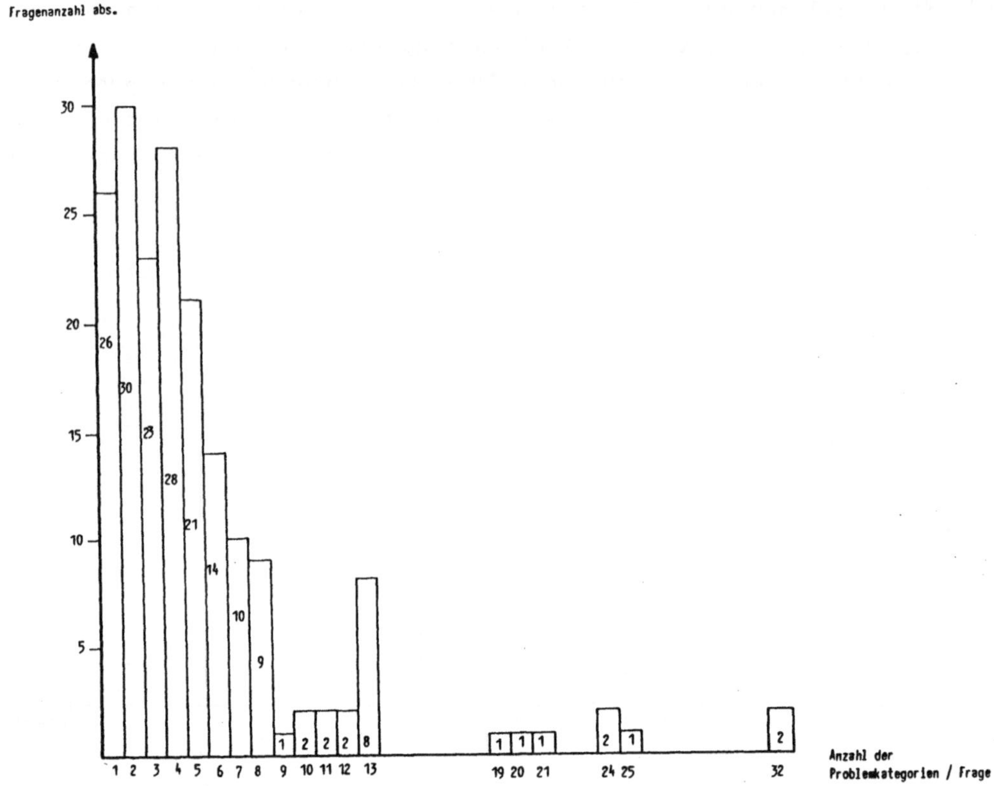

Figur 3.1.3-7 Anzahl der Symptomfragen von Version III, welche sich nach ärztlicher Intention bei der Fragenformulierung auf m = 1, 2, ... 32 Problemkategorien beziehen.

Die Entwicklungsstufen des Anamneseschemas im Überblick

Die Konstruktionsaufgabe zur inhaltlichen Implementierung des Schemas der Screeninganamnese wurde in einer iterativen Vorgehensweise gelöst, bei der drei Entwicklungsstufen unterscheidbar waren:

- Version I,
- Version II,
- Version III.

Die Gesamtzahl der Fragen je Version sowie die minimale und maximale Anzahl der von den Probanden zu beantwortenden Fragen zeigt Figur 3.1.3-8. Version II enthielt auf 15 Seiten 398 Fragen, Version III präsentierte - trotz übersichtlicherem Layout - auf 8 Seiten insgesamt 184 Fragen. Werden alle Fragen mit "NEIN" beantwortet, so werden bei Version III männlichen Patienten 107 und weiblichen Patienten 112 Fragen gestellt. Maximal sind bei Version III 178 Fragen zu beantworten. Dies ist der Fall, wenn männliche Patienten alle Fragen mit "JA" beantworten.

Version	Anzahl der zu beantwortenden Fragen von Männern min.	max.	von Frauen min.	max.	Gesamt
I	103	459	111	475	483
II	114	378	123	390	398
III	107	178	112	176	184

Figur 3.1.3-8 Fragencharakteristik des Anamneseschemas.

Interessant war auch ein quantitativer Vergleich der Beschwerdekomplexe bei den einzelnen Versionen des Anamneseschemas wie dies in Figur 3.1.3-9 graphisch dargestellt wurde. Daraus ist ersichtlich, daß die Reduktion der Fragenzahl von der Version I zur Version III hauptsächlich auf Kosten der Fragenkomplexe "Verdauungsorgane", "Bewegungs-, Halteapparat" sowie "Herz, Kreislauf" erfolgte. Beispielsweise wurden Fragen des Komplexes "Herz, Kreislauf" bei der Version III unter den Komplex "Atmungsorgane, Brust" subsummiert, da der Patient keine valide Unterscheidung zwischen Brust- oder Herzschmerzen treffen kann. Der Verlust der beiden anderen Fragenkomplexe "Verdauungsorgane" und "Bewegungs-, Halteapparat" ergab sich maßgeblich durch Streichen der für die entsprechende diagnostische Entscheidung unspezifischen Fragen (z.B. Blähungen, Stuhlveränderungen) sowie durch Verzicht auf exakte Lokalisationsangaben etwa bei den Extremitäten, der Wirbelsäule und dem Abdomen. Lediglich der Komplex "Männliche Genitale" blieb mit 8 Fragen bei allen drei Versionen des Anamneseschemas, abgesehen von geringfügigen Verbesserungen in der Fragenformulierung, unverändert.

Figur 3.1.3-9 Quantitative Aufteilung der Fragen auf Fragenkomplexe bei den einzelnen Entwicklungsstufen des Anamneseschemas.

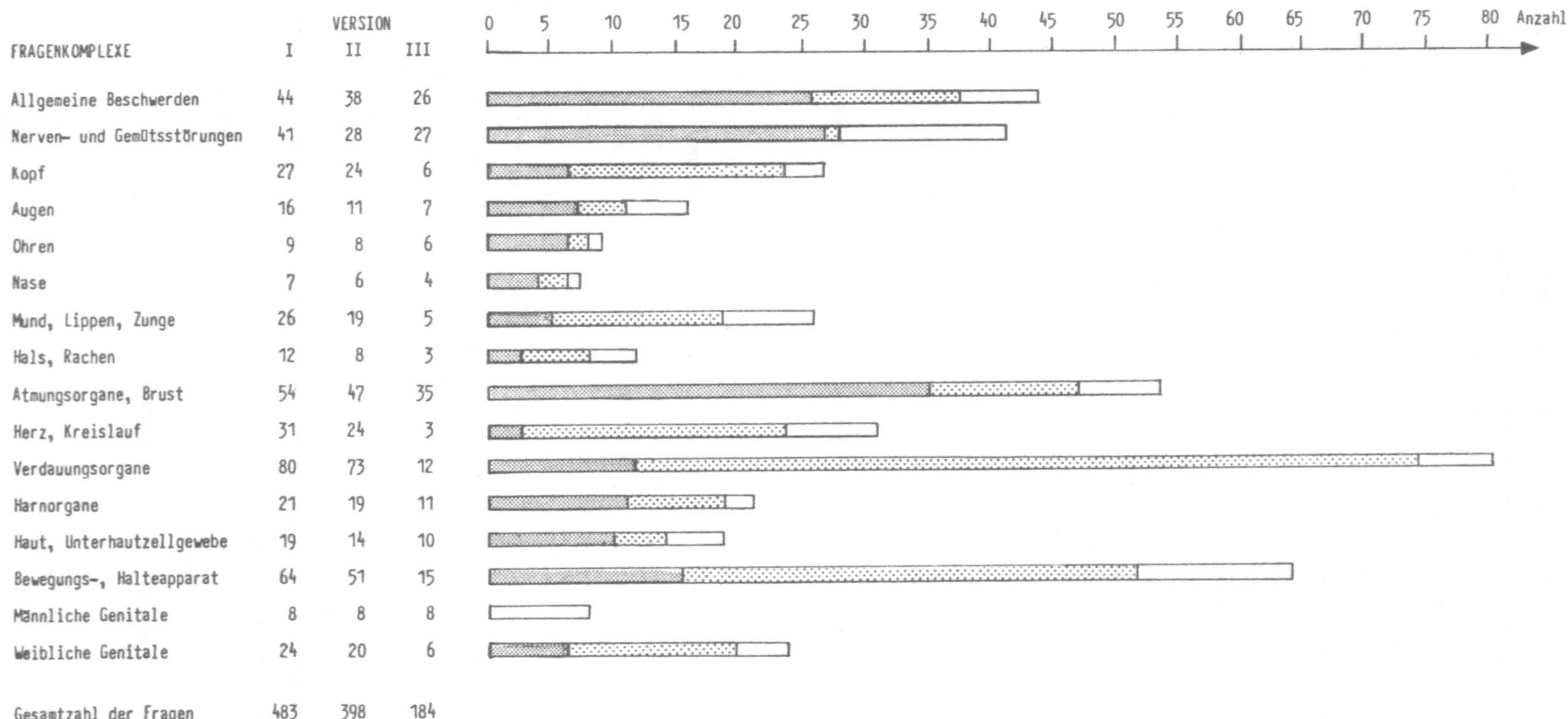

FRAGENKOMPLEXE	VERSION I	VERSION II	VERSION III
Allgemeine Beschwerden	44	38	26
Nerven- und Gemütsstörungen	41	28	27
Kopf	27	24	6
Augen	16	11	7
Ohren	9	8	6
Nase	7	6	4
Mund, Lippen, Zunge	26	19	5
Hals, Rachen	12	8	3
Atmungsorgane, Brust	54	47	35
Herz, Kreislauf	31	24	3
Verdauungsorgane	80	73	12
Harnorgane	21	19	11
Haut, Unterhautzellgewebe	19	14	10
Bewegungs-, Halteapparat	64	51	15
Männliche Genitale	8	8	8
Weibliche Genitale	24	20	6
Gesamtzahl der Fragen	483	398	184

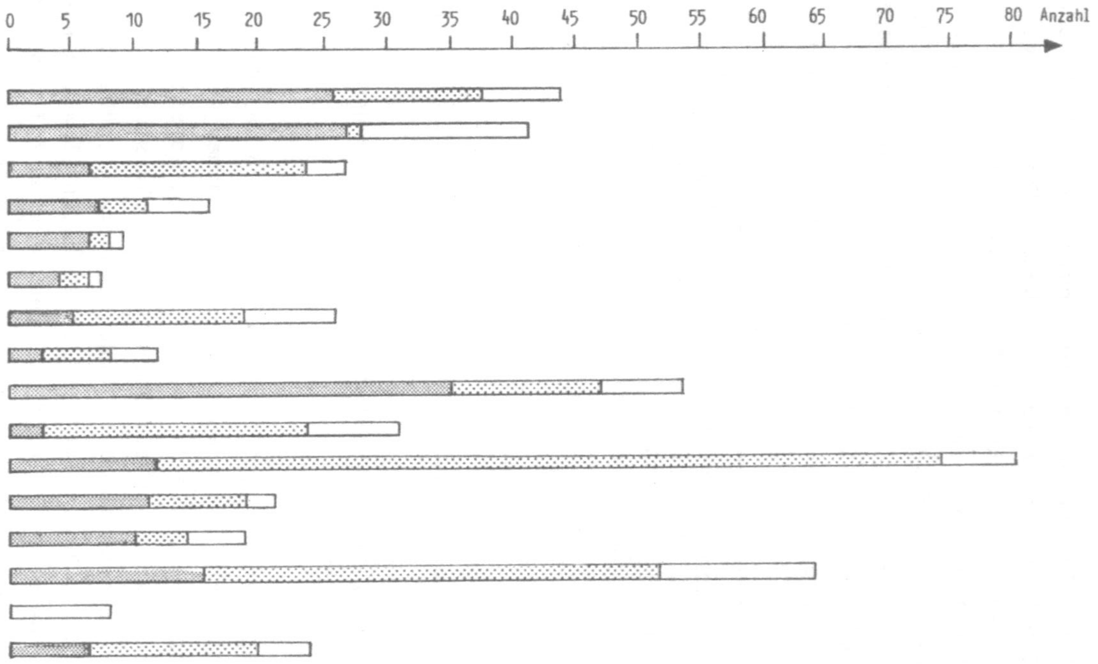

Im Durchschnitt entfielen auf die 16 Fragenkomplexe bei Version I ca. 30, bei Version II ca. 25 und bei Version III ca. 12 Fragen. Quantitativ im Vordergrund standen jeweils die Komplexe "Allgemeine Beschwerden", "Nerven- und Gemütsstörungen", "Atmungsorgane, Brust" sowie "Bewegungs-, Halteapparat".

3.2 Trägersystem

Die Auswahl des organisatorischen Instrumentariums (Trägersystems) zur standardisierten Erhebung anamnestischer Daten wird im wesentlichen bestimmt durch seine finanzielle, zeitliche, organisatorische und technische Praktikabilität sowie durch die anwenderseitige Akzeptanz. Die bisherigen Erfahrungen (siehe Absatz 2.6.4) haben gezeigt, daß die Patienten mehrheitlich in der Lage sind Anamnesefragebogen oder Datenendgeräte zu handhaben. Während jedoch beim Einsatz von Fragebogen deren Durchsicht mit nicht unerheblichem Zeitaufwand für den Arzt verbunden ist, gestattet die interaktive anamnestische Befragung (Computer-Exploration) eine unmittelbare konzentrierte Präsentation des Befragungsergebnisses. Nichtzuletzt auch durch das breite Angebot preiswerter Mikroprozessorsysteme wird die Computer-Exploration zunehmend attraktiver. Insbesondere aus diesen Gründen wurde für die Erhebung und Präsentation der Screeninganamnese ein DV-System (Siemens 6.640) als Trägersystem eingesetzt (näheres hierzu siehe /196, 198/).
Die nachfolgenden Absätze fassen die wesentlichsten hard- und softwaretechnischen Aspekte zusammen. Ergänzend dazu werden Empfehlungen zur Gestaltung der Benutzerschnittstelle gegeben.

3.2.1 Hardware

Während für die zur Computer-Exploration erforderlichen Komponenten "Mikroprozessor" und "Datensichtgerät" ein breites Produktspektrum auf dem Markt angeboten wird, muß ein geeignetes Interface (Spezialtastatur) zur Erfassung der Eingabesignale (Antworten) auf die vorgegebenen Ausgabesignale (Symptomfragen) oftmals erst entwickelt werden. Es mag daher von Interesse sein, auf die Designkriterien zur ergonomischen Auslegung und technischen Gestaltung einer Spezialtastatur - wie diese vom Verfasser bereits realisiert und erprobt wurde - im folgenden näher einzugehen. Nach den von CAKIR et al. /40/ erarbeiteten Empfehlungen zur Gestaltung von Tastaturen sollten diese getrennt vom Datensichtgerät aufge-

stellt werden können, ihre Bauhöhe niedrig sein (mittlere Tastenreihe ca. 30 mm), der Neigungswinkel (5 bis 15 Grad) gering gehalten und die Breite des Tastaturgehäuses so knapp wie möglich bemessen werden, so daß eine statische Muskelbewegung durch die notwendige leichte Abwinklung in den Handgelenken nach außen (Abduktion) in Verbindung mit einer leichten Drehung nach innen (Pronation) vermieden wird. Da die Fertigung eines den Vorstellungen des Verfassers entsprechenden Tastaturgehäuses zu kostenaufwendig war (z.B. Herstellung spezieller Gußformen), wurde auf ein handelsübliches Gehäuse für Spezialtastaturen ausgewichen, das jedoch die oben genannten Spezifikationen weitgehend erfüllte. Die entsprechenden Abmessungen der Spezialtastatur sind aus Figur 3.2.1-1 ersichtlich.
Die Spezialtastatur verfügt über 3 Tasten mit den semantischen Bedeutungen "JA", "NEIN", "?" (= "ICH WEIß NICHT"), die den entsprechenden Tasten aufgedruckt sind. Die Beschriftung ist unempfindlich gegen Abrieb, um die Tastatur aus hygienischen Gründen mit einem antiseptischen Reinigungsmittel behandeln zu können.
Die JA-Taste wurde am linken, die NEIN-Taste am rechten Gehäuserand angeordnet, da man davon auszugehen hatte, daß die NEIN-Taste der höchsten Betätigungsfrequenz unterliegt und die Tastatur überwiegend von Rechtshändern bedient wird. Die funktionale Unterteilung des Tastenfeldes wurde zusätzlich durch eine Farbcodierung unterstützt (Reflexionsgrad 40 - 60 %).

Zur Auslegung der Kraft-Weg-Charakteristika für die Tasten lagen bereits umfangreiche Literaturangaben vor /40/. Die entwickelte Spezialtastatur liegt mit einem Tastenhub von 4 mm bei 0,7 N im Bereich der zitierten Empfehlungen.
Um eine hohe Zuverlässigkeit im Routinebetrieb und um qualitativ verwertbare Signale zu erhalten, wurden dem Einbau konventioneller Taster, bei denen durch Betätigen einer Taste über eine Kontaktfeder ein Stromkreis geöffnet oder geschlossen wird, kontaktlose Taster vorgezogen. Diese verändern bei Betätigung die Lage eines Permanentmagneten zu einem Hall-IC. Die durch das Magnetfeld entstehende Hall-Spannung gelangt über einen Verstärker an einen Schmitt-Trigger, dessen Signal dann gleichphasig an die Anschlußstellen geführt wird. Um ein gleichzeitiges Auslösen mehrerer Tasten zu vermeiden, wurde durch eine entsprechende Transistor-Transistor-Logik eine Verriegelung realisiert, d.h. bei Betätigung einer Taste bleiben die anderen Tasten bis zu ihrer Freigabe "gesperrt".
Im Überblick faßt Figur 3.2.1-2 nochmals alle technischen Daten der vom Verfasser entwickelten Spezialtastatur zusammen.

a) Gesamtansicht

A = 230 B = 200 C = 40 F = 25 D = 3 x 19,05 E = 4 x 19,05

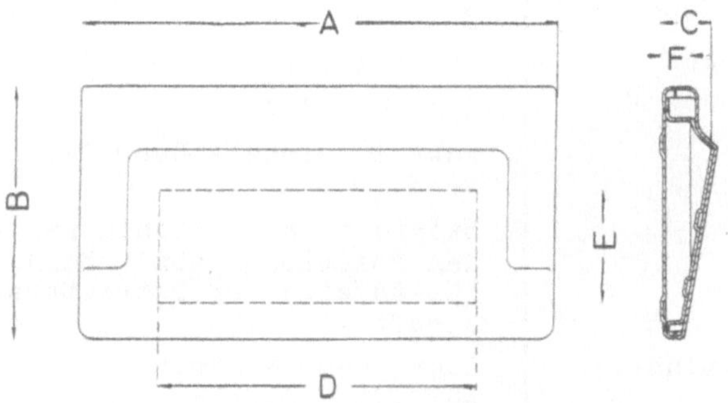

b) Aufsicht

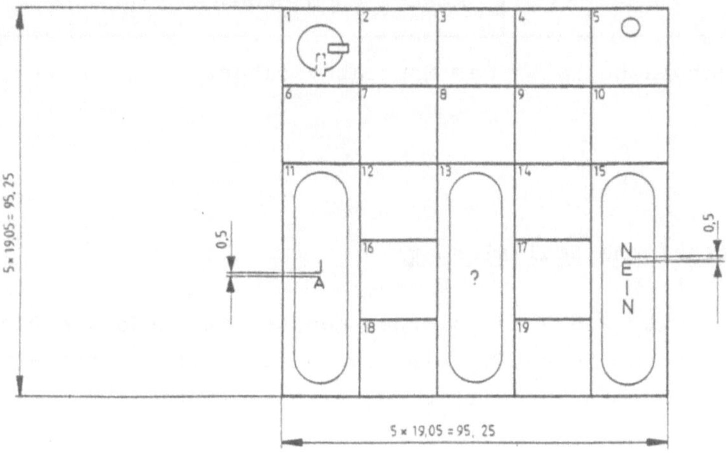

Figur 3.2.1-1 Nach ergonomischen Gesichtspunkten gestaltetes Design der Spezialtastatur zur Erfassung der Eingabesignale (Antworten auf die vorgegebenen Anamnesefragen). Alle Abmessungen sind in mm angegeben.

Hersteller: RAFI, Ravensburg	Typ: Spezialtastatur
Anordnung	frei verschiebbar
Anzahl der Tasten	3
Tastaturbeschriftung	JA, NEIN, ?
Tastenhub	4 mm bei 0,7 N
Rückmeldung	taktil, visuell über Datensichtgerät
Zusatzeinrichtung	Betriebsschloß (Schlüssel in beiden Positionen abziehbar). Grüne LED-Anzeige für Betriebsbereitschaft
Anschluß an Zentraleinheit	über Steuereinheit.
Art	Punkt zu Punkt
Schnittstelle	V24 (gegen konv. Tastatur ausgetauscht).
Datenübertragung	zeichenweise
Bitmuster	JA = (10100010), NEIN = (11100010), ? = (10101000), Schlüsselschalter EIN = CTRL M (11010000), AUS = CTRL A (00010000)

Figur 3.2.1-2 Technische Daten der Spezialtastatur.

3.2.2 Softwaretechnische Realisierung

Mit Hilfe der in Absatz 2.6.3 definierten Konstrukte wurde die Dialogstruktur des Schemas zur Screeninganamnese (Version III) durch einen Mealy-Automaten der Form a = (X, Y, Z, ü, e) beschrieben:

X = Eingabealphabet der von a akzeptierten Antwortkategorien
 0 = Nein, 1 = Ja, 2 = ? .
 Die Antwortkategorie "keine Antwort" brauchte nicht betrachtet zu werden, da sie in Abhängigkeit einer frei wählbaren Zeitschranke für die Reaktionszeit für die Beantwortung einer vorgegebenen Frage zum vorzeitigen Abbruch der Befragung führt.

Y = Ausgabealphabet der von a erzeugten Ausgabesignale (Symptomfragen)
 $Y = \{y_1, y_2, y_3 \ldots\ldots, y_{185}\}$ wobei y_{185} = "Endemeldung"
 (Der Fragenkatalog steht in den Landessprachen deutsch, italienisch, türkisch, serbokroatisch zur Verfügung).

Z = Menge der von a eingenommenen Zustände; $Z = \{z_1, z_2, \ldots\ldots z_{185}\}$

ü = X x Z → Z, die durch die Antworten bewirkten Zustandsübergänge
e = X x Z → Y, die durch die Antworten und den neu eingenommenen Zustand ausgegebenen Symptomfragen.

Da keine Frage im Schema redundant auftrat, galt $z_i := y_i$, d.h. der Zustand z_i ist durch die Ausgabe der Symptomfrage y_i definiert. Es genügte also, sich auf die Zustandstafel der Überführungsfunktion ü zu beschränken (siehe Figur 3.2.2-1).

Die konsequente algorithmische Auflösung der Funktionsweise des Mealy-Automaten führte zu einem digitalen Simulationsmodell, welches dann auf dem eingesetzten Trägersystem implementiert wurde. Das vereinfacht dargestellte Struktogramm (ohne Berücksichtigung einer Korrekturfunktion und des Ereignisalgorithmus' für die Überwachung einer Zeitschranke für die Reaktionszeit) ist in Figur 3.2.2-2 abgebildet.

Die Datenorganisation wurde derart realisiert, daß jede Spalte der Zustandstafel der Überführungsfunktion zusammen mit einer Symptomfrage einen Datensatz beschrieb. Die entsprechende Struktur veranschaulicht dazu Figur 3.2.2-3.

Für die Programmverifikation ließ sich die Tatsache ausnutzen, daß die in der Automatentheorie betrachteten Signale Wörter über gewisse Alphabete darstellen.

Jedem Eingabewort p (Folge von Eingabesignalen) war durch die definierte Zustandstafel eindeutig eine Sequenz von Symptomfragen (Ausgabesignale) zugeordnet, die bei Eingabe des Wortes p auf dem Bildschirm des Datensichtgerätes ausgegeben werden. Die Sprache L (a) des Mealy-Automaten a stellte somit die Menge aller Testdaten dar. Beispielsweise erzeugt das Eingabewort p = 000...0 die kürzeste, m = 111 ...1 die längste Sequenz der Ausgabesignale. Durch wiederholte Anwendung des Dialoges mit jeweils verschiedenen Eingabeworten der Sprache L (a) ließ sich somit der Algorithmus auf Korrektheit testen.

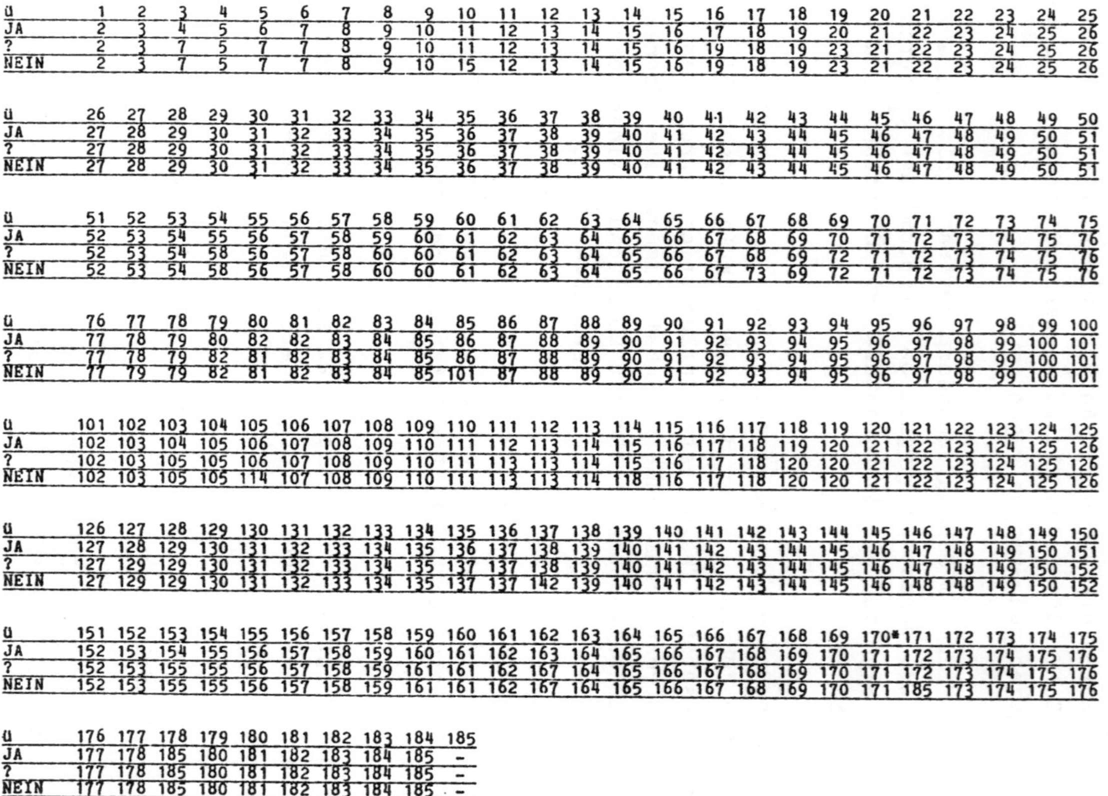

Ü	1	2	3	4	5	6	7	8	9	10	11	12	13	14	15	16	17	18	19	20	21	22	23	24	25
JA	2	3	4	5	6	7	8	9	10	11	12	13	14	15	16	17	18	19	20	21	22	23	24	25	26
?	2	3	7	5	7	7	8	9	10	11	12	13	14	15	16	19	18	19	23	21	22	23	24	25	26
NEIN	2	3	7	5	7	7	8	9	10	15	12	13	14	15	16	19	18	19	23	21	22	23	24	25	26

Ü	26	27	28	29	30	31	32	33	34	35	36	37	38	39	40	41	42	43	44	45	46	47	48	49	50
JA	27	28	29	30	31	32	33	34	35	36	37	38	39	40	41	42	43	44	45	46	47	48	49	50	51
?	27	28	29	30	31	32	33	34	35	36	37	38	39	40	41	42	43	44	45	46	47	48	49	50	51
NEIN	27	28	29	30	31	32	33	34	35	36	37	38	39	40	41	42	43	44	45	46	47	48	49	50	51

Ü	51	52	53	54	55	56	57	58	59	60	61	62	63	64	65	66	67	68	69	70	71	72	73	74	75
JA	52	53	54	55	56	57	58	59	60	61	62	63	64	65	66	67	68	69	70	71	72	73	74	75	76
?	52	53	54	58	56	57	58	60	60	61	62	63	64	65	66	67	68	69	72	71	72	73	74	75	76
NEIN	52	53	54	58	56	57	58	60	60	61	62	63	64	65	66	67	73	69	72	71	72	73	74	75	76

Ü	76	77	78	79	80	81	82	83	84	85	86	87	88	89	90	91	92	93	94	95	96	97	98	99	100
JA	77	78	79	80	82	82	83	84	85	86	87	88	89	90	91	92	93	94	95	96	97	98	99	100	101
?	77	78	79	82	81	82	83	84	85	86	87	88	89	90	91	92	93	94	95	96	97	98	99	100	101
NEIN	77	79	79	82	81	82	83	84	85	101	87	88	89	90	91	92	93	94	95	96	97	98	99	100	101

Ü	101	102	103	104	105	106	107	108	109	110	111	112	113	114	115	116	117	118	119	120	121	122	123	124	125
JA	102	103	104	105	106	107	108	109	110	111	112	113	114	115	116	117	118	119	120	121	122	123	124	125	126
?	102	103	105	105	106	107	108	109	110	111	113	113	114	115	116	117	118	120	120	121	122	123	124	125	126
NEIN	102	103	105	105	114	107	108	109	110	111	113	113	114	118	116	117	118	120	120	121	122	123	124	125	126

Ü	126	127	128	129	130	131	132	133	134	135	136	137	138	139	140	141	142	143	144	145	146	147	148	149	150
JA	127	128	129	130	131	132	133	134	135	136	137	138	139	140	141	142	143	144	145	146	147	148	149	150	151
?	127	129	129	130	131	132	133	134	135	137	137	138	139	140	141	142	143	144	145	146	147	148	149	150	152
NEIN	127	129	129	130	131	132	133	134	135	137	137	142	139	140	141	142	143	144	145	146	148	148	149	150	152

Ü	151	152	153	154	155	156	157	158	159	160	161	162	163	164	165	166	167	168	169	170*	171	172	173	174	175
JA	152	153	154	155	156	157	158	159	160	161	162	163	164	165	166	167	168	169	170	171	172	173	174	175	176
?	152	153	155	155	156	157	158	159	161	161	162	167	164	165	166	167	168	169	170	171	172	173	174	175	176
NEIN	152	153	155	155	156	157	158	159	161	161	162	167	164	165	166	167	168	169	170	171	185	173	174	175	176

Ü	176	177	178	179	180	181	182	183	184	185
JA	177	178	185	180	181	182	183	184	185	-
?	177	178	185	180	181	182	183	184	185	-
NEIN	177	178	185	180	181	182	183	184	185	-

Figur 3.2.2-1 Zustandstafel der Überführungsfunktion Ü zur Beschreibung der Dialogstruktur der Version III des Anamneseschemas. Als Zeilen sind die Antwortkategorien, als Spalten die möglichen Zustände aufgeführt. Beispielsweise bezeichnet das Matrixelement (JA, 4) den Zustand, welcher der Automat einnimmt, wird im Zustand 4 das Eingabesignal "JA" eingegeben. Das Symbol "*" repräsentiert eine Verzweigung in Abhängigkeit vom Geschlecht des Befragten, welche hier nicht differenzierter dargestellt wurde.

```
+------------------------------------------------------------------+
! / IDENTIFIKATION (und Wahl der gewünschten Landessprache)         !
+------------------------------------------------------------------+
! / BEGRÜSSUNG (Motivation, Erklärung der Handhabung der Peri-     !
!   pheriegeräte und Konditionierung des Benutzers)                !
+------------------------------------------------------------------+
! Definiere Anzahl k der Ausgabesignale (Symptomfragen)            !
+------------------------------------------------------------------+
! Definiere Anzahl der Eingabesignale (Antwortkategorien)          !
+------------------------------------------------------------------+
! Definiere Übergangsfunktion                                      !
+------------------------------------------------------------------+
! Definiere Array "Antwortmuster" (Befragungsergebnis)             !
+------------------------------------------------------------------+
! Definiere Startzustand                                           !
+------------------------------------------------------------------+
! Definiere Endzustand                                             !
+------------------------------------------------------------------+
! Initialisiere Array "Antwortmuster" mit Blank                    !
+------------------------------------------------------------------+
! Initialisiere Zustandszeiger mit Startzustand                    !
+------------------------------------------------------------------+
! WHILE Zustandszeiger ≠ Endzustand DO                             !
!   +--------------------------------------------------------------+
!   ! Bestimme Ausgabesignal für aktuellen Zustand                 !
!   +--------------------------------------------------------------+
!   ! Lösche Schirm des Datensichtgerätes                          !
!   +--------------------------------------------------------------+
!   ! Ausgeben Ausgabesignal (Symptomfrage) und Eingabemaske       !
!   ! "Ihre Antwort"                                               !
!   +--------------------------------------------------------------+
!   ! Einlesen Eingabesignal                                       !
!   +--------------------------------------------------------------+
!   ! Übertragen Eingabesignal in Array "Antwortmuster"            !
!   +--------------------------------------------------------------+
!   ! Ausgeben Eingabesignal                                       !
!   +--------------------------------------------------------------+
!   ! Ermitteln Übergangszustand                                   !
+------------------------------------------------------------------+
! Ausgabe Endemeldung ("Vielen Dank" / "Bitte melden Sie sich      !
! bei der Aufsicht")                                               !
+------------------------------------------------------------------+
! / PROTOKOLL (Funktion zur Datenpräsentation)                      !
+------------------------------------------------------------------+
```

Figur 3.2.2-2 Algorithmus zur Simulation des Mealy-Automaten in Struktogrammdarstellung.

3.2.3 Benutzerschnittstelle

Als Bildschirmarbeitsplätze bezeichnet man Arbeitszonen, bei denen die Elemente Datensichtgerät (Bildschirm) und Tastatur für die Abwicklung einer Arbeitsaufgabe bestimmend sind.

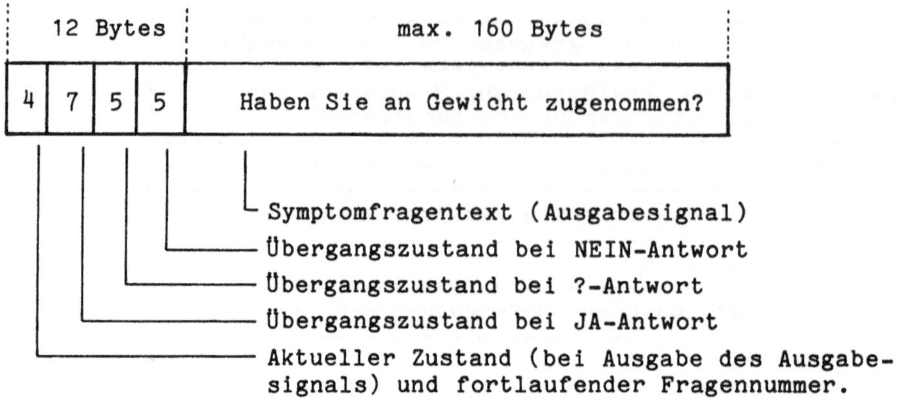

Figur 3.2.2-3 Datensatzaufbau der Symptomfragendatei.

Die oben genannte Definition läßt sich problemlos auf die hier vorliegende Anwendung übertragen, d.h. der Befragte benutzt für die Interaktion mit der Datenverarbeitungsanlage ein Datensichtgerät und eine Spezialtastatur als Kommunikationselemente. Für eine patientenorientierte Benutzerschnittstelle ist daher neben der ergonomischen Gestaltung der eingesetzten Kommunikationselemente und der Arbeitsumwelt nach anthropometrischen Gesichtspunkten eine benutzerfreundliche Dialogführung zwingende Voraussetzung.

Arbeitsplatz

Zur Erhebung einer computerunterstützten Screeninganamnese wird der Bildschirmarbeitsplatz vom Befragten nur kurzzeitig aufgesucht. Die Datenerfassung erfolgt dabei in sitzender Arbeitshaltung. Für diesen Arbeitsplatztyp werden als Anpassungsmittel ein Tisch fester Höhe und ein höhenverstellbarer Stuhl empfohlen /40/, so daß eine einseitige Überbeanspruchung der Muskulatur und eine Überbelastung der Augen verhindert wird.
Die Beleuchtung des Arbeitsplatzes ist im Zusammenhang mit der Anwendung von Datensichtgeräten von besonderer Bedeutung. Zur Vermeidung von Blendwirkungen und zur Erzielung einer guten Lesbarkeit sollte die Beleuchtungsstärke zwischen 300 und 500 Lux liegen. Ebenso ist auf eine ausreichende Blendungsbegrenzung der Leuchten, die möglichst parallel zu den Fenstern angeordnet sein sollten zu achten. Für die Reflexionsgrade im Raum gelten für die Decke etwa 70 % und für die Wände etwa 50 %.

Die Aufstellung des Bildschirmarbeitsplatzes erfolgt parallel zu den Fenstern, jedoch fensterfern und zwischen den Leuchtenbändern. Von anderen Funktionsbereichen ist er selbstverständlich durch geeignete Maßnahmen abzuteilen (z.B. Kabinen, Stellwände). Im übrigen kann hier auf die Fülle der Veröffentlichungen aus der Arbeitsmedizin /40/ Bezug genommen werden.

Dialogdesign

Zur Sicherstellung einer ausreichenden Benutzerakzeptanz sollten die dargebotenen Informationen leicht und schnell erfaßbar und untereinander möglichst ähnlich sein. Das Layout des Bildschirmformulars (Maske) für den Dialog der Screeninganamnese wurde so festgelegt, daß jeweils immer nur eine Anamnesefrage auf dem Schirm des Datensichtgerätes angezeigt wird. Dies erleichtert die Informationsaufnahme und verhindert insbesondere eine Überflutung des Befragten mit weiteren zu beantwortenden Fragen, die eventuell aufgrund ihrer semantischen Abhängigkeit eine Beeinflussung bei der Beantwortung zur Folge haben könnten, wie sie etwa bei Fragebogendarstellungen gegeben ist. Zusätzlich wurde die Nummer der ausgegebenen Anamnesefrage mit in das Formular aufgenommen, damit bei fremdsprachlichen Befragungen das Hilfspersonal die Möglichkeit hat, die deutsche Übersetzung der Frage nachzulesen, falls dies erforderlich werden sollte (z.B. bei Rückfragen). Als visuelle Rückmeldung wird jeweils das eingegebene Eingabesignal klartextlich angezeigt, damit der Versicherte die Korrektheit seiner Antwort nochmals prüfen und gegebenenfalls berichtigen kann. Der Dialog wird erst dann fortgesetzt, wenn der Befragte die Frage "Korrektur?" beantwortet hat.
Selbstverständlich muß auch die Möglichkeit eines vorzeitigen Abbruches der Befragung vorgesehen werden. Dies läßt sich etwa dadurch erreichen, daß die Befragung softwaremäßig beendet wird, überschreitet die Reaktionszeit (Zeitintervall zwischen Anzeige des Ausgabe- und Eingabe des Eingabesignals) einen zuvor definierten Schwellwert (z.B. 2 Minuten). Ferner sollten dem Befragten der Zweck des Dialoges und die Systembedienung erläutert sowie deren korrekte Handhabung durch eingebaute Verständnisfragen überprüft werden. Ein entsprechendes Beispiel, wie es im vorstehend beschriebenen Anwendungszusammenhang eingesetzt wurde, zeigt Figur 3.2.3-1.

Guten Tag Herr Juni,*

ich bin ein Computer, der zu Ihnen spricht.

Wie Sie sicherlich wissen, sind genaue Angaben der Krankheitsvorgeschichte zur Erkennung und Beurteilung von Krankheiten unerläßlich. Um den Arzt hierbei zu unterstützen, stelle ich Ihnen bereits vor dem nachfolgenden ärztlichen Gespräch einige Fragen zu Ihren jetzigen Beschwerden.

Ich verstehe aber nur einfache Antworten!
Sie können sich aber mit mir unterhalten, wenn Sie zur Beantwortung einer gestellten Frage eine der Tasten mit der Aufschrift

"JA" (blau), "?" (gelb) oder "NEIN" (grün)

drücken, so wie es gerade für Sie zutrifft. Die "?"-Taste sollten Sie nur dann drücken, wenn Sie sich auch nach längerer Überlegung nicht zwischen "JA" bzw. "NEIN" entscheiden können.

Haben Sie bisher alles verstanden?

Dann drücken Sie bitte die "JA"-Taste.

Figur 3.2.3-1 Eröffnungsdialog zur Screeninganamnese.
* Zur Identifikation des Befragten bieten sich an: Ausweisleser, Eingabe der Identifikation über eine separat angeschaltete Standardtastatur, algorithmisch optimierte Dialogabfrage einer zuvor vergebenen Identifikationsnummer.

3.3 Datenpräsentation

Für die konzentrierte Präsentation des interaktiv erhobenen Befragungsergebnisses der Screeninganamnese bot sich eine topographische Strukturierung entsprechend den abgefragten Fragenkomplexen in Form eines Computerausdrucks an. Dabei sollten im Hinblick auf eine Verminderung des Informationsvolumens ausschließlich von der Norm abweichende Antworten (z.B. "hat Husten"), die mit "ich weiß nicht" beantworteten anamnestischen Sachverhalte (falsch negative Ausrichtung) sowie faktisch benötigte Angaben (z.B. Patient ist 30 Jahre und männlichen Geschlechts) Berücksichtigung finden (siehe Figur 3.3-1).

```
P R O T O K O L L   S C R E E N I N G A N A M N E S E
=====================================================

HERR  Datenschutz              TAGESNUMMER:  2  12.10.82  10:22:33   SEITE:  1


    ALLGEMEINE BESCHWERDEN:

       leicht erschöpft
       abnehmender Appetit in den letzten 3 Monaten
       Übelkeit
       lageabhängige und anfallsartige Schwindelgefühle

    HALS:

       Globusgefühl

    HERZ/KREISLAUF:

       Hypertonie

    VERDAUUNGSORGANE:

       hat eine schmerzhafte Schwellung am After bzw. in der Afterumgebung

    HARNORGANE:

       Harndrang nach der Miktion

    HAUT:

       hatte Gelbsucht?

    BEWEGUNGSORGANE / WS:

       hat Wadenschmerzen beim schnellen Gehen
       die nach kurzem Ausruhen nachlassen
       Halssteifigkeit
       Versteifung der WS
       krampfartige Schmerzen im Nackenbereich bzw. im Rücken

    PSYCHISCHE SITUATION:

       nervös und innerlich abgespannt
       Stimmungslabilität
       Konzentrationsstörungen

    ANTWORTVERTEILUNG: JA =  19,6 %      ? =   1,0 %      NEIN =  79,4 %
```

<u>Figur 3.3-1</u> Topographische Aufbereitung des Befragungsergebnisses. Zur Abschätzung eventueller Verfälschungstendenzen oder Hinweisen auf erhöhte Morbidität wurde zusätzlich die prozentuale Antwortverteilung (bezogen auf die Gesamtzahl der beantworteten Fragen) angegeben.

Diese Tatsache setzt allerdings die Kenntnis des gesamten Anamneseschemas voraus, will der Arzt den größtmöglichen Nutzen aus den so aufbereiteten Informationen ziehen.

Ein weiterer Ansatz zur Datenpräsentation, der sich konsequent aus der problemorientierten Konstruktion des Anamneseschemas ableiten ließ, beruhte auf einer Abbildung des jeweiligen Antwortmusters auf die diagnostisch relevanten Fragen-Problemkategorie-Relationen. Sie waren durch die problemorientierte Konstruktion bzw. die Validitätskontrolle (siehe Abschnitt 4.3) festgelegt (siehe Abschnitt 5.6). Im Verhältnis zur Maximalzahl der für eine Problemkategorie relevanten Fragen konnte dann der quantitative Anteil der positiv beantworteten Sachverhalte ausgewiesen und in der Form sogenannter "Merkmalsmuster" graphisch aufbereitet werden (siehe Figur 3.3-2).

Problemkategorie				
Tbc	x	1	(3)	
Darminfektion		0	(5)	
Grippe	xxxxxxxxxxxxxxxx	8	(10)	
Hepatitis	xxx	2	(12)	
Anämie		0	(9)	
Diabetes mellitus	xxxxxxxxxxxxxxx	15	(20)	
Hypotonie	xxxxxxxxxxxxxxxxxxxx	9	(9)	+
Herzinsuffizienz	xxxxxxxxxxxxxxxx	4	(5)	
Bronchitis	xxxxxxxxxxxxxxx	3	(4)	
Wirbelsäulensyndrom	xxx	1	(8)	

Anzahl der je Problemkategorie positiv beantworteten Symptome (→ erste Zahlenspalte)

Anzahl der für die Problemkategorie validierten Symptome (→ Zahlen in Klammern)

Figur 3.3-2 Die graphische Aufbereitung von Symptommustern unter Zugrundelegung der ärztlichen Erfahrung führt zu typischen Merkmalsmustern, die - wie beim Betrachten eines Röntgenbildes - sehr schnell zur diagnostisch orientierten Informationsinterpretation führen.

Diesbezügliche Untersuchungen auf der Datenbasis des Präroutinetests II (siehe Abschnitt 4.1.2) haben jedoch gezeigt, daß sich dieses Konzept bei einem umfangreichen Geltungsbereich (94 Problemkategorien) und wenigen relevanten Fragen für eine Problemkategorie als wenig brauchbar erwies (ca. 47 % aller beim Präroutinetest II dokumentierten Problemkategorien wurden bei einem Schwellwert von 50 % für den Hinweis korrekt klassifiziert). Dies war insbesondere dann der Fall, wenn für eine Problemkategorie nur eine Frage als Entscheidungskriterium herangezogen wurde. Sämtliche falsch positive Fälle wurden dann als "Treffer" ausgewiesen.

Gegebenenfalls könnten mathematisch-statistische Verfahren (z.B. deterministisch und probabilistische Ansätze, "artificial intelligence"), wie sie im Schrifttum /86, 87, 115, 227, 230/ ausführlich beschrieben wurden bei der problemorientierten Präsentation des Befragungsergebnisses bessere Resultate erzielen.

4 Evaluation

Die wesentlichen Vorteile der hier geschilderten eigenen Untersuchung lagen im Vergleich zu den bisherigen Erfahrungen mit der problemorientierten Konstruktion (siehe Absatz 3.1.2) darin, daß die in diesem Zusammenhang vorliegenden institutionellen Voraussetzungen die Durchführung umfangreicher Präroutinetests gestatteten und Gelegenheit gaben, zur Beantwortung der Frage Stellung zu nehmen, ob und inwieweit das spezifizierte Problemspektrum mit dem erarbeiteten Fragenkatalog abgedeckt werden konnte und wie sich die Akzeptanz der Befragten und der begutachtenden Ärzte verhielt. Die methodischen Verfahrensschritte und die erzielten Ergebnisse werden nachfolgend beschrieben.

4.1 Datenbasis

Zur Gewinnung des für die Qualitätsbeurteilung erforderlichen Datenmaterials wurden die Versionen II und III des Anamneseschemas in der Form eines Fragebogens aufbereitet und an 214 (Präroutinetest I) bzw. 7540 (Präroutinetest II) Probanden getestet.

4.1.1 Präroutinetest I

Im Testzeitraum von April bis Juni 1980 füllten insgesamt 214 deutschsprachige Versicherte, die zu einer vertrauensärztlichen Begutachtung erschienen, den Fragebogen Version II (siehe Abschnitt 6.2) aus. Damit regionalbedingte Unterschiede in der Versichertenpopulation (z.B. Stadt-/ Landbevölkerung, Dialekte, typische Berufsbilder und damit verbundene spezifische Krankheiten) Berücksichtigung fanden, wurde der Präroutinetest I in fünf vertrauensärztlichen Dienststellen unterschiedlicher Größenordnung (1 bis 22 Ärzte) und geographischer Lage (Nord- und Süddeutschland) durchgeführt.

Der organisatorische Ablauf stellte sich wie folgt dar: Jedem Versicherten wurde unmittelbar nach seiner Ankunft ein Fragebogen mit kurzen erklärenden Bemerkungen (z.B. das ärztliche Gespräch wird durch dieses Verfahren nicht ersetzt sondern folgt nach Ausfüllen des Fragebogens) von einer Arzthelferin ausgehändigt. Eine Selektion der Probanden wurde insofern vorgenommen, da nicht deutschsprachige Versicherte vom Test ausgeschlossen waren, um durch Sprachschwierigkeiten eventuell bedingte

Verzerrungen des Datenmaterials auszuschließen. Zur Bearbeitung des Bogens stand ein separater Raum zur Verfügung, so daß gewissen Erfordernissen des Datenschutzes Rechnung getragen wurde. Für eventuelle Rückfragen war eine Arzthelferin in Rufbereitschaft. Zum Abschluß der sozialmedizinischen Begutachtung wurde(n) jeweils die - unabhängig von der Kenntnis des Fragebogens - vom Vertrauensarzt formulierte(n) Diagnose(n) klartextlich auf einem dem Fragebogen beigegebenen Formblatt vermerkt, um einen groben Überblick über die Krankheitsartenstruktur des Probandenkollektivs zu bekommen.
Konnte die gutachtliche Fragestellung nicht endgültig abgeklärt werden, war zu einem späteren Zeitpunkt eine erneute sozialmedizinische Begutachtung erforderlich, bei welcher der Versicherte nochmals einen Fragebogen beantwortete. Selbstverständlich konnte er dabei seine bei der Ausfüllung des ersten Fragebogens angegebenen Antworten nicht einsehen. Auf diese Weise ergab sich bei 104 Versicherten die zur Beurteilung der Reliabilität erforderliche Doppelbefragung (siehe Absatz 4.2.1). Es ist jedoch darauf hinzuweisen, daß die Entscheidung für eine Einladung zu einer Nachuntersuchung im wesentlichen vom Krankheitsbild und vom aktuellen Krankheitsverlauf abhängig war. Außerdem ist im Regelfall der Termin für eine Nachuntersuchung gegenstandslos, wird eine bestehende Arbeitsunfähigkeit zwischenzeitlich beendet.

Die quantitative Aufteilung der Testpopulation hinsichtlich der Merkmale Geschlecht und Befragungsmodus ist aus Figur 4.1.1-1 ersichtlich. Demnach betrug der Anteil der erstbefragten männlichen Versicherten 58,4 %, derjenige der weiblichen 41,6 %. Die Spannweite des Alters reichte von 19 - 61 Jahren.

1. Befragung			2. Befragung		
♂	♀	Σ	♂	♀	Σ
125	89	214	72	32	104

Figur 4.1.1-1 Quantitative Aufteilung der Testpopulation hinsichtlich Geschlecht und Befragungsmodus. Die ausgewiesenen Werte sind um 10 Fragebogen bereinigt, die aufgrund mangelhafter und unkorrekter Ausfüllung (Befragung wurde vom VäD-Personal abgebrochen) nicht zur Auswertung herangezogen werden konnten.

4.1.2 Präroutinetest II

Die Zielsetzung des Präroutinetests II bestand darin, die Qualität des modifizierten Anamneseschemas (Version III) zu bewerten und insbesondere eine für die Validitätsuntersuchungen ausreichende Datenbasis zu gewinnen. Die Auswahl der "Testdienststellen" richtete sich daher in erster Linie danach aus, für alle Problemkategorien des Geltungsbereiches ausreichende (mehr als 10 Fälle) Fallzahlen zu erhalten, wobei regionale und zeitliche Krankheitsprävalenzen Beachtung fanden. Aus diesem Grunde wurde der Testzeitraum (Juli bis November 1980) und die Anzahl der am Test beteiligten vertrauensärztlichen Dienststellen von ursprünglich 5 beim Präroutinetest I auf jetzt 54 in 10 LVA-Bereichen und der AOK Berlin erweitert. Druckkosten und organisatorische Gegebenheiten setzten jedoch einem bundesweiten Test Grenzen.

Die organisatorische Durchführung entsprach derjenigen des Präroutinetests I. Abweichend hiervon wurde jedoch keine Doppelbefragung durchgeführt (Begründung siehe Absatz 4.2.2), d.h. es wurden nur die deutschsprachigen Versicherten in die Befragung einbezogen, die zu einer Erstuntersuchung innerhalb eines laufenden Begutachtungsfalles erschienen. Modifiziert wurde die Anleitung zur Ausfüllung des Fragebogens, da viele Patienten beim Präroutinetest I bereits die Beispielfragen beantwortet hatten! Das geänderte Titelblatt ist aus dem im Anhang (siehe Abschnitt 6.3) dargestellten Fragebogen (Version III) ersichtlich. Um die Verzweigungs-Struktur noch verständlicher zu gestalten, wurden die Verweise durch Einrückungen, Sprungkommandos ("bei Nein weiter bei Nr. ...") und Fettdruck noch deutlicher hervorgehoben.

Die unabhängig von der Kenntnis des Befragungsergebnisses formulierte(n) Diagnose(n) wurde(n) durch Eintrag der Nummer(n) der entsprechende(n) Problemkategorie(n) in das Feld "Raum für ärztliche Eintragungen" vom Vertrauensarzt dokumentiert. Maximal konnten bis zu sechs Problemkategorien angegeben werden. Die betreffenden Nummern der jeweiligen Problemkategorien entnahm der Vertrauensarzt einer "Problemliste" (fortlaufend numerierte Problemekategorien des Geltungsbereiches). Dabei eventuell auftretende Übertragungsfehler mußten leider in Kauf genommen werden, da die Versicherten nach Ansicht der Vertrauensärzte psychologisch verunsichert worden wären ("Welche Krankheit habe ich wohl?"), hätte man die Problemliste jedem Fragebogen beigefügt. Eine übertragungsfreie Erfassung (Trennung von Problemliste und Fragebogen mit nachträglicher Zusammenführung über eine dienststellenbezogene Laufnummer) erschien für die maschi-

nelle Datenerfassung (Akkordarbeit!) zu aufwendig. Ergänzend oder fakultativ zur Nummer der Problemkategorie wurde aber auch von manchen Ärzten die zu statistischen Zwecken (VäD-Statistik) eingeführte ICD-Klassifikation und/oder die klartextliche Diagnose ausgewiesen.
Die einzelnen Antwortmuster in Verbindung mit den codierten Problemkategorien, wurden von einer Datenerfassungsfirma anonym und nicht mehr reindividualisierbar, d.h. ohne Angabe von Identifikatoren, auf magnetischen Datenträgern erfaßt und von einer öffentlichen Einrichtung mit der Aufgabe unabhängiger wissenschaftlicher Forschung ausgewertet (Berechnung von Entropiemaßen). Zuvor wurde die geplante Vorgehensweise zur Abwicklung des Präroutinetests II einer datenschutzrechtlichen Prüfung unterzogen und für unbedenklich befunden (siehe hierzu /196/).

Insgesamt haben 7540 deutschsprachige Versicherte den Anamnesefragebogen der Version III ausgefüllt. Vor Weitergabe an die Datenerfassungsfirma wurden sämtliche Fragebogen von einer medizinischen Dokumentationsassistentin einer kritischen Durchsicht unterzogen und 1890 Fragebogen (ca. 25 %) ausgesondert, weil

- die Dokumentation der Problemkategorie(n) versäumt wurde (1,9 %),
- ausschließlich nicht im Geltungsbereich enthaltene Problemkategorien (z.B. Schnittverletzungen, Unfälle) angegeben waren (7,7 %),
- die Ausfüllung des Fragebogens aufgrund mangelnder Motivation ("sehe ich nicht ein") verweigert wurde oder zum vorzeitigen Abbruch der Befragung geführt hatte resp. wegen mangelndem Sehvermögen (z.B. "Brille vergessen") gar nicht erst möglich war (5,8 %),
- die Beantwortung der Fragen war unvollständig (mehr als eine Seite wurde ausgelassen) und/oder unkorrekt (z.B. Fragen für Männer und für Frauen gleichzeitig ausgefüllt, zutreffende Sachverhalte wurden in ein und demselben Bogen angekreuzt, dann wieder durch Angabe der nicht zutreffenden Sachverhalte dokumentiert; 9,7 %).

Unerwartet hoch fiel mit 9,7 % der Anteil der unvollständig und/oder unkorrekt ausgefüllten Fragebogen aus, was sicherlich auf eine unzureichende Erklärung in der Handhabung des Fragebogens zurückzuführen war. Abweichend zum Präroutinetest I wurden aus Kostengründen die Ausfüllhinweise nicht jedem Bogen vorgeheftet, sondern vom Dienststellenpersonal ausgegeben, eingesammelt und dann wieder dem nächsten Probanden ausgehändigt. Offenbar wurde vielfach die Ausgabe der schriftlichen Ausfüllanleitung durch mehr oder weniger ausführliche mündliche Hinweise ersetzt.

Diese Tatsache zeigte sich auch darin, daß die Verzweigungsstruktur der Version III unzureichend beachtet wurde. Quantitative Hinweise auf korrektes Verzweigen sollte ein Vergleich zwischen dem Anteil der NEIN-Antworten der Verzweigungsfragen und dem Anteil fehlender Antworten der jeweils ersten zu überspringenden Folgefragen vermitteln. Die entsprechenden prozentualen Unterschiede sind für alle Verzweigungsfragen der Version III in Figur 4.1.2-1 ausgewiesen. Im Durchschnitt stimmte der Anteil fehlender Antworten der Folgefragen mit dem Anteil der NEIN-Antworten der vorausgegangenen Verzweigungsfragen um 65,30 % überein. Die geringste Abweichung betrug 81,65 % (FNR 159), die größte 49,31 % (FNR 58). Die Vermutung, daß die Anzahl der zu überspringenden Folgefragen eventuell einen Einfluß auf die Korrektheit des Verzweigens ausübt, ließ sich nicht bestätigen. Vielmehr scheint die Sequenz und Anordnung der Fragen im Fragebogen dafür entscheidender zu sein.
Da die Beantwortung des Fragebogens je nach Engagement des Personals der Testdienststellen den Versicherten mehr oder weniger freigestellt war, lag der Anteil der Verweigerer (einschließlich vorzeitig abgebrochener resp. wegen mangelnden Sehvermögens nicht durchzuführender Befragungen) mit 5,8 % doch relativ hoch. Hätte die Screeninganamnese bereits zum eingeführten diagnostischen Standard gehört, so wäre dieser Anteil sicherlich geringer ausgefallen.

Die Frage, inwieweit nun die auswertbaren 5650 Fragebogen von einem hinsichtlich der Merkmale Alter, Geschlecht und Krankheitsart repräsentativen Klientel der Versichertenpopulation bearbeitet wurden, ließ sich aufgrund der zahlreichen zufälligen und nicht zufällig wirksamen selektiven Einflüsse nicht dezidiert entscheiden. Figur 4.1.2-2 versucht unter Einbeziehung der bekannten Faktoren diesen Auswahlprozeß schematisch darzustellen. Dabei sind insbesondere auch die angesprochenen subjektiven Entscheidungssituationen der Krankenkasse und des Vertrauensarztes zu berücksichtigen, die festlegen, welcher Versicherte überhaupt zu einer vertrauensärztlichen Untersuchung eingeladen wird. Für die versuchsplanabhängigen Entscheidungen wurde die entsprechende quantitative Aufteilung der Testpopulation ausgewiesen.

Im Sinne einer "Verfahrenskritik" sind hier, ergänzend zu den obigen Ausführungen, noch Aspekte der Datenerfassung, der Informationswertung und des Dokumentationsverhaltens zu erörtern, welche von Einfluß auf die Qualität der zur Qualitätskontrolle des Anamneseschemas herangezogenen Datenbasis waren.

FNR	Verzweigungsfrage	Unterschied in %
3	Hat sich in den letzten 6 Monaten Ihr Körpergewicht um mehr als 5 kg verändert?	49,47
10	Schlafen Sie schlecht?	61,85
16	Ist Ihnen im Verlaufe Ihrer jetzigen Erkrankung übel gewesen?	64.52
19	Ist Ihnen öfter schwindelig?	64,80
54	Leiden Sie unter Kopfschmerzen?	64,68
58	Haben Sie Schmerzen im Gesicht?	49,31
67	Leiden Sie im Zusammenhang mit Ihrer jetzigen Erkrankung an Ohrenbeschwerden?	60,54
77	Haben Sie Beschwerden oder Veränderungen im Mund bzw. an den Lippen bemerkt?	57,70
85	Leiden Sie unter Schmerzen oder Engegefühlen in der Brust?	72,46
103	Haben Sie Schmerzen beim Atmen?	68,80
105	Leiden Sie unter Atemnot oder Kurzatmigkeit?	71,48
114	Leiden Sie im Zusammenhang mit Ihrer jetzigen Erkrankung unter Husten?	64,76
118	Haben Sie Auswurf?	62,20
127	Haben Sie Blut im Stuhl bemerkt?	60,85
135	Leiden Sie im Zusammenhang mit Ihrer jetzigen Erkrankung unter Schmerzen in der Nierengegend?	72,00
137	Ist Ihnen innerhalb der letzten 3 Monate an Ihrem Urin etwas aufgefallen?	69,36
146	Haben Sie Auffälligkeiten an Ihrer Haut bemerkt (nicht Hautjucken)?	63,16
150	Leiden Sie an Hautjucken?	63,75
153	Haben Sie Schwellungen oder Knotenbildungen an Ihrem Körper festgestellt?	67,85
159	Treten beim schnellen Gehen Schmerzen in den Waden auf?	81,65
162	Haben Sie oder hatten Sie innerhalb der vergangenen 6 Monate Gelenkschmerzen?	79,43
171	Aufgrund geringer Antwortfrequenz war für die Verzweigungs-Frage Nr. 171 ("Haben Sie Veränderungen oder Beschwerden an Ihren Geschlechtsorganen bemerkt?") keine diesbezügliche Aussage möglich.	

Figur 4.1.2-1 Prozentuale Übereinstimmung zwischen dem Anteil fehlender Antworten der jeweils ersten Folgefrage und den NEIN-Antworten der entsprechenden Verzweigungsfrage für Version III. Je kleiner der ausgewiesene Unterschied, um so geringer wurde die Verzweigung beachtet.

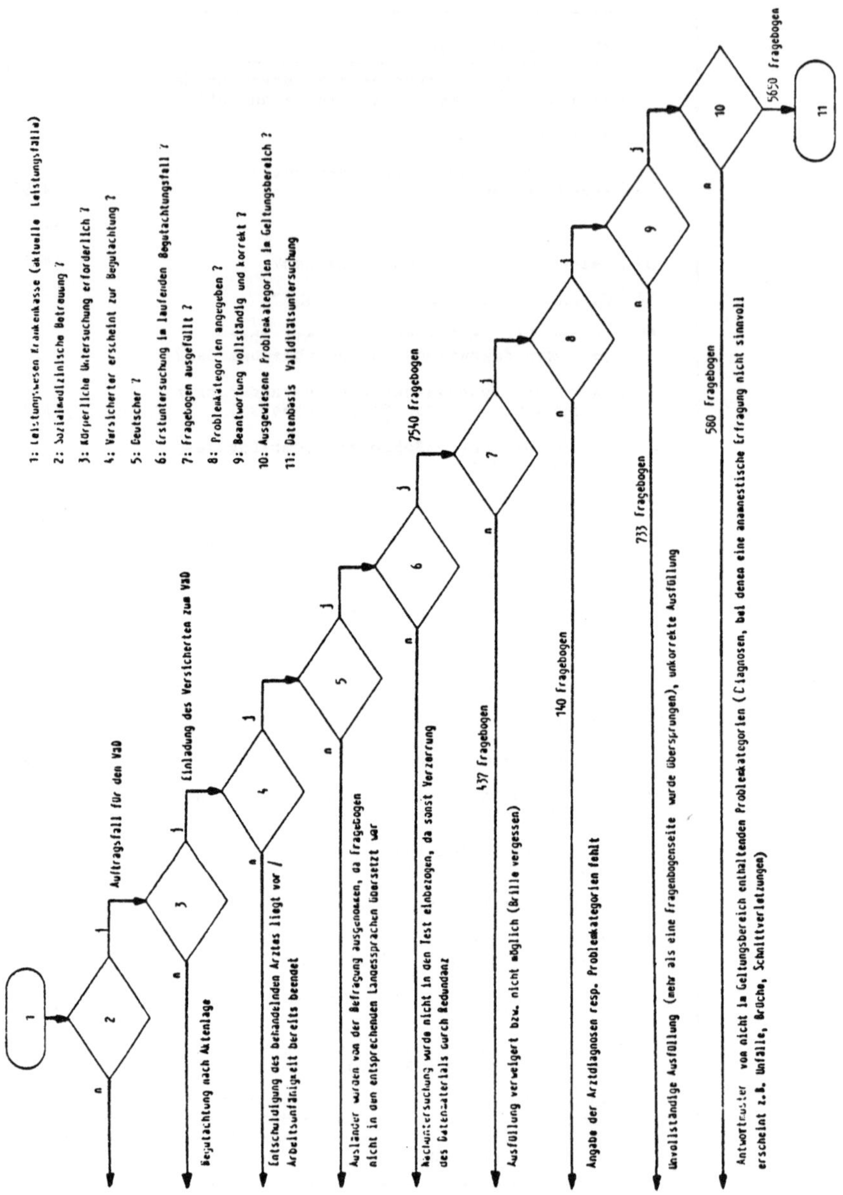

Figur 4.1.2-2 Selektive Einflüsse beim Präroutinetest II. Dargestellt sind die entsprechenden Einzelentscheidungen, welche die Repräsentativität der Datenbasis für die Validitätsuntersuchungen bestimmten.

Im einzelnen müssen, entsprechend dem chronologischen Verfahrensablauf genannt werden:

- Wirksamkeit von Biorhythmen
  Bedingt durch Biorhythmen /80/ konnte es möglich sein, daß bei ein und derselben Problemkategorie je nach Tageszeit der Ausfüllung des Fragebogens unterschiedliche Symptommuster zustande kommen. Das Zeitintervall für die Bearbeitung des Fragebogens war daher auf den Vormittag (7.30 - 12.00 Uhr) begrenzt worden, so daß diesbezüglich die Schwankungsbreite vermindert sein könnte.

- Vollständigkeit der Ausfüllung
  Insgesamt betrug die Summe der absoluten Häufigkeiten der Antwortkategorien "JA", "?" und "NEIN" 816671. Dies entsprach bei 5650 Fragebogen im Mittel ca. 144 beantworteten Anamnesefragen. Geht man davon aus, daß bei der Version III männliche Patienten zwischen 107 und 178 Fragen, weibliche Patienten zwischen 112 und 176 Fragen zu beantworten hatten, so fällt der errechnete Mittelwert der beantworteten Fragen jeweils in beide genannte Intervalle, was auf eine zufriedenstellende Ausfüllung hindeutete, sieht man einmal von den bereits ausgesonderten Fragebogen und den Fragen zum Komplex Genitalbereich ab. Die relative Häufigkeit der nicht beantworteten Fragen lag beim Komplex Genitalbereich mit 53 % bei FNR 171 (Verzweigungsfrage nur für Männer) und 25 - 34 % bei FNR 179 bis FNR 184 (obligatorische Fragen nur für Frauen) außerordentlich hoch, was offensichtlich auf eine mangelnde Bereitschaft zur Beantwortung von "intimen" Fragen hindeutet. Dies wird insbesondere beim Vergleich der nicht beantworteten Verzweigungsfragen deutlich. Hier betrug die mittlere relative Häufigkeit fehlender Antworten nur 5 % (maximal 9 % bei FNR 103).

- Verfälschungstendenzen
  Zur Abschätzung der Verfälschungstendenzen Aggravation und Dissimulation wurde jeweils die prozentuale Häufigkeit der JA- resp. NEIN-Antworten je Fragebogen über die gesamte Datenbasis berechnet. Die entsprechenden Resultate (siehe Figur 4.1.2-3) zeigen, daß nur 0,3 % aller 5650 Fragebogen eine Häufigkeit der JA-Antworten je Fragebogen von über 61 % aufwiesen. Um nun zu klären, ob es sich hierbei um besonders "kranke" Versicherte oder um Aggravation handelte, wurden die entsprechenden Antwortmuster mit den zugehörigen Problemkategorien näher untersucht. Es zeigte sich, daß bei ca. 1/4 der Fälle nur eine Krankheit aus der Gruppe "Krankheiten des Skeletts, der Muskeln und des Bindegewebes"

dokumentiert worden war, obwohl die Versicherten Symptome zu den Fragenkomplexen "Herz-, Kreislauferkrankung" und "Verdauungsorgane" angegeben hatten. Die Frage, ob es sich hierbei tatsächlich um Aggravation oder nur um unvollständig dokumentierte Problemkategorien handelt, konnte somit leider nicht abschließend abgeklärt werden.
Bei den übrigen Fällen mit einer JA-Antworthäufigkeit von über 61 % je Fragebogen standen die Antwortmuster in etwa in Einklang mit den dokumentierten Problemkategorien. Entsprechendes galt auch für die NEIN-Antworthäufigkeit von über 81 % je Fragebogen bei ca. 5 % der insgesamt 5650 Fragebogen.

Häufigkeit der ... Antworten je Fragebogen (in %)	JA	?	NEIN	keine Antwort
0 - 10	18,9	96,5	1,0	26,4
11 - 20	37,1	3,0	1,2	13,2
21 - 30	26,1	0,4	2,3	20,4
31 - 40	12,8	0,1	7,8	28,6
41 - 50	4,0	0,0	27,1	7,7
51 - 60	0,8	0,0	32,5	1,9
61 - 70	0,2	0,0	14,0	0,8
71 - 80	0,1	0,0	9,1	0,6
81 - 90	0,0	0,0	4,5	0,3
91 - 100	0,0	0,0	0,5	0,1
	100,0	100,0	100,0	100,0

Figur 4.1.2-3 Prozentuale Häufigkeit der Antwortkategorien je Fragebogen (Version III - 5650 Patienten).

- Validität der vom Arzt gestellten Diagnose

Als Diagnose wird nach WIELAND /236/ eine positive ärztliche Singuläraussage verstanden, mittels derer einem bestimmten, individuellen Patienten zu einem bestimmten Zeitpunkt ein bestimmter Krankheitsbegriff zugeordnet wird. Diagnosen sind demnach Kürzel mit einer Bedeutung, die eine für die natürliche Sprache typische Variationsbreite haben /179/. Entsprechend der Variation des zugrunde gelegten Krankheitsbegriffes werden je nach Fachrichtung und Lehrmeinung die Diagnosebezeichnungen intensional und extensional sehr uneinheitlich gebraucht /179/.

Es wäre daher eigentlich erforderlich gewesen, jede Problemkategorie durch eine exakte "Meßvorschrift" (z.B. Pankreasinsuffizienz nur bei vorhandenen Fettstühlen) zu beschreiben, damit identische diagnostische Sachverhalte auch von verschiedenen Untersuchern semantisch äquivalent bezeichnet werden. Jedoch schien dies in Anbetracht des umfangreichen Geltungsbereiches und einer sicherlich mangelnden Akzeptanz auf seiten der Ärzte ein aussichtsloses Unterfangen. Es ist aber denkbar, daß aufgrund des etwa im Vergleich zum ICD grob strukturierten Geltungsbereiches, der sich vornehmlich am allgemeinmedizinischen Basiswissen orientierte und keine fachärztlichen Aspekte favorisierte, sprachliche Unschärfen in der Datenbasis selten waren. Darüber hinaus betreibt der Vertrauensarzt bei der körperlichen Untersuchung - denn dies liegt in der Natur der Sache - auch Diagnosensicherung in Bezug auf die von Institutionen der kurativen Medizin mitgeteilten Diagnosen.

- Mehrfachdiagnosen / Vollständigkeit der Angaben

  Als ein Charakteristikum der zu betreuenden Versichertenpopulation ist auf das gleichzeitige Vorliegen mehrerer Problemkategorien bei ein und demselben Versicherten hinzuweisen. Es war daher wünschenswert - trotz problemorientierter Untersuchung - diese Problemkategorien auch vollständig zu dokumentieren. Insgesamt wurden bei 5650 Fragebogen 10618 Problemkategorien spezifiziert, im Mittel also 1,88 Problemkategorien je Fragebogen. Figur 4.1.2-4 stellt die Häufigkeitsverteilung der je Fragebogen spezifizierten Problemkategorien dar, wobei sich zeigt, daß bei 47,30 % der Fragebogen nur eine Problemkategorie angegeben wurde. Offenbar wurden die Instruktionen zur Dokumentation der Problemkategorien von den am Test beteiligten Ärzten unterschiedlich aufgefaßt, wofür sicherlich vielfältige Gründe (z.B. durch die gutachtliche Fragestellung abgegrenzte problemorientierte Untersuchung) maßgeblich sind; nichtzuletzt sicherlich auch das Dokumentationsverhalten der Ärzte im allgemeinen. Ähnliche Ergebnisse zeigten sich bei der VERDEN-Studie /153/. Der Medianwert der pro Patient registrierten Diagnosen lag hier bei zwei. Bei 95 % der Patienten wurden weniger als 7 Diagnosen registriert, während das Maximum 15 Diagnosen betrug. Das Verhalten der Ärzte war aber deutlich unterschiedlich. Während ein Arzt 1 bis 6 Diagnosen, im Mittel weniger als 2, spezifizierte, gab ein anderer 1 bis 15, im Mittel etwa 6, an. Es ist aber auch zu berücksichtigen, daß aufgrund der Abgrenzung des Entscheidungsraumes vielfach mehrere Diagnosen unter einer Problemkategorie zusammengefaßt dokumentiert wurden.

- Klassifikationsfehler

Als Klassifikationsfehler soll eine fehlerhafte Einordnung (Verschlüsselung) der Arztdiagnose in den Geltungsbereich bezeichnet werden. Bei der Durchsicht der Fragebogen konnten lediglich alle klartextlich und durch die Nummer der entsprechenden Problemkategorie dokumentierten Diagnosen auf korrekte Verschlüsselung überprüft werden. Dabei zeigte sich, daß die Diagnosen "Adipositas" und "Klimakterium" sowohl in die Kategorien 17 ("Sonstige innersekretorische Erkrankungen") resp. 52 ("Sonstige Erkrankungen der weiblichen Genitale") als auch in die Kategorien 40 ("Sonstige Krankheiten der Verdauungsorgane") resp. 49 ("Menstruationsstörungen") eingeordnet wurden. Eine Korrektur wurde insofern vorgenommen als "Adipositas" in Kategorie 17 und "Klimakterium" in Kategorie 49 verschlüsselt wurde. Unklar erschien die Verschlüsselung von Suchtkrankheiten (Drogen etc.), was durch entsprechende Hinweise der Ärzte erkennbar war. Suchtkrankheiten wurden nachträglich der Kategorie 88 ("Sonstige psychische Abnormitäten") zugeordnet. Der zweimal aufgetretene Fall von 8 spezifizierten Problemkategorien war auf eine redundante Verschlüsselung zurückzuführen. Sonstige fehlerhaften oder redundanten Verschlüsselungen ließen sich nicht nachweisen. Sicherlich erleichterte die - etwa im Vergleich zum ICD - grobe Strukturierung des Geltungsbereiches die Diagnoseklassifikation.

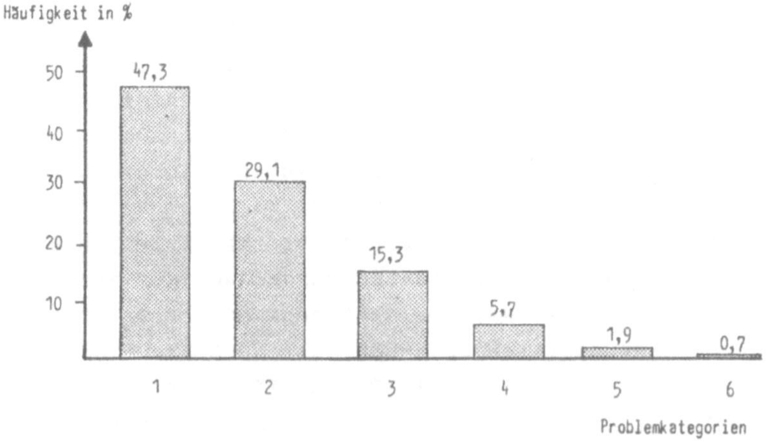

Figur 4.1.2-4 Anzahl der je Fragebogen dokumentierten Problemkategorien beim Präroutinetest II unter Berücksichtigung von 5650 ausgewerteten Fragebogen.

- Übertragungsfehler
  Übertragungsfehler bei der Dokumentation der Problemkategorie(n) waren schwer abschätzbar, jedoch vermutlich selten, da die Angabe unmittelbar vom Arzt nach der Untersuchung auf dem Fragebogen vermerkt und nicht per Diktat erfaßt wurde.

Die Häufigkeitsverteilung der im Rahmen des Präroutinetests II dokumentierten Problemkategorien ist detailliert im Anhang unter Abschnitt 6.1 bzw. in Figur 4.1.2-5 aufgeführt. Es war festzustellen, daß jede Problemkategorie des Geltungsbereiches mindestens einmal bei der Testpopulation vertreten war. Die Problemkategorien "Geschlechtskrankheiten" und "Tetanie" wurden jeweils nur einmal dokumentiert. Für 29,78 % aller Problemkategorien des Geltungsbereiches waren mindestens 100 Fälle bei der Testpopulation diagnostiziert worden. Außerordentlich häufig waren dabei, im Vergleich zu anderen Problemkategorien, typische "Zivilisationskrankheiten" repräsentiert.

Die Gruppe der "Krankheiten des Skeletts, der Muskeln und des Bindegewebes" wies mit insgesamt 29,85 % die größte Häufigkeit auf, gefolgt von den Gruppen "Krankheiten des Kreislaufsystems" mit 19,84 %, "Seelische Störungen" 16,09 %, "Krankheiten der Verdauungsorgane" mit 10,82 % und "Krankheiten der Atmungsorgane" mit 5,42 %, was nahezu der "VäD-Krankheitsartenverteilung" entsprach, sieht man einmal von der erhöhten Fallzahl "Seelischer Störungen" ab. Die Repräsentativität der Testpopulation hinsichtlich des Merkmals "Krankheitsart" war damit hinreichend bestätigt.

Bei den Problemkategorien "Sonstige ..." handelte es sich um übergeordnete Klassen, die ein breites Spektrum von Problemen implizierten. Entsprechend groß fielen daher deren Fallzahlen aus. Dies war unter anderem aber auch darauf zurückzuführen, daß unter diese Kategorien auch solche Probleme subsummiert wurden, welche a priori gar nicht Bestandteil des Geltungsbereiches waren, wie beispielsweise die Probleme "Frakturen", "Schwangerschaft" und "Adipositas". Gleichwohl stand die bei der Definition des Geltungsbereiches getroffene Differenzierung des Problemspektrums in Einklang mit den quantitativen diagnostischen Erfordernissen der ärztlichen Zielsetzung. Beispielsweise ließen sich bei der Gruppe "Seelische Störungen" nur 37 Fälle nicht in die in dieser Gruppe explizit vorgegebenen Problemkategorien einordnen.

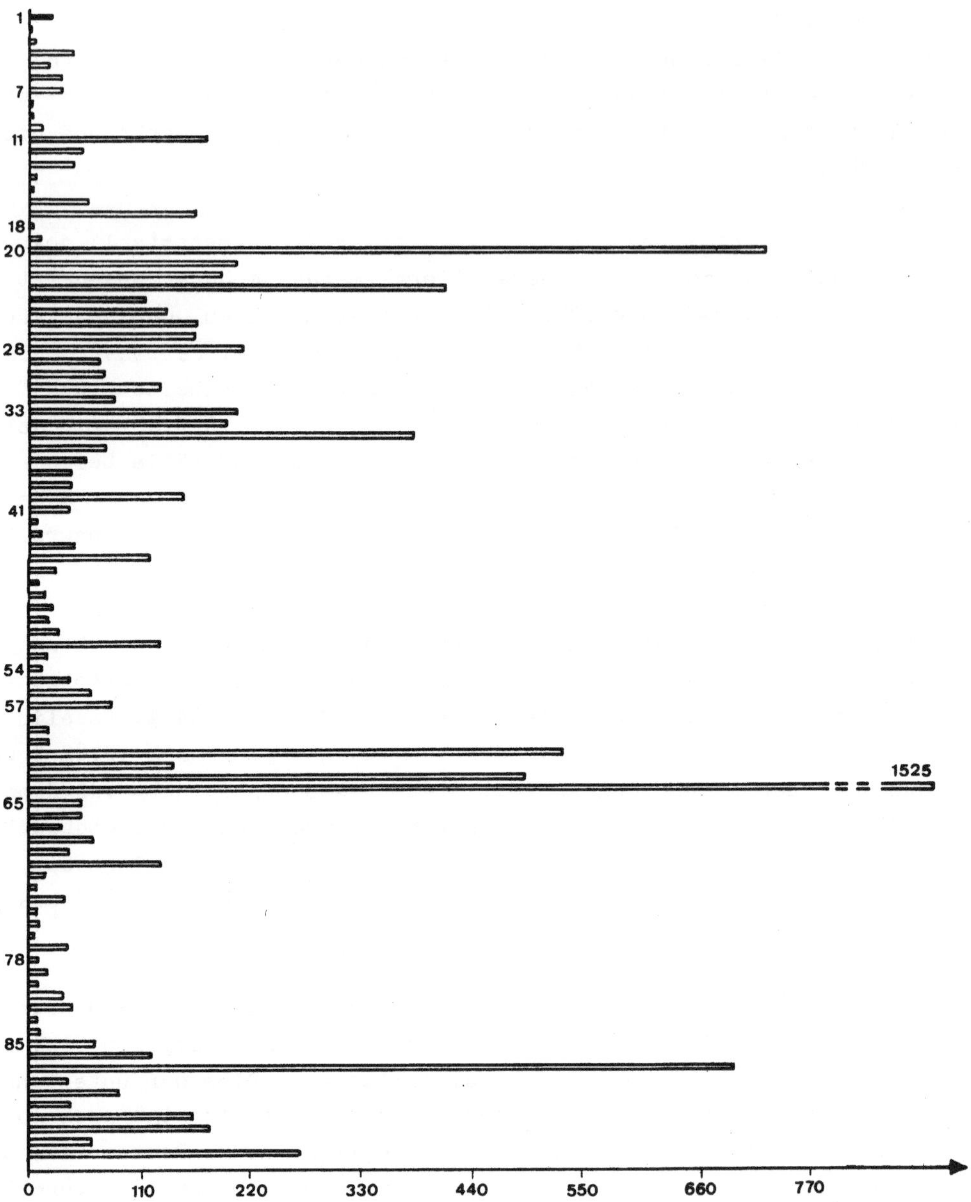

<u>Figur 4.1.2-5</u> Quantitative Verteilung der 94 Problemkategorien des Geltungsbereiches wie sie sich aufgrund der Datenbasis von 5650 Fragebogen des Präroutinetests II darstellte.

Aufgrund der Verteilung der Problemkategorien und des Merkmals Geschlecht (abgeleitet aus der Beantwortung der Fragen zum Genitalbereich: 56,60 % männlich, 41,22 % weiblich, 2,18 % konnten nicht zugeordnet werden, weil die entsprechenden Fragen nicht beantwortet wurden) sowie des großen Umfangs der Testpopulation, die sich aus breit gestreuten Lokalitäten rekrutierte, konnte jedoch für die Bewertung des Anamneseschemas hinsichtlich der Gütekriterien Reliabilität (siehe Abschnitt 4.2) und Validität (siehe Abschnitt 4.3) eine ausreichende Repräsentativität der Datenbasis unterstellt werden.

4.2 Reliabilität

Reliabilität bezeichnet den Grad der Genauigkeit, mit dem ein Erhebungsverfahren unabhängig von der Meßintention ein Merkmal erfaßt, d.h. die Konstanz eines Testergebnisses /130/. Sie konnte insofern als Indikator zur Beurteilung der Verständlichkeit einer Anamnesefrage aufgefaßt werden.
Die Bestimmung der Reliabilität setzte Untersuchungen zeitzentrierter Veränderungen von Reaktionen auf identische Instrumente voraus /191/. Dazu sind Verfahren wie Parallel-Test und Test-Retest eingeführt. Beim Parallel-Test werden die Ergebnisse zweier voneinander unabhängig durchgeführter Tests (z.B. Befragung mittels Fragebogen und Anamneseerhebung durch den Arzt), beim Test-Retest die Antworten einer zweimaligen Befragung mit demselben Fragebogen beim gleichen Versicherten miteinander verglichen. Aus Gründen des Aufwands für den Vertrauensarzt (der Test sollte im Routinebetrieb realisiert werden), der wirksamen Untersucherbias und des geringen Zeitabstandes zwischen den beiden Befragungen wurde auf das Parallel-Test-Verfahren verzichtet und beim Präroutinetest I die Test-Retest-Methode angewandt.

Die Ergebnisse eines Test-Retests werden üblicherweise in Form einer Vier-Felder-Tafel dokumentiert. Wie aus Figur 4.2-1 ersichtlich, repräsentieren dabei die Diagonalelemente a und d die absoluten Häufigkeiten der invarianten Antworten.
Für die Beurteilung der Reliabilität werden in der Literatur /16, 17, 18, 130, 154/ verschiedene Parameter angegeben, die sich aufgrund der Vier-Felder-Tafel berechnen lassen. Dies sind (jeweils in %):

- Gesamtzahl der Antworten
  $N = a + b + c + d$,

- Stabilität (Test-Retest-Reliabilität)
  $R = (a + d)\ 100\ /\ N$,
- Test-Retest-Reliabilität der JA-Antworten
  $R+ = 100\ a\ /\ (a + c)$,
- Test-Retest-Reliabilität der NEIN-Antworten
  $R- = 100\ d\ /\ (b + d)$,
- relative Häufigkeit der NEIN-JA-Wechsel NJ
  $NJ = 100\ b\ /\ (b + d)$,
- relative Häufigkeit der JA-NEIN-Wechsel JN
  $JN = 100\ c\ /\ (a + c)$,
- JA-Prävalenz JPR (im strengen Sinne kein Reliabilitätsmaß)
  $JPR = 100\ (a + c)\ /\ N$.

Hinsichtlich der genannten Reliabilitätsparameter lassen sich keine Minimal- oder Normalwerte angeben. Vielmehr sind Einzelfragen resp. Anamneseschemata damit nur untereinander vergleichbar. Beispielsweise erreichten folgende Autoren bei ihren Untersuchungen mit Fragebogen eine durchschnittliche Stabilität von 85 % (BLOHMKE et al. /18/), 85,3 % (GRÜNTZIG et al. /95/), 82,6 % (DEPNER et al. /51/), 96,2 % (LAASER et al. /125/). GRÜNTZIG et al. /95/ fordern, daß bei einer Stabilität unter 75 % die entsprechende Frage gestrichen oder neu formuliert werden sollte. Eine Stabilität von mehr als 90 % gilt allgemein als sehr gut /18/.

		1. Befragung	
		JA	NEIN
2. Befragung	JA	a	b
	NEIN	c	d

Figur 4.2-1 Vier-Felder-Tafel zur Test-Retest-Methode.

4.2.1 Test-Retest (Version II)

Die Untersuchungen zur Reliabilität der Version II erstreckten sich sowohl auf die 398 Einzelfragen als auch auf das gesamte Schema. Zur Berechnung der entsprechenden Reliabilitätsparameter wurden, wie bereits in Absatz 4.1.1 näher ausgeführt, 104 doppelt ausgefüllte Fragebogen herangezogen. Die Evaluierung erfolgte für jede Einzelfrage gemäß der in Figur 4.2-1 abgebildeten Vier-Felder-Tafel. Da das Modell der Tafel jeweils nur zwei Antwortkategorien berücksichtigen konnte, schlugen LAASER et al. /125/ vor, die "NEIN" und "?" (ich weiß nicht)-Antworten zur NEIN-Kategorie zusammenzufassen. Um jedoch keine Verfälschungseffekte zu erhalten, wurden die mit "?" beantworteten Fragen nicht in die Auswertung einbezogen. Dies schien gerechtfertigt, da die Häufigkeit der "?"-Antworten nur 0,99 % betrug!

Die Ergebnisse der Reliabilitätsbetrachtung sind jeweils für die einzelnen Fragenkomplexe und für das gesamte Anamneseschema tabellarisch in Figur 4.2.1-1 zusammengefaßt. Setzt man - wie GRÜNTZIG et al. /95/ vorgeschlagen haben - für die Stabilität R eine Grenze von 75 %, so wurde dieser Wert sowohl von der Version II des Anamneseschemas als auch von allen Fragenkomplexen übertroffen. Die durchschnittliche Stabilität des gesamten Schemas betrug 88,98 %. Da der Anteil der invarianten NEIN-Antworten (d) größer war als derjenige der invarianten JA-Antworten (a) lag die durchschnittliche Reliabilität der NEIN-Antworten (R-) mit 84,03 % wesentlich höher, als die der JA-Antworten (R+) mit nur 77,87 %.

Den besten Stabilitätswert mit 98,02 % wies der Komplex "Bewegungs-, Halteapparat", "den schlechtesten" mit 80,50 % der Komplex "Harnorgane" auf. Nur 6,53 % der Einzelfragen besaßen eine geringere Stabilität als 75 %. Es handelte sich dabei um stilistisch schlechte Formulierungen, insbesondere aber auch um Fragen nach Sachverhalten, die sich schnell ändern (z.B. PNR 41 "Hatten Sie in letzter Zeit Ärger?"). Sämtliche dieser Fragen waren in der Version III des Anamneseschemas nicht mehr vertreten, also (intuitiv aufgrund der ärztlichen Erfahrung) unabhängig von der Kenntnis der Reliabilitätswerte identifiziert und eliminiert worden (siehe näher /196/).

Der Test-Retest Reliabilität haften jedoch für die Entwicklung von Anamneseschemata einige Nachteile an, welche Alternativen wünschenswert machen /147, 150/. Bei der wiederholten Befragung konnten nämlich Erinnerungen an früher gegebene Antworten und Veränderungen des erfragten Sachverhalts eine gegensätzliche verfälschende Wirkung auf das Gütekriterium ausüben, die zudem zeitabhängig war. Insbesondere ist bei einem kurzen Zeitintervall zwischen der Erst- und Zweitbefragung eine Übertragung von der ersten auf die zweite Beantwortung wahrscheinlich. Es ist möglich, daß der Befragte die Antwort auf eine bestimmte zweifelhafte Frage entschied und sich bei der zweiten Beantwortung wieder für die gewählte Alternative, an die er sich bei der Zweitbefragung erinnerte, entschloß. Dies hat dann zur Folge, daß die Reliabilität zu optimistisch beurteilt wird. Umgekehrt können sich bei großen Zeitintervallen Verhaltensweisen oder Symptome entsprechend dem Verlauf der Erkrankung resp. unter dem Einfluß der Therapie verändern. In diesem Fall würde dann die Reliabilität zu pessimistisch beurteilt.

FRAGENKOMPLEX	R (%)	R+ (%)	R- (%)
Allgemeine Beschwerden	85,58	80,44	86,74
Nerven- und Gemütsstörungen	86,97	76,18	89,86
Kopf	84,80	80,78	84,48
Augen	85,56	81,16	87,86
Ohren	92,00	73,02	95,64
Nase	90,17	75,80	95,87
Mund, Zunge, Lippen	91,23	63,25	96,62
Hals, Rachen	86,59	76,48	93,02
Atmungsorgane, Brust	87,14	72,76	91,60
Herz, Kreislauf	89,10	82,69	87,35
Verdauungsorgane	86,81	77,49	88,53
Harnorgane	80,50	77,30	92,75
Haut, Unterhautzellgewebe	88,96	72,16	91,43
Bewegungs-, Halteapparat	98,02	80,19	82,03
Männliche Genitale	95,67	77,22	97,24
Weibliche Genitale	88,37	87,46	83,74
Version II gesamt	88,98	77,87	84,03

<u>Figur 4.2.1-1</u> Reliabilitätsparameter für die Beschwerdekomplexe der Version II des Anamneseschemas berechnet auf der Basis von 104 im Test-Retest-Verfahren ausgefüllten Fragebogen. Die ausgewiesenen Werte wurden als arithmetische Mittelwerte aus den Reliabilitätsergebnissen der entsprechenden Einzelfragen berechnet.

Für das Zeitintervall zwischen Erst- und Zweitbefragung gibt es demnach kein Optimum. Nach FAIRBAIRN et al. /68/ ist der Einfluß der Gedächtnisleistung bei einem Zeitintervall von einer Woche vernachlässigbar. LAASER et al. /125/ und GRÜNTZIG et al. /95/ gingen bei ihren Untersuchungen von einem Zeitintervall von 2 Wochen aus, das sich - so die Autoren - hinsichtlich der geschilderten Problematik als günstig erwiesen hat. Beim vorliegenden Test-Retest betrug die Spannweite zwischen Erst- und Zweitbefragung 1 bis 5 Wochen (Mittelwert: 16 Tage), so daß Verfälschungseffekte durch Erinnerung an früher gegebene Antworten vernachlässigbar sein sollten. Tatsächlich lag beim Test-Retest insgesamt der Anteil der JA-NEIN-Wechsler (1113 Fälle) mit 210 Fällen höher als der Anteil der NEIN-JA-Wechsler (903 Fälle). Günstigere Werte für das Zeitintervall zwischen Erst- und Zweitbefragung waren aus organisatorischen Gründen leider nicht möglich. Alternativ hätte man die Zweitbefragung auch durch einen Postversand der Fragebogen unmittelbar 6 - 10 Tage nach der Erstbefragung realisieren können. Aufgrund der mangelnden Operationalität, des Kostenaufwandes und der eventuell schlechten Rücklaufquote sowie der Gefahr der Ausfüllung des Fragebogens durch Fremdpersonen wurde diese Verfahrensalternative jedoch verworfen.

4.2.2 Verteilung der Antwortkategorien (Version III)

Da sich die Version III des Anamneseschemas als eine Untermenge der Version II ableitete, wurde auf eine erneute Anwendung des aufwendigen und fehleranfälligen Test-Retest-Verfahrens verzichtet und der Wert der Fragen orientierend anhand der vom Befragten kritisierten Fragen und der prozentualen Häufigkeiten der einzelnen Antwortkategorien beurteilt. Von besonderem Interesse waren hier die Häufigkeiten der JA- und der fehlenden resp. "?"-Antworten, die nach Untersuchungen von MÖHR /148, 151/ analoge Indizien für die Beurteilung der Fragenformulierung darstellen. Eine hohe JA-Prävalenz vermittelt jedoch nur dann einen Hinweis auf schlechte Reliabilität, wenn im Datenmaterial keine signifikanten Häufungen typischer Krankheitsbilder repräsentiert sind. Die Frage nach "Husten" würde etwa dann eine hohe JA-Prävalenz besitzen, befragt man ausschließlich Versicherte mit Bronchitis. Daraus kann dann aber noch nicht gefolgert werden, daß es sich um eine schlecht formulierte Frage handelt. Beispielsweise lag bei der Version III der Anteil der JA-Antworten mit 40,62 % beim Komplex "Bewegungs-, Halteapparat" in den zahlreichen Fällen von "Wirbelsäulen-Syndrom" bei der Testpopulation (siehe hierzu Abschnitt 6.1), mit 41,67 % beim Komplex "Allgemeine Beschwerden" in den unspezifischen Symptomfragen (z.B. FNR 1 und FNR 2) begründet. Die JA-Prävalenzen mußten daher unter dem oben genannten Vorbehalt eingeschränkt beurteilt werden.

Offenbar waren die Häufigkeiten der "?"- und der fehlenden Antworten bessere Indikatoren für eine schlechte Fragenformulierung. Entsprechend der Ausfüllanleitung sollten die Versicherten die Antwortkategorie "?" nur dann ankreuzen, wenn sie sich auch nach reiflicher Überlegung nicht zwischen "JA" und "NEIN" entscheiden konnten. Eine "?"-Antwort konnte demzufolge die Bedeutungen

- ich weiß nicht,
- ich kann mich nicht einordnen,
- ich verstehe die Frage nicht,

eine fehlende Antwort die Bedeutungen

- ich wünsche nicht zu antworten,
- ich brauchte nicht zu antworten (Sprungfrage wurde mit NEIN beantwortet)

haben. Die prozentuale Aufteilung der Antwortkategorien "JA", "?" und "NEIN", bezogen auf die einzelnen Fragenkomplexe der Versionen II und III, ist in Figur 4.2.2-1 angegeben, eine Übersicht über den Anteil fehlender Antworten (Verzweigungs-Fragen der Version III) wurde in Figur 4.1.2-1 zusammengestellt.

Aus Figur 4.2.2-1 ist ersichtlich, daß der Komplex "Herz, Kreislauf" bei der Version III mit einer relativen Häufigkeit von 3,8 % "?"-Antworten am schlechtesten abschnitt. Dies lag ausschließlich an der Frage

- FNR 120 "Leiden Sie unter einem unregelmäßigen Herzschlag?",

welche eine relative Häufigkeit der "?"-Antworten von 8 % besaß. Eine bessere Formulierung wäre etwa

- FNR 120 "Haben Sie den Eindruck, daß Ihr Herz manchmal unregelmäßig schlägt, stolpert oder aussetzt?"

Die zweithäufigste "?"-Prävalenz mit 2,74 % der Version III besaß der Komplex "Nerven- und Gemütsstörungen". Hier waren die Fragen FNR 35 ("Sind Sie mit Ihrer Arbeit unzufrieden?") und FNR 36 ("Glauben Sie an einem anderen Arbeitsplatz besseres zu leisten?") dafür ursächlich, was zweifellos auf eine zurückhaltende Meinungsäußerung bei solchen "sensiblen" Fragen schließen ließ.

FRAGENKOMPLEX	VERSION II			VERSION III		
	% JA	% ?	% NEIN	% JA	% ?	% NEIN
Allgemeine Beschwerden	42,65	0,85	56,50	41,67	1,85	56,48
Nerven- und Gemütsstörungen	32,83	1,12	66,05	28,08	2,74	69,18
Kopf	57,22	1,06	41,72	29,68	1,90	68,42
Augen	30,50	1,34	68,16	26,89	1,45	71,66
Ohren	14,74	0,86	84,40	15,86	1,39	82,75
Nase	14,07	1,16	84,77	22,08	1,02	76,90
Mund, Zunge, Lippen	15,76	0,78	83,46	12,98	1,89	85,13
Hals, Rachen	17,60	0,49	81,91	11,04	0,99	87,97
Atmungsorgane, Brust	28,98	1,30	69,72	23,90	2,38	73,72
Herz, Kreislauf	40,86	1,86	57,28	28,45	3,80	67,75
Verdauungsorgane	22,85	0,83	76,32	16,58	1,29	82,13
Harnorgane	18,89	0,86	80,25	12,44	1,76	85,80
Haut, Unterhautzellgewebe	27,26	0,49	72,25	14,08	1,57	84,35
Bewegungs-, Halteapparat	36,15	0,97	63,88	40,62	2,16	57,22
männliche Genitale	5,10	0,26	94,64	3,71	0,50	95,79
weibliche Genitale	20,04	0,76	79,20	17,30	1,60	81,10
Gesamt	31,19	0,99	67,82	26,44	1,91	71,65

Figur 4.2.2-1 Prozentuale Aufteilung der Antwortkategorien JA, "?" und NEIN beim Präroutinetest I (214 Probanden) und II (5650 Probanden) bezogen auf die Fragenkomplexe der Anamneseschemata Version II und III.
Als 100 % wurde jeweils die Summe aller innerhalb eines Fragenkomplexes gegebenen Antworten zugrunde gelegt.

Darüber hinaus wurden auch die Fragen zur Arbeits- und Arbeitsplatzzufriedenheit außerordentlich selten beantwortet (FNR 35 mit einer relativen Häufigkeit fehlender Antworten von 8 % und FNR 36 mit 1 %). Beide Fragen sollten daher ersatzlos gestrichen werden. Diese Ergebnisse bestätigen die Richtigkeit Sachverhalte zur Sozialanamnese nicht standardisiert zu erfragen, sondern dem ärztlichen Gespräch zu überlassen. Teilweise erklärte sich aber ein hoher Anteil von "?"-Antworten auch durch den Sachverhalt selbst, wenn diese Antwortkategorie im Sinne von "ich weiß nicht" verwendet wurde wie z.B. bei der Frage

- FNR 93 "Verschwinden die Brustschmerzen bei Einnahme von Medikamenten?".

Dies wirkte sich dann für die prozentuale Häufigkeit der "?"- Antworten des Fragenkomplexes entsprechend aus.

Stilistisch verbessert werden sollten auch die Fragen

- FNR 17 "Hängt Ihre Übelkeit mit den Mahlzeiten zusammen?"
- FNR 169 "Ist Ihnen aufgefallen, daß Ihre Wirbelsäule steif geworden ist?"

mit einer im Vergleich zu den anderen Fragen auffälligen relativen Häufigkeit der "?"-Antworten von jeweils 3 %. Formulierungsvorschläge wären etwa:

- FNR 17 Hängt Ihre Übelkeit mit dem Essen zusammen?
- FNR 169 Ist Ihnen aufgefallen, daß Sie sich schlechter bücken können?

Entfallen sollte die Frage FNR 107 "Haben Sie Atemnot, wenn Sie langsam gehen?", da hinsichtlich des erfragten Symptoms "Atemnot beim normalen Gehen" (FNR 108) keine weitergehende diagnostische Differenzierung intendiert war.

Darüber hinaus erscheint es zweckmäßig, die verneinte Frage FNR 145 "Läßt der Harndrang nach dem Wasserlassen nicht nach?" zu ändern in: "Verspüren Sie nach dem Wasserlassen Harndrang?"

Insgesamt konnte festgestellt werden, daß die Version III, abgesehen von den angesprochenen geringfügigen Verbesserungsvorschlägen, bereits weitgehend den gestellten Forderungen hinsichtlich einer verständlichen Fragenformulierung genügte, was die Erfordernis einer Integration der ärztlichen Erfahrung beim Designprozeß medizinischer DV-Anwendungen erneut bestätigte /siehe hierzu auch 196/.

4.3 Validität

Reliabilität begrenzt die Validität, indem ein Test maximal so valide sein kann, wie er reliabel ist /148/. Demzufolge war die Validität daher das entscheidendere Kriterium zur Beurteilung der Güte des Anamneseschemas /130, 148, 150/.

Je nach Betrachtungsstandpunkt lassen sich verschiedene Ausprägungen der Validität abgrenzen (vgl. SCHMIDT und KESSLER /191/). Kriteriumsvalidität einer anamnestischen Aussage liegt dann vor, wenn die Aussage des Befragten mit einem objektiven Kriterium (Außenkriterium) für den Sachverhalt übereinstimmt. In der Literatur werden verschiedene indirekte Methoden angeführt, um die Kriteriumsvalidität von Aussagen zu testen. BLOHMKE et al. /18/ prüften bei einem Anamnesefragebogen, der Fragen nach Schmerzsymptomen der Angina pectoris und des Herzinfarktes beinhaltete, inwieweit das Fragebogenergebnis mit dem EKG-Befund (Außenkriterium) deckungsgleich war.

BJURULF et al. /14/ zogen zur Validierung desselben Fragebogens Sektionsbefunde heran.

MARTIN et al. /135/ prüften die Koinzidenz zwischen Hauptbeschwerden, die sich aus einem Anamnesefragenbogen ergaben, und Hauptbeschwerden, die im Arztbericht erwähnt wurden. ROSE /183, 184/ wies die Validität des von ihm entworfenen Fragebogens zur Schätzung der Prävalenz koronarer Krankheiten durch Vergleich der Antwortmuster mit Diagnosen und ärztlichen Interviews nach. Den von ROSE entwickelten Fragenbogen validierten GRÜNTZIG und GALLA /96/ durch Gegenüberstellung der Fragebogendiagnose und einer (von mehreren Ärzten) voneinander unabhängig gestellten als Außenkriterium benutzten Diagnose (Referenzdiagnose). Für die Ableitung der Fragebogendiagnose aufgrund der vom Befragten spezifizierten Symptommuster benutzten sie entsprechende logische Funktionen. Da die klinische Diagnose jedoch auch mit falsch positiven und falsch negativen Entscheidungen behaftet sein kann, interpretierten die Autoren den Grad der Übereinstimmung zwischen Fragebogen- und Referenzdiagnose nicht als direktes Maß für die Validität, sondern nur, je nach Güte der Referenzdiagnose, als einen Näherungswert. Alle genannten Verfahren erreichen bei umfangreichen Anamneseschemata schnell die Grenze der Operationalität. Man denke hierbei etwa nur an das Aufstellen aller für den Geltungsbereich erforderlichen logischen Funktionen oder an die Definition geeigneter symptomorientierter Außenkriterien.

Von zentralerer Bedeutung als die Kriteriumsvalidität der Aussagen war die Konstruktvalidität (vgl. /191/), wollte man ein auf die diagnostischen Kategorien des Geltungsbereiches abgestimmtes Fragenspektrum gewinnen. Sie bezieht sich auf den diagnostischen Zusammenhang zwischen einzelnen Items und den zu erfassenden Konstrukten (Problemkategorien). Für die Gültigkeitsprüfung des Anamneseschemas folgte daraus, daß sie sich nicht an der Frage zu orientieren hatte, ob ein bestimmtes Item (z.B. das Symptom Husten) auch tatsächlich in der angegebenen Ausprägung vorhanden war /154/. Entscheidend war vielmehr der Beitrag einer Symptomfrage zur diagnostischen Entscheidung innerhalb des definierten Geltungsbereiches. Wenn das Anamneseschema etwa das Problem "chronische Bronchitis" erfassen sollte, so war es daher wesentlich, ob die Frage "Haben Sie schon seit mehr als 4 Wochen einen Husten, der sich nicht bessert?" zu dieser Entscheidung beitrug oder ob andere ausreichend resp. "treffsicherer" waren. Es erübrigte sich also, bei jedem Befragten zu prüfen, ob die gegebenen Antworten im engeren Sinne "wahr" waren, d.h. bei diesem Beispiel, ob Versicherte welche mit "JA" antworteten, tatsächlich auch Husten länger als 4 Wochen hatten und ob einer negativen Antwort tatsächlich ein Fehlen dieses Symptoms entsprach /154/.

4.3.1 Informationsgewinn

Das im vorliegenden Zusammenhang angewandte Verfahren zur Bestimmung der Konstruktvalidität beruht auf einem von STERLING et al. /218/ eingeführten und von NIE /160/ modifizierten informationstheoretisch begründeten Maß (Uncertainty-Coefficient), dessen Brauchbarkeit bereits von MÖHR /148/ am Beispiel eines experimentellen Anamnesefragebogens nachgewiesen wurde. Der Uncertainty-Coefficient (kurz U-Wert genannt) wird als ein auf 1 normiertes Maß für den Informationsgewinn bezeichnet, der sich als Quotient der Differenz der Entropie einer Nachrichtenquelle Y mit k Ausgängen und der bedingten Entropie dieser Nachrichtenquelle bei Anwendung eines Tests X mit l Ausgängen im Verhältnis zur Entropie der Zielinformation ergibt:

$$U = (H(Y) - H(Y/X)) / H(Y) = 1 - H(Y/X) / H(Y)$$

$$H(Y) = -\sum_{i=1}^{k} p_{i.}\ \mathrm{ld}\ p_{i.}$$

$$H(Y/X) = H(X,Y) - H(X)$$

$$H(X) = -\sum_{j=i}^{l} p_{.j}\ \mathrm{ld}\ p_{.j}$$

$$H(X,Y) = -\sum_{i=1}^{k}\sum_{j=1}^{l} p_{ij}\ \mathrm{ld}\ p_{ij}$$

$$\text{mit} \sum_{i=1}^{k} p_{i.} = 1, \quad 1 \leq i \leq k$$

$$\sum_{j=1}^{l} p_{.j} = \sum_{j=1}^{l}\sum_{i=1}^{k} p_{ij} = 1 \quad 1 \leq j \leq l$$

Eine ausführliche Darstellung der Algorithmen zur Berechnung der U-Werte findet sich in der Arbeit von RAUFMANN /171/. Aus Gründen einer Vereinfachung der entsprechenden Rechenoperationen wurde jedoch die U-Wert-Berechnung auf den Fall k = 2 zurückgeführt, d.h. als Antwortkategorien wurden nur "JA" und sämtliche verbleibenden Antworten (?, NEIN, keine Antwort) - als eine Antwort zusammengefaßt - betrachtet, nachdem zuvor durch Auswertung jeder Ausprägung der einzelnen Antwortkategorien (JA gegen NEIN, JA gegen ?, JA gegen keine Antwort) nachgewiesen wurde, daß diese (?, NEIN, keine Antwort) keinen wesentlichen Anteil zur Bildung der Entropiemaße des U-Wertes beitrugen /196/. Es bezeichnete somit die unbedingte Entropie H (Y) die a priori Unsicherheit über die Problemkategorie Y und die bedingte Entropie H (Y/X) die a posteriori Unsicherheit über die Problemkategorie Y nach Vorliegen des Testresultates X (Antwort auf eine Symptomfrage).

Durch Berechnung des U-Wertes für jede Frage des Anamneseschemas und für jede Problemkategorie des Geltungsbereiches war es daher möglich, die Fragen zu identifizieren, welche hinsichtlich der vom Arzt zu treffenden diagnostischen Entscheidungen einen maximalen Informationsgewinn erbrachten. Als Datenbasis wurden dazu die 5650 Antwortmuster mit zugehörigen Problemkategorien des Präroutinetests II herangezogen. Dabei war das Fallmaterial hinsichtlich der Krankheitsartenverteilung des VäD von 1979 und 1980 weitgehend ähnlich, so daß für die Validitätsuntersuchung - trotz der in Figur 4.1.2-2 dargestellten wirksamen selektiven Einflüsse - eine repräsentative Datenbasis verfügbar war.

Im einzelnen konnte für 76 Problemkategorien des Geltungsbereiches mit weit mehr als 10 Fällen in der Datenbasis die Korrelation von Einzelantworten mit den Ausprägungen des durch Definition des Geltungsbereiches erklärten Außenkriteriums bestimmt werden. Für 17 Problemkategorien von 94 spezifizierten waren aufgrund zu geringer Fallzahlen keine U-Wert-Berechnungen durchzuführen, weil bei geringen Fallzahlen der Informationsgewinn durch den quantitativen Einfluß identischer Problemkategorie-Symptommuster-Relationen verzerrt werden kann. Dies wird beispielsweise bei der Problemkategorie "Geschlechtskrankheiten" deutlich, für die nur 1 Fall im Datenmaterial vorhanden war. Indem nämlich neben der Problemkategorie "Geschlechtskrankheit" zusätzlich auch noch die Problemkategorien "Tetanie" und "Polyneuropathie" dokumentiert worden waren, erbrachten die eigentlich auf die Problemkategorien "Tetanie" und "Polyneuropathie" abzielenden Fragen plötzlich einen hohen Informationsgewinn für die Kategorie "Geschlechtskrankheiten".

Um eine approximative Klassifikation der zu beurteilenden Problemkategorien hinsichtlich des Informationsgewinnes der sie erfassenden Fragen vorzunehmen, wurde jeweils der maximal erreichte Informationsgewinn Umax in einem Histogramm dargestellt (siehe Figur 4.3.1-1).
Eine Problemkategorie galt nach diesem Kriterium dann als gut erfaßt, wenn ihre Charakterisierung durch eine Symptomfrage mit hohem U-Wert erfolgte. Im Gegensatz zu den Maßzahlen Sensitivität und Spezifität stellte der U-Wert somit ein singuläres Maß zur Charakterisierung der Konstruktvalidität dar. Allgemein war festzustellen, daß die durch eine diffuse Symptomatik charakterisierten Problemkategorien wie etwa "Psychovegetatives Syndrom" und "Nervosität" geringe U-Werte aufwiesen. Offenbar lassen sich - im Gegensatz zu Kategorien mit einer eindrucksvollen und klar definierten Symptomatik (z.B. "Grippe", "Bronchitis") - solche Zielkategorien nur durch ein größeres Spektrum relativ unspezifischer Symptomfragen erfassen, welche jedoch für sich betrachtet jeweils einen geringen Informationsgewinn erbringen.

PNR	FNR	Umax
1	138	0,04
4	114	0,10
5	139	0,10
6	15	0,06
7	22	0,04
10	166	0,05
11	5	0,02
12	84	0,06
13	84	0,09
16	163	0,06
19	150	0,09
20	122	0,21
21	121	0,09
22	109	0,08
23	86	0,14
24	120	0,11
25	160	0,04
26	158	0,09
27	19	0,01
28	114	0,20
29	113	0,48
30	105	0,11
31	114	0,18
32	114	0,07
33	134	0,10
34	134	0,11
35	131	0,02
36	16	0,04
37	134	0,14
38	155	0,18
39	129	0,15
40	134	0,05
41	135	0,18
43	138	0,18
44	143	0,13
45	135	0,14
46	144	0,12
48	177	0,21
49	179	0,17
50	179	0,10
51	179	0,33
52	179	0,27
53	102	0,23
54	147	0,07
55	149	0,13
56	147	0,04
57	166	0,11
59	167	0,14
60	166	0,09
61	169	0,09
62	170	0,02
63	166	0,09
64	162	0,04
65	41	0,06
66	55	0,12
67	23	0,10
68	169	0,06
69	157	0,04
70	53	0,01
71	67	0,20
73	67	0,12
77	61	0,05
79	2	0,06
81	179	0,06
82	102	0,03
84	102	0,07
85	50	0,07
86	38	0,08
87	33	0,02
88	39	0,04
89	27	0,02
90	38	0,13
91	28	0,02
92	131	0,04
93	32	0,04
94	38	0,08

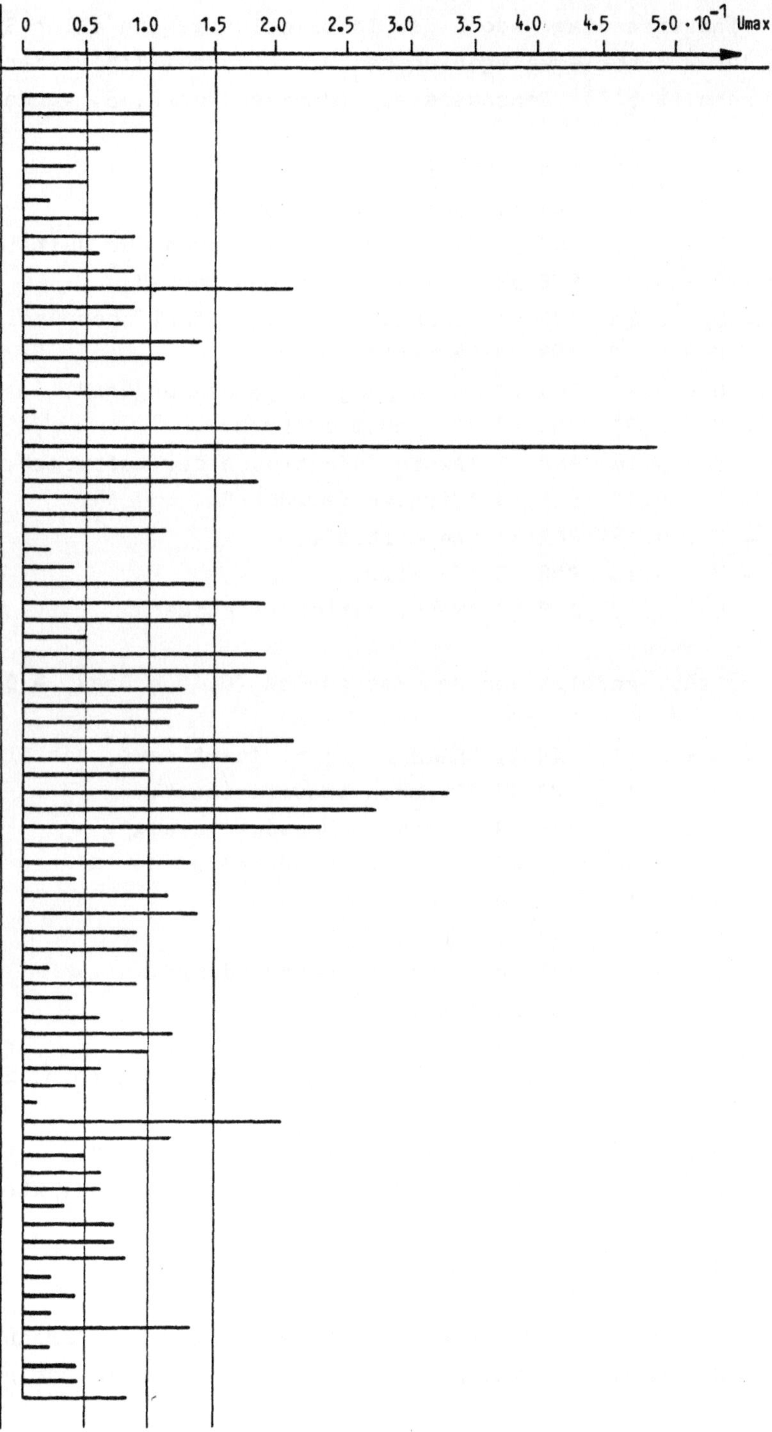

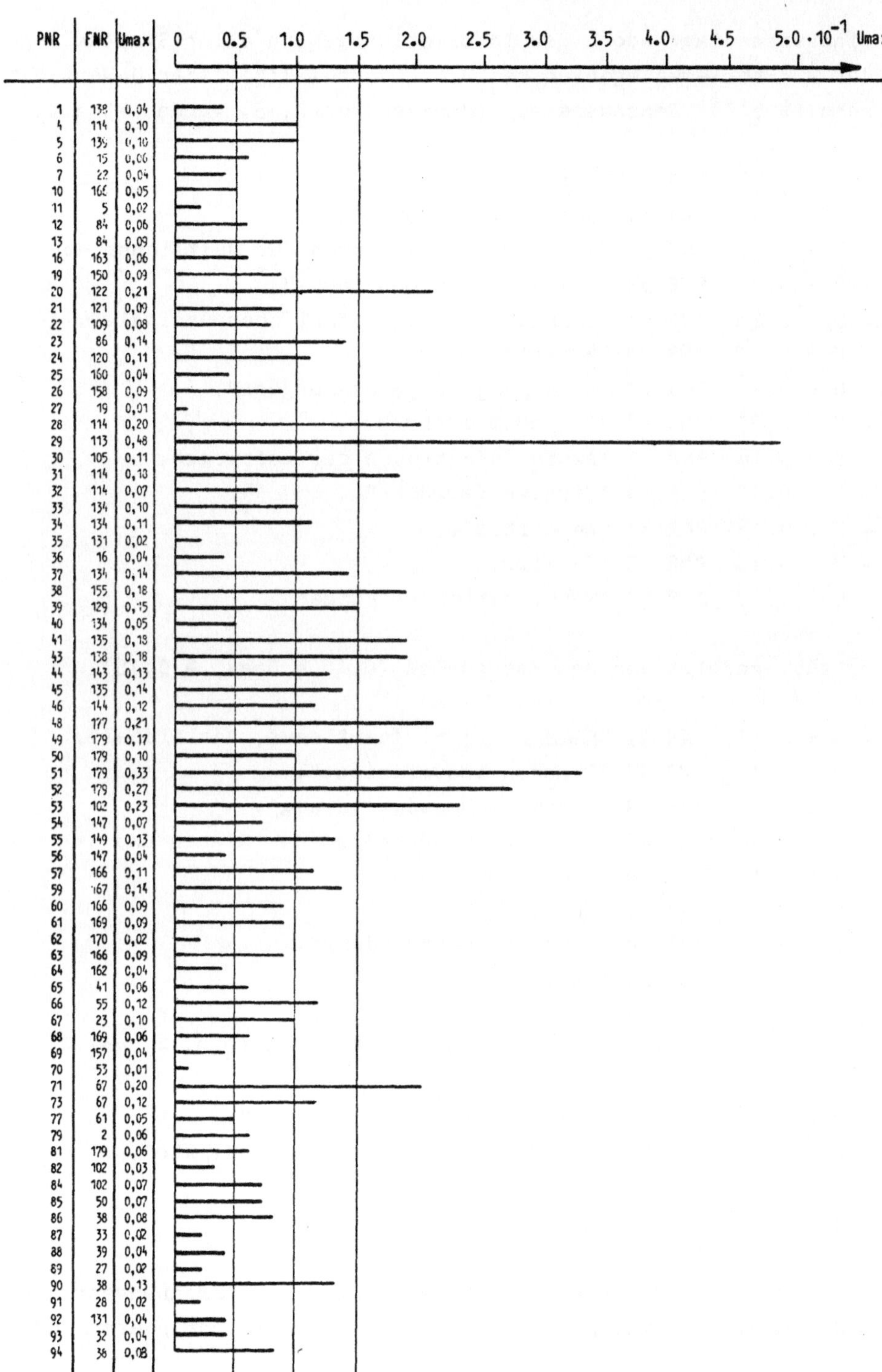

Figur 4.3.1-1 Maximaler Informationsgewinn Umax für die zu beurteilenden 76 Problemkategorien des Geltungsbereiches.

Mindestens lag jedoch der Informationsgewinn aller Symptomfragen für eine der 76 Problemkategorien bei 0,01 (Symbol ":" in der U-Wert-Matrix, Abschnitt 6.5). Besonders gut (Umax größer 0,15) wurden etwa die Kategorien

- U = 0,48 PNR 29 "Asthma",
- U = 0,33 PNR 51 "Adnexitis, Oophoritis",
- U = 0,27 PNR 52 "Sonstige Erkrankungen der weiblichen Genitale",
- U = 0,23 PNR 53 "Erkrankungen der Mamma",
- U = 0,21 PNR 48 "Erkrankungen der männlichen Genitale",
- U = 0,21 PNR 20 "Hypertonie",
- U = 0,20 PNR 71 "Minderung des Hörvermögens",
- U = 0,20 PNR 28 "Bronchitis chron.",
- U = 0,18 PNR 31 "Akute Infektionen der Luftwege",
- U = 0,18 PNR 38 "Eingeweidebrüche",
- U = 0,18 PNR 41 "Nephritis",
- U = 0,18 PNR 43 "Hämaturie",
- U = 0,17 PNR 49 "Menstruationsstörungen"

erfaßt, gefolgt von den Kategorien (0,10 < Umax. ≤ 0,15)

- U = 0,15 PNR 39 "Hämorrhoiden, Analfissur, Analfistel",
- U = 0,14 PNR 37 "Pancreasinsuffizienz",
- U = 0,14 PNR 23 "Koronare Herzerkrankung",
- U = 0,14 PNR 45 "Sonstige Krankheiten der Nieren und der Harnwege",
- U = 0,14 PNR 59 "Morbus Bechterew",
- U = 0,13 PNR 90 "Angst",
- U = 0,13 PNR 44 "Harnblasenentzündung",
- U = 0,11 PNR 55 "Ekzeme".

Im Vergleich hierzu schnitten die Kategorien (0,01 ≤ Umax ≤ 0,02)

- U = 0,02 PNR 87 "Psychovegetatives Syndrom",
- U = 0,02 PNR 89 "Berufliche und soziale Konflikte",
- U = 0,02 PNR 91 "Nervosität",
- U = 0,02 PNR 62 "Myalgien",
- U = 0,02 PNR 11 "Diabetes mellitus",
- U = 0,01 PNR 27 "Sonstige Erkrankungen der Verdauungsorgane",
- U = 0,01 PNR 70 "Sonstige Krankenheiten des peripheren und autonomen Nervensystems"

schlechter ab, was zum Teil - etwa bei der Kategorie PNR 27 - auch durch die starke Differenzierung des Geltungsbereiches bedingt war.
Die genaue Information zur Beurteilung der diagnostischen Charakterisierung der Problemkategorien ist der U-Wert-Matrix in Abschnitt 6.5 zu entnehmen. Dabei ist jedoch zu berücksichtigen, daß der U-Wert selbst eine begrenzte Validität hat. Das wird deutlich, wenn man die mit den formulierten Fragen verbundene ärztliche Intention (Bedeutung der Frage für eine gegebene Problemkategorie, für die sie vom Ärzteteam spezifiziert war) vergleicht mit der Beziehung zwischen Frage und Problemkategorie, die durch den U-Wert ausgewiesen wird.

Insgesamt waren 70,76 % der als valide ausgewiesenen 366 Assoziationen (siehe hierzu näher Abschnitt 6.6) von Fragen mit Problemkategorien in Einklang mit der ärztlichen Erfahrung. Davon waren 60,38 % der Relationen von den Ärzten intendiert. 10,38 % waren zwar medizinisch sinnvoll, aber nicht von den Ärzten formuliert worden (siehe Figur 4.3.1-2). Diese Tatsache rührte daher, daß bei der Formulierung der Symptomfragen nur solche Symptome berücksichtigt werden sollten, die nach ärztlicher Auffassung "immer" bei der entsprechenden Problemkategorie vorhanden sind. Das Vorhandensein der nicht ärztlicherseits definierten sinnvollen Symptom-Problemkategorie-Relationen kann demnach etwa durch die fuzzy Teilmenge {fast immer, sehr sehr oft, sehr oft, ziemlich oft, oft} beschrieben werden. 29,24 % der ausgewählten Relationen erbrachten zum Teil für einige Problemkategorien einen hohen (bis zu 0,11) Informationsgewinn, standen aber nicht in Einklang mit dem medizinischen Fachwissen (z.B. erzielte die Frage "Haben Sie Brennen oder Juckreiz in der Scheide?" einen Informationsgewinn von 0,06 für die Problemkategorie "Gicht"). Überwiegend handelte es sich dabei um Fragen der Komplexe "Männliche Genitale" und "Weibliche Genitale". Nach dem mathematischen Berechnungsverfahren für das Entropiemaß bedingte eine hohe JA-Prävalenz einen hohen U-Wert. Demzufolge wiesen daher auch solche Fragen eine hohe Ja-Prävalenz für Problemkategorien auf, für die sie keinen medizinisch sinnvollen Informationsgewinn erbringen. Diese Tatsache war insbesondere darauf zurückzuführen, daß im Fallmaterial Kombinationen von Krankheiten vorkamen. Beispielsweise erbrachte die Frage nach Hypertonie (FNR 122) für die Problemkategorie Diabetes mellitus (PNR 11) einen Informationsgewinn von 0,04 bei einer Ja-Prävalenz von 85 (bei Patienten mit Diabetes mellitus) und 58 dokumentierten Fällen mit Hypertonie und Diabetes mellitus. Ursächlich für unsinnige Assoziationen waren ferner falsches Ausfüllen von Fragen zum Genitalbereich (männliche Patienten beantworteten Fragen für Frauen und umgekehrt; siehe etwa PNR 46 und FNR 179 und FNR 181) sowie berechnete U-Werte bei einer Sensitivität von 0 (z.B. PNR 43 und FNR 152), was a priori auf unbrauchbare Fragen schließen läßt. Diese Effekte wären bei weiteren Arbeiten durch entsprechende Prüfprogramme bei der Berechnung des U-Wertes zu berücksichtigen.

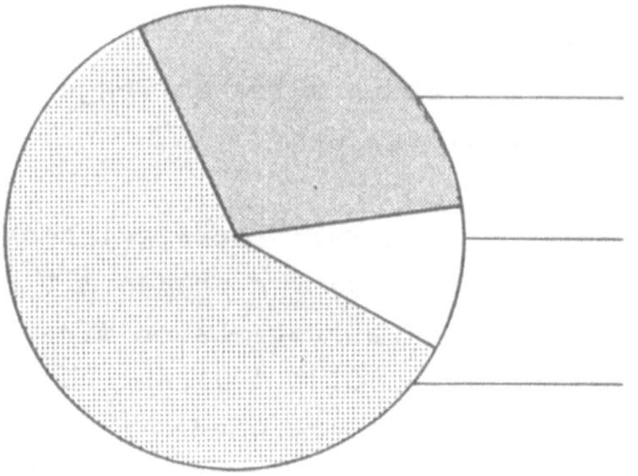

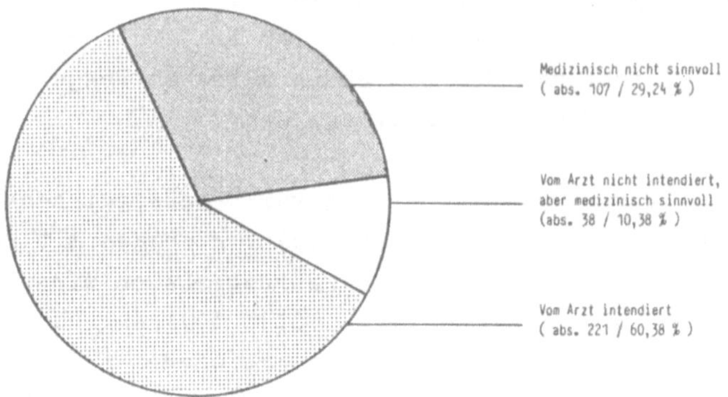

Figur 4.3.1-2 Bewertung der auf der Basis des U-Wertes ausgewählten 366 Fragen-Problemkategorie-Relationen hinsichtlich ihrer medizinischen Sinnhaftigkeit und der ärztlichen Intention bei der Fragenformulierung. Für jede der 76 Problemkategorien wurden maximal fünf Fragen mit den jeweils besten U-Werten ausgewählt.

Der Vergleich zwischen intendierten und nicht intendierten aber medizinisch sinnvollen Assoziationen zeigt (siehe in Figur 4.3.1-3), daß die Assoziationen mit den besten U-Werten sämtlich vom Ärzteteam berücksichtigt wurden. Gleichwohl ist aber auch festzustellen, daß immerhin 84,2 % der 38 nicht intendierten Assoziationen U-Werte größer als 0,05 aufwiesen. Der Anteil der intendierten Assoziationen mit U-Werten um 0,01 übertraf den Anteil der besten (größer 0,2) Assoziationen um 1 %. Diese Ergebnisse bestätigen wiederum, wie auch schon der Vergleich des Fragenspektrums mit anderen Anamneseschemata zeigte, den durch die ärztliche Erfahrung geprägten subjektiven Prozeß der Fragenformulierung.
Zur besseren Transparenz der Relationen zwischen U-Werten, Fragen und Problemkategorien wie sie sich aufgrund der U-Wert-Matrix (siehe Abschnitt 6.5) darstellten, wurden diese zusätzlich auch als dreidimensionale Graphiken aufbereitet. Ein entsprechender Plot ist in Figur 4.3.1-4

abgebildet. Daraus ist ersichtlich, daß die auf die Erfassung von Erkrankungen des kardiovaskulären Systems (FNR 120 - 122), der Verdauungsorgane (FNR 122 - 134), der Harn- (FNR 135 - 145) und Geschlechtsorgane (FNR 171 - 184) sowie des Skeletts, der Muskeln und des Bindegewebes (FNR 156 - 170) abzielenden Fragen relativ hohen Informationsgewinn für die zugehörigen diagnostischen Rubriken ergaben, aber relativ geringen für die jeweils ausgeschlossenen Obergruppen des Geltungsbereiches. Die Fragen zum Komplex "Atmungsorgane, Brust" erbrachten sowohl einen hohen Informationsgewinn für Erkrankungen der Atmungsorgane als auch des Herzens. Ursächlich hierfür war der Verzicht auf die Differenzierung zwischen Herz- und Brustschmerzen. Einen außerordentlich hohen Informationsgewinn U (U größer 0,15) erzielten solche Fragen, welche den diagnostisch relevanten Sachverhalt unmittelbar und gezielt charakterisierten, aber beim Befragten medizinische Kenntnisse voraussetzten, die jedoch größtenteils längst Bestandteil des allgemeinen Sprachgebrauchs geworden sind, so daß man den Patienten gegebenenfalls direkt fragen kann, ob das Problem bei ihm besteht, bzw. ob die Diagnose bei ihm gestellt wurde. Beispielsweise waren dies die Fragen:

- "Haben Sie Asthma?" U = 0,48 für Problemkategorie "Asthma"
- "Wurden Sie im letzten halben Jahr wegen zu hohem Blutdruck behandelt?" U = 0,21 für Problemkategorie "Hypertonie"
- "Haben Sie in der Leiste oder am Leib eine Schwellung oder einen Bruch?" U = 0,18 für Problemkategorie "Eingeweidebrüche"
- "Haben Sie eine schmerzhafte Schwellung am After oder in der Afterumgebung (Hämorrhoiden, Risse, Ekzeme, etc.)?" U = 0,15 für Problemkategorie "Hämorrhoiden, Analfissur, Analfistel".

vom Ärzteteam intendierte Assoziationen (in %) N = 221	U-Wert	nicht intendierte Assoziationen (in %) N = 38
5,4	$U \geq 0,2$	0
21,3	$0,2 > U \geq 0,1$	26,3
39,8	$0,1 > U \geq 0,05$	57,9
27,1	$0,05 > U > 0,01$	15,8
6,4	$0,01 = U$	0

Figur 4.3.1-3 Prozentuale Aufteilung der als valide ausgewiesenen 259 Assoziationen von Fragen mit Problemkategorien hinsichtlich des U-Wertes und der ärztlichen Intention bei der Fragenformulierung.

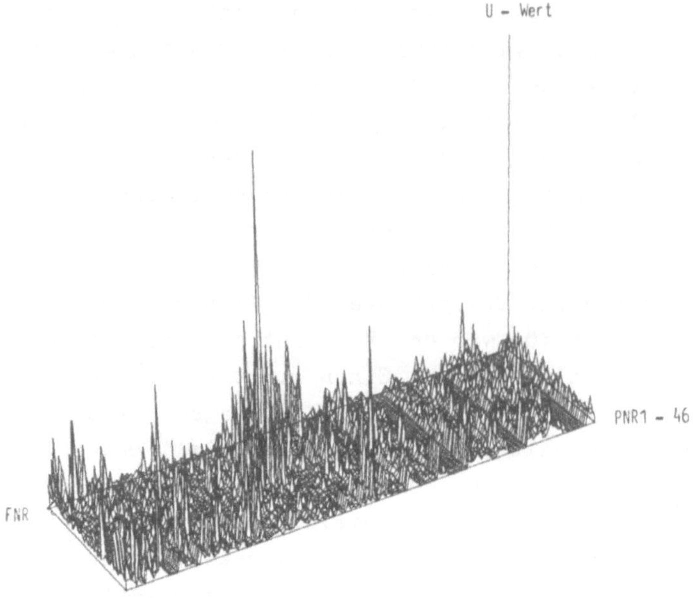

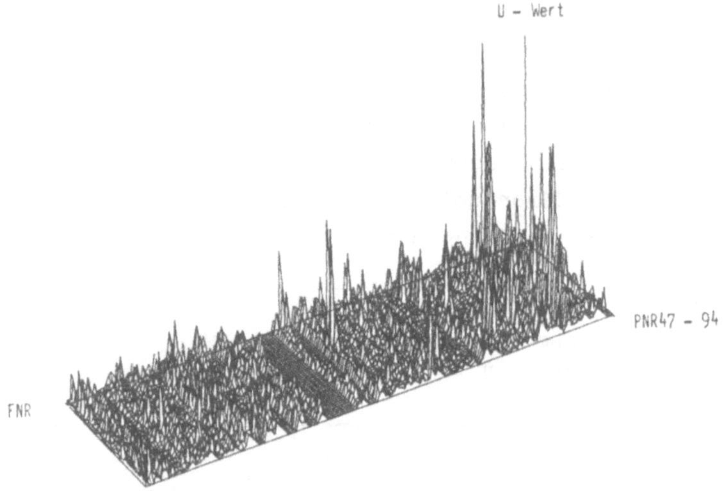

Figur 4.3.1-4 Darstellung der Relationen zwischen U-Werten, Symptomfragen und Problemkategorien für Version III. U-Werte kleiner als 0,01 und von nicht auswertbaren Kategorien (Fallzahl beim Präroutinetest II kleiner gleich 10) wurden unterdrückt.

Erwähnenswert erscheint auch die Tatsache, daß die Problemkategorien

- PNR 12 "Euthyreote Struma" und PNR 13 "Hyperthyreose",
- PNR 28 "Bronchitis chron." und PNR 32 "Sonstige Erkrankungen der Atmungsorgane",
- PNR 61 "Wirbelsäulen-Syndrom" und PNR 62 "Myalgien"

mit den ausgewählten medizinisch sinnvollen Fragen durch eine identische Fragenmenge erfaßt wurden, weshalb eventuell die genannten Problemkategorien zu jeweils einer Kategorie im Geltungsbereich zusammengefaßt werden sollten.

4.3.2 Sensitivität und Spezifität

Zur Charakterisierung der Gütekriterien wie Trennschärfe und Gültigkeit werden bei diskreten Tests mit zwei Ausgängen verschiedene Quotienten herangezogen, die sich aus einer Vier-Felder-Tafel ableiten lassen (siehe Figur 4.3.2-1). Es bezeichnen in Figur 4.3.2-1 TP und TN die Anzahl der Fälle für die Test und unabhängiges Außenkriterium übereinstimmen, FP steht für die Anzahl der falsch positiven, FN für die Anzahl der falsch negativen Fälle. Aus diesen Fallzahlen und den zugehörigen Spaltensummen lassen sich dann die prävalenzunabhängigen Maßzahlen Sensitivität (Se) und Spezifität (Sp) bestimmen. Es gilt:

$$Se = TP / (TP + FN),$$
$$Sp = TN / (FP + TN)$$

wobei Se resp. Sp jeweils maximal den Wert 1 erreichen können. Die Sensivität Se ist ein Maß für die Wahrscheinlichkeit, daß ein vorliegendes Außenkriterium durch ein positives Testergebnis, die Spezifität Sp ein Maß für die Wahrscheinlichkeit, daß ein nicht vorliegendes Außenkriterium durch ein negatives Testergebnis ausgewiesen wird.

Für alle Symptomfragen mit einem Informationsgewinn von mehr als 0,01 wurden die Validitätsparameter Sensitivität und Spezifität über alle 76 zu beurteilenden Problemkategorien auf der Basis einer 2 x 2 Kontingenztafel berechnet und graphisch in Form von Sensitivitäts-Spezifitäts-Diagrammen dargestellt /196/. Bei Problemkategorien, welche durch einen hohen (0,48 - 0,21) maximalen Informationsgewinn beschrieben wurden (z.B. PNR 20 "Hypertonie", "PNR 29 "Asthma") lag sowohl die Sensitivität als auch die Spezifität aller Fragen nahe bei 1. Umgekehrt wiesen Problemkategorien mit schlechtem (0,04 - 0,02) maximalem Informationsgewinn (z.B. PNR 11 "Diabetes", PNR 27 "Sonstige Erkrankungen der Kreislauforgane", PNR 70 "Sonstige Krankheiten des peripheren und auton. Nervensystems", PNR 89 "Berufliche oder soziale Konflikte") geringere Sensitivitäts- und Spezifitäts-Werte auf (nahe der zweiten Winkelhalbierenden im Se-Sp-Diagramm). Figur 4.3.2-2 demonstriert diesen Sachverhalt nochmals anhand entsprechender Se-Sp-Diagramme. Den Problemkategorien mit einem mittelmäßigen maximalen Informationsgewinn im Bereich von ca. 0,14 - 0,16 (z.B. PNR 37 "Pancreasinsuffizienz", PNR 45 "Sonstige Krankheiten der Nieren und Harnwege", PNR 60 "Muskelrheumatismus", PNR 65 "Zerebralsklerose") waren entweder Fragen mit hohen (nahe bei 1) Sensitivitäts- oder mit hohen Spezifitäts-Werten zugeordnet.

Problemkategorie Y / Symptomfrage X	zutreffend	nicht zutreffend
JA	TP	FP
NEIN, ?, keine Antwort	FN	TN

Figur 4.3.2-1 2 x 2 Kontingenztafel zur Bestimmung von Sensitivität und Spezifität. Dem Testausgang "JA" wurden die verbleibenden Antwortkategorien "NEIN", "?", "keine Antwort" gegenübergestellt.

4.4 Benutzerakzeptanz

Eine entscheidende Voraussetzung für eine erfolgreiche Routineanwendung der standardisierten Screeninganamnese war eine ausreichende Akzeptanz sowohl auf seiten der

- Patienten- als auch auf seiten der
- Arztpopulation.

Der Beurteilung dieses Anwenderkriteriums kam daher besondere Bedeutung zu. Dabei waren neben inhaltlichen auch verfahrensmäßige Aspekte zu berücksichtigen.

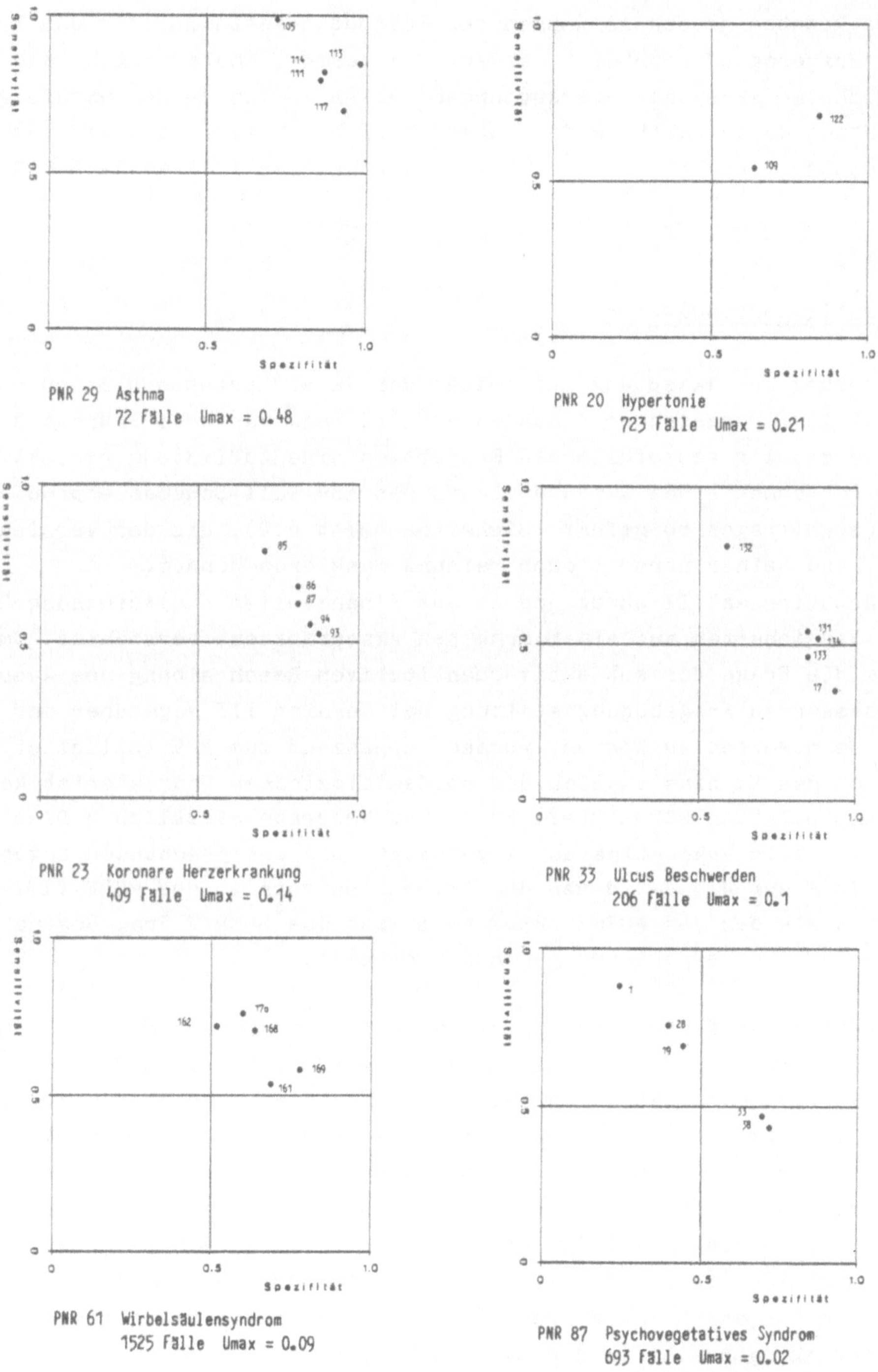

Figur 4.3.2-2 Ausgewählte Sensitivitäts-Spezifitäts-Diagramme für unterschiedlich valide zu erfassende Problemkategorien.

Letztere konnten jedoch im Rahmen der Präroutinetests nur für das Trägersystem "Fragebogen" beurteilt werden. Die wesentlichsten Ergebnisse der durchgeführten Akzeptanzuntersuchungen sollen in den beiden nachfolgenden Absätzen dargestellt werden. Hinsichtlich der Akzeptanz des computerunterstützten Verfahrens wird auf die Ausführungen in Abschnitt 5.3 verwiesen.

4.4.1 Patientenpopulation

Zur Bewertung der Akzeptanz auf seiten der Versichertenpopulation wurden standardisiert vorgegebene Aussagen erfaßt. Dazu war beim Präroutinetest I jedem erstmalig auszufüllenden Fragebogen eine Auflistung exklusiver, bereits im Rahmen eines Akzeptanztests des MSH-VIII-Schemas erprobter /148/ Auswahlfragen beigefügt (siehe Abschnitt 6.2), die der Versicherte entsprechend seiner persönlichen Meinung markieren konnte.
Beim Präroutinetest II wurde jedoch aus finanziellen und Aufwandsgründen für die Versicherten auf einen erneuten Akzeptanztest verzichtet. Um trotzdem die Frage der subjektiv-quantitativen Beschreibung des Ausmaßes der verbesserten Fragebogengestaltung bei Version III gegenüber der Version II beantworten zu können, wurden, ergänzend zum Präroutinetest II, 185 Fragebogen in hinsichtlich der epidemiologischen Charakteristiken der Patientenpopulation strukturell ähnlichen vertrauensärztlichen Dienststellen wie beim Präroutinetest I getestet. Die entsprechenden Ergebnisse sind in Figur 4.4.1-1 denen des Präroutinetests I, des MSHF-VIII-Fragebogens sowie dem von WEFER /234/ beim Test des BUENTE-Fragebogens /37/ erzielten "Meinungsspektrum" gegenübergestellt.

Die Akzeptanz des Verfahrens war mit 95,4 % überraschend hoch, obwohl der eingesetzte Fragebogen der Version II voluminös und aufgrund seiner zahlreichen Verzweigungen verhältnismäßig schwierig zu handhaben war. Die Version III bewerteten 95,7 % der Befragten als positiv oder neutral. Der Umfang des Anamneseschemas wurde mehrheitlich als gerade richtig beurteilt. Erstaunlicherweise vergrößerte sich aber der Anteil der Befragten, welche die Anzahl der Fragen als viel zu groß bezeichneten um 10,8 %, obgleich die Version III (im Vergleich zur Version II mit 398 Fragen) nur insgesamt 184 Fragen aufwies. Hier zeigte sich offenbar eine große Schwankungsbreite in der Meinungsbildung.

Bei allen Schemata beurteilten mehr als 86 % der Befragten die Formulierung der vorgegebenen Fragen als gut resp. im wesentlichen verständlich.

Akzeptanzkriterium	Prozentualer Anteil der pos. Antworten von N MSHF-VIII (N = 526)	BUENTE/WEFER Fragebogen (N = 285)	Vers. II (N = 214)	Vers. III (N = 185)
Gesamteinstellung zur Befragung positiv oder neutral	80,0	93,3	95,4	95,7
Anzahl der Fragen gerade richtig oder etwas zu groß	67,5	86,3	83,2	68,1
Verständlichkeit der Fragen gut oder überwiegend gut	86,7	94,4	97,7	95,1
Anstrengung zur Beantwortung gering oder erträglich	71,3	94,3	86,0	90,8
Wesentliche Fragen fehlen	44,9	56,8	27,1	55,1
Bevorzugung des Fragebogens gegenüber Befragung durch Arzt	20,5	33,0	19,6	18,4
Zeitaufwand (Mittel in h)	1,5	0,3	0,2	0,3

Figur 4.4.1-1 Subjektive Akzeptanz unterschiedlicher Fragebogen durch Patienten. Differenzierte Angaben hierzu, auf die im Text Bezug genommen wurde, siehe /147, 196, 234/.

Obwohl die Formulierung sämtlicher Fragen der Version III gegenüber der Version II nochmals verbessert worden war, erhöhte sich der Anteil der Patienten, welche die Fragen unklar und unverständlich empfanden um 2,4 %. Aufgrund der Reliabilitätsbetrachtung war jedoch zu vermuten, daß sich die Verständnisschwierigkeiten auf wenige noch verbesserungsbedürftige Fragen konzentrierten.

Das Ausfüllen des Fragebogens empfanden die meisten Patienten als kaum anstrengend. Die verbesserte Fragebogengestaltung und der Wegfall von Verzweigungs-Fragen wurde mit noch besseren Meinungen zur Beantwortung der Fragen belohnt: 90,8 % der Patienten strengte die Bearbeitung der Version III kaum an. Mit 94,3 % lag jedoch der nahezu umfangsgleiche Fragebogen von BUENTE noch besser was auf die Beschränkung auf zwei Antwortkategorien (JA, NEIN) zurückzuführen sein könnte.

55 % der Patienten waren der Ansicht, daß von der Version III für den Arzt wesentliche Dinge nicht erfragt wurden. Bei Interviews im Rahmen des Präroutinetests I mit den Patienten zeigte sich, daß die Patienten ausgehend von früheren ärztlichen Konsultationen Angaben zur Familien- und Eigenanamnese vermißten.

Zwar standen die Befragten mehrheitlich dem Fragebogenverfahren positiv gegenüber, aber dennoch würden nur ca. 19 % die gestellten Fragen dem Arzt lieber durch den Fragebogen beantworten. Dieser scheinbare Widerspruch ist vermutlich auf die Tatsache zurückzuführen, daß die Patienten der Auffassung waren, das ärztliche Gespräch würde durch den Fragebogen ersetzt. Offenbar hätte eine Meinungsbefragung zum Abschluß der vertrauensärztlichen Untersuchung zu eindeutigeren Resultaten geführt. Diese Tatsache zeigt aber auch, wie wichtig es ist, durch Entlastung des Arztes von Routinetätigkeiten Zeit für das sozialmedizinische Gespräch zu schaffen.

60,5 % der Patienten benötigten für die Beantwortung des Fragebogens der Version III weniger als 20 Minuten, 33 % zwischen 20 und 45 Minuten. Die Bearbeitung des BUENTE-Fragebogens war offenbar weniger anstrengend aber nahm mehr Zeit in Anspruch (nur 40,4 % konnten den Fragebogen in weniger als 20 Minuten ausfüllen). Ähnliche Ergebnisse wie beim Test des BUENTE-Fragebogens ergaben sich auch bei der Version II. Zur Validierung der Zeitangaben führte beim Präroutinetest I eine Dienststelle auch entsprechende Zeitmessungen durch. Die Auswertung dieser Daten ergab einen Mittelwert von 25 Minuten. Der Maximalwert lag, bedingt durch entsprechende Diagnosen (Zerebralsklerose, Alkohol-Abusus), bei 3 Stunden.

Abschließend kann festgestellt werden, daß die Patienten willens und in der Lage sind Anamnesefragebogen zu beantworten, wenngleich auch Meinungsbefragungen gewisse Variationen aufweisen. Überraschenderweise ergeben sich auf unterschiedlich gestaltete Anamneseschemata ähnliche Meinungsverteilungen hinsichtlich Umfang, Aufwand und Ausfüllungsdauer wie auch der provisorische Test der Version I (485 Fragen) an 20 Probanden gezeigt hatte. Es ist daher naheliegend, in erster Linie die medizinischen Erfordernisse bei der Fragebogenkonstruktion zu berücksichtigen und das bei den Patienten vorhandene Motivationspotential auszuschöpfen.

4.4.2 Arztpopulation

Die am Präroutinetest I beteiligten Ärzte kritisierten den zu großen Umfang der Version II. Insbesondere wurde bemängelt, daß der Arzt aus Gründen der Sorgfaltspflicht gehalten sei, jedem als pathologisch dokumentierten Sachverhalt - und sei er auch noch so nebensächlich - nachzugehen. Diese Tatsache und die schlechte Ergebnispräsentation (der Fragebogen mußte durchgesehen werden) führe keineswegs zu der angestrebten Zeitersparnis sondern tendiere eher dazu, den Arzt zu be- anstatt zu entlasten. Auf seiten der Arztpopulation stellte sich damit die inhaltliche Optimierung des Fragenspektrums hinsichtlich ihres Informationsbedarfes als verbesserungsbedürftig dar.
Aufgrund der ärztlichen Erfahrung wurde daher beim Wechsel von Version II auf Version III unabhängig von der Kenntnis der Resultate der Reliabilitätsparameter des Test-Retests (104 Probanden, durchschnittliche Stabilität der Version II = 88,98 %) das Fragenspektrum wesentlich reduziert (siehe Absatz 3.1.3 - Reduktion) und die Formulierung der Fragen stilistisch optimiert. Diese Veränderungen hatten überwiegend den gewünschten Erfolg und wurden im allgemeinen durch die verwendeten Reliabilitätskriterien bestätigt (Anteil der ?-Antworten Version II 1 % mit N = 214, Version III = 1,9 % mit N = 5650, subjektive Akzeptanzwerte siehe Figur 4.4.1-1). Besonders positiv hat sich dabei die Tatsache ausgewirkt, daß die Ärzte aktiv am Designprozeß involviert waren, was die Identifikation mit dem erzielten Resultat gefördert hat. Gelegentliche skeptische Meinungen zielten primär auf allgemeine Bedenken hinsichtlich einer Standardisierung ärztlicher Informationsgewinnungsprozesse.

5 Ergebnisse

Die prinzipielle Frage der Anwendung oder Nichtanwendung der Computer-Exploration als ein nichtinvasives diagnostisches (Screening-) Instrument zur Unterstützung der ärztlichen Urteilsfindung steht im Jahre 1983 nicht mehr zur Debatte; ungeklärt war bislang aber noch der spezifische Inhalt, die ökonomische softwaretechnische Realisierung und die benutzerorientierte Gestaltung solcher Systeme. Inwieweit diese Probleme gelöst und die intendierten Ziele erreicht werden konnten, darüber sollte eine zusammenfassende Bewertung der Ergebnisse vor dem Hintergrund erster Erfahrungen einer Pilotinstallation Aufschluß geben.

5.1 Problemorientierte Konstruktion

Der von MÖHR /148, 151/ vorgeschlagene Ansatz der problemorientierten Konstruktion (siehe Absatz 3.1.1), welcher zur inhaltlichen Implementierung des Anamneseschemas angewandt wurde, hat einerseits Erfolge, andererseits aber auch Enttäuschungen erbracht /155, S. 587/.

Erfolgreich war die Optimierung des Interface mit dem Patienten, welche durch zwei unabhängige Versuche mit fast gleichen Resultaten nachgewiesen werden konnte. Im einzelnen lassen sich folgende Feststellungen treffen: Hinsichtlich des Fragenvolumens war festzustellen, daß die VERSION III des Schemas zur Screeninganamnese mit 184 Fragen nahezu umfangsgleich mit dem Fragebogen von WEFER *) (191 Fragen) und dem CMI (195 Fragen) ist. Während WEFER dem Komplex "Abdominalbereich, Gastrointestinaltrakt" größere Bedeutung beimaß, akzentuiert die VERSION III die Beschwerdekomplexe "Allgemeine Beschwerden", "Respirationstrakt" sowie "Bewegungs- und Halteapparat" (siehe Figur 5.1-1). Zudem beschränkt sich der von WEFER /234/ getestete BUENTE-Fragebogen nicht ausschließlich auf die Erfassung der aktuellen Symptomatik, sondern enthält insgesamt 39 Fragen zur allgemeinen Lebenssituation, zu Genußmittelgewohnheiten und zur Familienanamnese, die in die VERSION III a priori nicht aufgenommen werden sollten. Die Gesamtzahl der Fragen liegt beim Schema von WEFER um 7 höher. Die anderen Fragenkomplexe sind nahezu quantitativ gleichwertig in beiden Schemata berücksichtigt.

---

*) Der von WEFER erprobte Fragebogen ist bis auf die gestrichenen Fragen "Sind Sie lieber im Kalten?" und "Sind Sie lieber im Warmen?" mit der Originalfassung des Fragebogens von BUENTE identisch.

FRAGENKOMPLEX	ANZAHL DER FRAGEN		
	VERSION III	WEFER	IDENTISCHE SEMANTIK
Allg. Beschwerden	26	17	15
Nerven- u. Gemütsstörungen	27	27	11
Kopf	6	5	3
Augen	7	4	3
Ohren	6	3	2
Nase	4	6	2
Mund, Lippen, Zunge	5	-	-
Hals, Rachen	3	1	1
Atmungsorgane, Brust	35	6	6
Herz, Kreislauf	3	9	2
Verdauung	12	29	7
Harnorgane	11	10	4
Haut, Unterhautzellgewebe	10	13	7
Bewegungs- u. Halteapparat	15	7	5
Männliche Genitale	8	4	1
Weibliche Genitale	6	11	5
Eigenanamnese/Lebenssit.	-	23	-
Gewohnheiten	-	5	-
Familienanamnese	-	11	-
Gesamt	184	191	74

Figur 5.1-1 Quantitative Aufteilung einzelner Fragenkomplexe der Version III des Schemas zur Screeninganamnese, des Anamneseschemas von WEFER /234/ und semantisch identischer Fragen.

Definiert man zwei Anamnesefragen dann als gleich, wenn ihre Formulierungen resp. ihre Semantik identisch sind, so lassen sich auch vergleichende Betrachtungen zwischen verschiedenen Anamneseschemata anstellen.
Zum besseren Verständnis der nachfolgenden Ausführungen wurde in Figur 5.1-2 ein entsprechendes Venn-Diagramm angegeben. Es konnte nachgewiesen werden, daß nur 40,2 % der Fragen der Version III mit dem von WEFER /234/ erprobten BUENTE-Fragebogen semantisch identisch sind, d.h. die Schnittmenge A (siehe dazu Figur 5.1-2) nur 74 Fragen enthält.

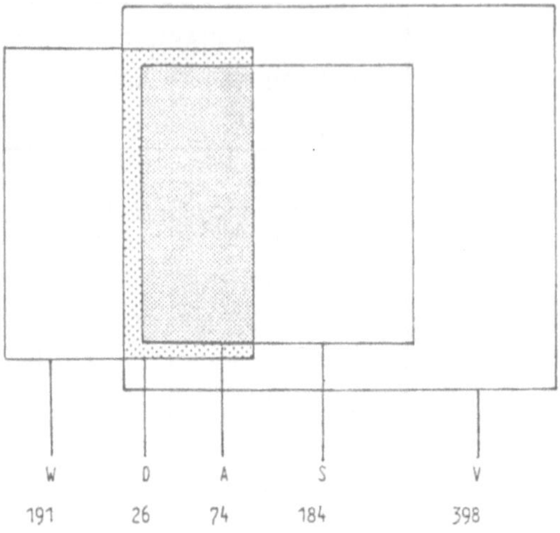

Figur 5.1-2 Venn-Diagramm zum Vergleich der Anamneseschemata von WEFER (W), Version III (S) und Version II (V) zur Screeninganamnese.
Es gilt: $A = \{W \cap S\}$; $D = \{V \cap W\} - \{A\}$

Insbesondere sind bei 6 Fragenkomplexen (Allgemeine Beschwerden, Kopf, Ohren, Hals/Rachen, Atmungsorgane/Brust, Bewegungs-/Halteapparat) insgesamt 13 Fragen mit identischer Formulierung in beiden Schemata enthalten, was sicherlich darauf zurückzuführen ist, daß der MSH-VIII-Fragebogen auch zur Formulierung der Anamnesefragen herangezogen worden war. Es erschien nun interessant, die semantischen Unterschiede zwischen beiden Schemata genauer zu betrachten, d.h. festzustellen, welche Fragen ausschließlich in der Version III resp. im Schema von WEFER enthalten waren.
Generalisierend kann festgestellt werden, daß 26 im Schema von WEFER aber nicht in der Version III enthaltene Fragen Bestandteil der Version II des Schemas zur Screeninganamnese waren, aber im Zuge der Reduktion gestrichen wurden. Diese 26 Fragen entsprechen der mit D im Venn-Diagramm (siehe Figur 5.1-2) bezeichneten Menge. Insbesondere handelt es sich dabei um Symptome wie Druck am Hals, starkes Schwitzen, Durchschlafstörung, Gründe für Hautjucken, blaue Flecken, Erbrechen bei Kopfschmerzen, einseitige Hörstörungen, Herzklopfen, Stuhlbeschaffenheit, Völlegefühl, Sodbrennen und kalte Füße. Sämtliche Fragen wurden entweder für nicht reli-

abel oder valide gehalten oder konnten bei der Version III durch für charakteristischer gehaltene Sachverhalte ersetzt werden. Demgegenüber enthält die Version III die bei WEFER nicht vorhandenen, aber für den Geltungsbereich wesentlichen Symptome: Appetitveränderung, Fieber, zittrige Hände, Überforderung, Zwangshandlungen, Entscheidungslosigkeit, Schüchternheit, gestörte Wahrnehmungen, Gesichtsschmerzen, Ausfall des Sehvermögens, Konjunktivitis, tränende Augen, Ohrenschmerzen, Juckreiz im Ohr, Nasenbluten, vermehrte Sekretion der Nase, Zungen-/Mund-/Lippenveränderungen, Halsschmerzen, Globusgefühl, Brust(warzen)-veränderungen, Zustandsbeschreibungen von Atemnot, Hypotonie, Schmerzen im After nach dem Wasserlassen, Erbrechen, unwillkürlicher Stuhlabgang, schmerzhafter Stuhldrang, Nierenschmerzen, Steinabgang im Urin, Allergie, Pigmentveränderungen, Gelenkveränderungen, Rückenschmerzen, Versteifung der Wirbelsäule, Hodenveränderungen und Schmerzen im Glied.
Wenn man davon ausgeht, daß die Unterschiede der Fragebogen auf richtigen Annahmen beruhen, zeigte sich wiederum, wie auch schon beim Vergleich des Fragebogens von BUENTE /37/ mit dem CMI / 29/, daß nur geringe Nuancen im Bezugsfeld erhebliche Unterschiede bei den ausgewählten Fragen zur Folge haben. Es ist einsichtig, daß angesichts der Vielzahl möglicher Fragen die Auswahl einer begrenzten Untermenge notwendigerweise zu stark unterschiedlichen Ergebnissen führen muß /150/. Offenbar ermöglicht also das Verfahren der problemorientierten Konstruktion eine gezielte Definition von Anamnesefragen für spezifisch vorgegebene Randbedingungen. Im Gegensatz zu früheren Untersuchungen war es nunmehr möglich festzustellen, wie valide der von den Ärzten definierte Informationsbedarf vom Anamneseschema erfaßt wurde, was im einzelnen für 76 Problemkategorien durch die Maßzahlen Sensitivität, Spezifität und dem U-Wert nachgewiesen werden konnten (zur Diskussion dieser umfassenden Untersuchungen siehe Absatz 4.3.1). Besonders valide wurden Problemkategorien mit einer deutlich akzentuierten Symptomatik, weniger gut unspezifische Kategorien erfaßt. Insgesamt ist jedoch festzustellen, daß sich die durch den aufwendigen Prozeß der Fragenspezifikation erhoffte umfassende Verbesserung der Erfassung des ärztlichen Informationsbedarfs auf wenige typische Problemkategorien beschränkte, welche sich auch schon beim Test des relativ arbiträr spezifizierten Fragenkataloges MSH-VIII an 524 Probanden abgezeichnet hatten /173/. Dabei ist jedoch zu berücksichtigen, daß sich das hier bearbeitete Problemgebiet in mehrfacher Hinsicht von anderen Anwendungsfeldern, in denen der dem Verfahren zu Grunde liegende statistische Ansatz fruchtbar war, wie etwa die automatische Klassifikation von Zellbildern, unterschied. Einerseits war eine Abgrenzung und Aufteilung des Entscheidungsraumes in diskrete Klassen naturgemäß schwierig. Anderer-

seits variierten die Einheiten des Entscheidungsraumes wie auch die zur Klassifikation herangezogenen hinsichtlich ihrer definitorischen Schärfe. Es bleibt daher die Frage offen, ob nicht durch Kombination dieses Vorgehens mit grundsätzlich anderen Strategien gegebenenfalls eine weitergehende Verbesserung der Situation erreicht werden kann. "Diese könnte etwa darin bestehen, die gesuchte Information vom Patienten durch situationsgemäß ausgewählte und an das Verständnisniveau hochgradig angepaßter Fragen umfassend abzuklären. Dabei könnte auch der Entscheidungsspielraum des Arztes differenziert berücksichtigt werden. Unter Umständen bieten die modernen Techniken der künstlichen Intelligenz hier eine Lösungsmöglichkeit. Allerdings wäre dazu die Frage sorgfältig zu untersuchen, ob gegenüber dem skizzierten erreichten Zustand ein Gewinn möglich ist, der die umfassende Überarbeitung aller bisherigen Konzepte sinnvoll erscheinen läßt." /155, S. 588/.

5.2 Softwarekonzeption

Bewährt hat sich die softwaretechnische Realisierung der Dialogstruktur des Frage-Antwort-Prozesses durch Simulation des entsprechenden Mealy-Automaten insbesondere bei gewissen Anpassungsnotwendigkeiten des Anamneseschemas im Hinblick auf eine iterative Optimierung des Entwicklungsergebnisses. Für die Implementierung neuer oder die Modifikation bestehender Anamneseschemata steht damit eine flexible und überzeugende Alternative zur bisherigen Verfahrenspraxis zur Verfügung. Die Originalität der vorgeschlagenen Konzeption wird im Vergleich mit bestehenden Systemen zur Computer-Exploration besonders deutlich. Im Gegensatz zu anderen Lösungen (siehe etwa /57, 58, 190/) ist der hier beschriebene Algorithmus datenunabhängig, d.h. Fragenänderungen ziehen keine Programmänderungen nach sich, weil sowohl Fragen als auch Verzweigungsbefehle wie Daten behandelt werden. Wie komplex die Dialogstruktur daher auch sei, besteht bei dem hier vorgelegten Algorithmus die einzig kreative Arbeit darin, ein tabellarisches Zustandsdiagramm (Zustandstafel) für das entsprechende Anamneseschema zu definieren. Dem Verfasser war sehr viel daran gelegen, daß dieses Verfahren auch von Nicht-Computerfachleuten angewandt werden kann. Das somit entwickelte Instrument ist daher für den Arzt transparent, von ihm modifizier- und kontrollierbar. Selbstverständlich ist das automatentheoretische Konzept der Abbildung von Frage-Antwort-Prozessen nicht nur auf den vorliegenden Anwendungszusammenhang beschränkt, sondern kann auch bei anderen Frage-Antwort-Situationen angewandt werden; so beispielsweise beim computerunterstützten Unterricht im Rahmen der Ausbildung in praktisch-ärztlichen Tätigkeiten.

5.3 Erfahrungen mit der Routineanwendung

Die dargelegten Forschungsarbeiten haben gezeigt, daß die mit der Entwicklung einer computerunterstützten Screeninganamnese verbundenen Probleme der standardisierten Gewinnung anamnestischer Daten im Hinblick auf eine definierte (optimierte) Gültigkeit der anamnestischen Informationen lösbar erschienen. Insbesondere wurde bei der Entwicklung dieses Screeninginstruments Wert darauf gelegt, die methodologische Verbindung mit der Informatik als Wissenschaft zu berücksichtigen.
Als konsequentes Ergebnis der methodischen Vorgehensweise konnte die zeitliche, organisatorische und technische Praktikabilität des Entwicklungsergebnisses *) im Rahmen einer Pilotinstallation /198/ - eingesetzt als Teilkomponente eines Datenverarbeitungs- und Informationssystems für den medizinischen Beratungs- und Begutachtungsdienst der gesetzlichen Krankenversicherung - nachgewiesen werden. Aufgrund der bisherigen Erfahrungen lassen sich insbesondere nachstehende Erkenntnisse zusammenfassen:

1. Im Gegensatz zu einer auf den aktuellen Konsultationsanlaß begrenzten medizinischen Einzelfallbetreuung sichert die computerunterstützte Screeninganamnese nachweislich eine qualitativ verbesserte Diagnostik im notwendigen Zusammenhang (siehe Figur 5.3-1). Von ihrer Anwendung sollten daher vorzugsweise solche Gesundheitsbetreuungssysteme profitieren, welche die Einflußnahme auf verbreitete und volkswirtschaftlich bedeutungsvolle Krankheiten in den Vordergrund stellen.

2. Die diagnostischen (Sensitivität, Spezifität) und analytischen (Stabilität, Wiederholbarkeit) Kriterien sind nachgewiesen. Das entwickelte Screeninginstrument ist somit für den Arzt transparent. Figur 5.3-2 faßt die Konstruktvalidität der als medizinisch sinnvoll ausgewiesenen

---

*) Eingesetzt war die Version III des Anamneseschemas mit nachstehenden Modifikationen: Zusammenfassung (FNR 3 und 4, FNR 3 und 5, FNR 58 und 59, FNR 181 bis 183), Streichung (FNR 35, 36, 39, 45, 49, 51, 74, 107) und Erweiterung (Verzweigungsfrage für Komplex "Augen"); vgl. auch Absatz 4.2.2.

259 Fragen-Problemkategorie-Relationen für die 76 zu beurteilenden Problemkategorien des Geltungsbereiches in Form eines Sensitivitäts-Spezifitäts-Diagrammes nochmals zusammen, woraus die sekundärpräventive Akzentuierung (hohe Sensitivität) deutlich wird.

		Diagnosen je Begutachtungsfall							
Verfahren		1	2	3	4	5	6	7	8
N = 351	+	149	112	59	25	2	2	1	1
N = 2214	-	1073	640	314	121	48	12	4	2

Figur 5.3-1 Verteilung der bei sozialmedizinischen Erstbegutachtungen gestellten Diagnosen je Begutachtungsfall im Vergleich mit ("+") und ohne ("-") Anwendung der computerunterstützten Screeninganamnese. (χ^2 = 11,26, c = 2,17, α = 0,05).

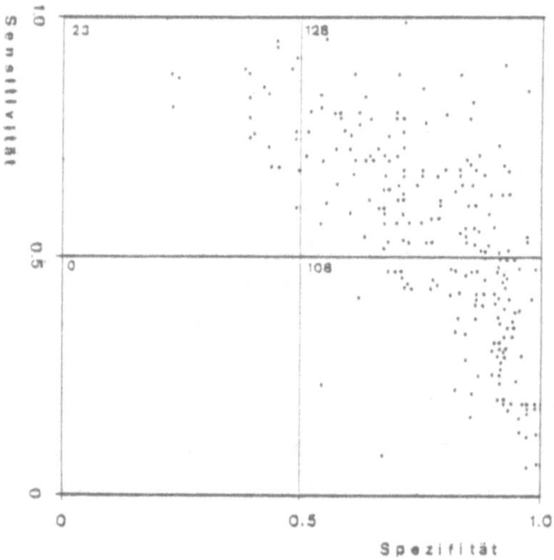

Figur 5.3-2 Sensitivitäts-Spezifitäts-Diagramm der als valide ausgewiesenen 259 medizinisch sinnvollen Assoziationen zwischen Fragen und Problemkategorien für die Version III des Fragenkataloges der Screeninganamnese.

3. Die computerunterstützte Screeninganamnese vermochte sogar die ohnehin schon sehr guten Akzeptanzwerte der Fragebogentests zu übertreffen (siehe Figur 5.3-3).

Auswahlfrage	Screeninganamnese** deutschsprachig N = 81	Screeninganamnese** fremdsprachig* N = 27	Fragebogen Version III N = 185
Waren die Fragen Ihrer Meinung nach:			
- alle gut/im wesentlichen verständlich ?	98,8	70,4	95,1
- größtenteils unklar und unverständlich ?	1,2	14,8	3,3
- keine Antwort	0,0	14,8	1,1
Empfanden Sie die Anzahl der Fragen:			
- viel zu groß ?	4,9	11,1	23,8
- gerade richtig/etwas zu groß?	90,1	59,3	68,1
- zu klein ?	2,5	14,8	2,7
- keine Antwort	2,5	14,8	5,4
Hat Sie die Beantwortung der Fragen angestrengt ?			
- überhaupt nicht/ein wenig	97,6	96,3	94,3
- sehr	1,2	3,7	1,8
- keine Antwort	1,2	0,0	3,9
Wie ist Ihre persönliche Einstellung zu dieser Art, den Arzt mit Ihrer Krankenvorgeschichte vertraut zu machen?			
- sie gefällt mir gut	51,9	59,3	43,8
- ich finde sie weder gut noch schlecht	35,8	37,0	32,4
- sie gefällt mir gar nicht	11,1	3,7	19.5
- keine Antwort	1,2	0,0	4,3
Vermissen Sie in dem Fragenkatalog wichtige Fragen ?			
- Ja	22,2	44,4	55,1
- Nein	74,1	48,2	35,7
- keine Antwort	3,7	7,4	9,2
Würden Sie die gestellten Fragen lieber dem Arzt persönlich beantworten ?			
- Ja	58,1	70,4	76,8
- Nein	33,3	18,5	18,4
- keine Antwort	8,6	11,1	4,8
Haben Sie die Befragung mit Hilfe des Bildschirmes belastend empfunden ?			
- Ja	8,6	40,7	-
- Nein	88,9	51,9	-
- keine Antwort	2,5	7,4	-

* 1 italienisch-, 11 serbokroatisch-, 15 türkisch-sprachige Befragungen
** Die Aussagen wurden durch Ausfüllen eines Fragebogens gewonnen.

Figur 5.3-3 Benutzerakzeptanz der computerunterstützten Screeninganamnese im Vergleich zum Fragenbogen (alle Angaben in %).

4. Sprachschwierigkeiten beim ärztlichen Gespräch konnten durch die Übersetzung des Fragenkataloges in verschiedene Landessprachen kompensiert und dem Arzt nunmehr auch in Fällen anamnestische Informationen verfügbar gemacht werden, in denen dies sonst äußerst zeitintensiv, wenn nicht gar unmöglich war.

5. Im Gegensatz zur Ausfüllung von Fragebogen konnte die Qualität der Antworten aufgrund der verfahrensinhaerenten Disziplinierung hinsichtlich Objektivität und Vollständigkeit weiter gesteigert, fehlerhafte Verzweigungen ausgeschlossen werden.

6. Statt zeitaufwendiger Durchsicht ausgefüllter Fragebogen genügt ein "kontrollierendes Überfliegen" des aufbereiteten Befragungsergebnisses (Computerausdruck). Die prozentuale Verteilung der Antwortkategorien dient als Indikator für erhöhte Morbidität bzw. als Hinweis auf eventuelle Simulationstendenzen.

7. Der Screeningtest ist für den Befragten zumutbar und von ihm mittels des aufgezeigten Trägersystems leicht durchzuführen. Die durchschnittliche Beantwortungszeit einer Anamnesefrage lag bei 7,8 Sekunden (deutschsprachig) bzw. 13,7 Sekunden (fremdsprachig) (siehe Figur 5.3-4). Mit zunehmendem Lebensalter stieg die Beantwortungszeit erwartungsgemäß an (siehe Figur 5.3-5).

Zeit (sec)	deutschsprachig N = 89	in %	fremdsprachig N = 28	in %
bis 1	0	0	0	0
1 bis 5	9	10,1	0	0
6 bis 10	63	70,7	8	28,5
11 bis 15	17	19,1	13	46,4
16 bis 30	0	0	6	21,4
31 bis 45	0	0	1	3,5

Figur 5.3-4 Durchschnittliche Beantwortungszeit einer Anamnesefrage.

	deutschsprachig N = 89		fremdsprachig N = 28	
Alter (Jahre)	$\bar{t}$	Befragungen	$\bar{t}$	Befragungen
bis 20	11,5	1	0	0
21 bis 30	8,1	5	10,5	6
31 bis 40	6,9	14	13,4	8
41 bis 50	7,8	34	15,5	13
51 bis 60	8,1	32	14,1	1
über 60	8,2	3	0	0

Figur 5.3-5 Durchschnittliche Beantwortungszeit $\bar{t}$ einer Anamnesefrage in Relation zum Lebensalter der Befragten.

8. Last, not least ist eine breite Anwendung der computerunterstützten Symptomanamnese in verschiedenen Gesundheitssystemen (z.B. Arztpraxis, werksärztlicher Dienst, Krankenhaus, Gutachterdienste) - insbesondere unter Einsatz von Mikroprozessoren - möglich.

6 Anhang

6.1 Verzeichnis der Problemkategorien

	Fallzahl +)
INFEKTIÖSE UND PARASITÄRE KRANKHEITEN	132 *
PNR	
1 Tuberkulose	26
2 Geschlechtskrankheiten	1
3 Darminfektionen	6
4 Grippe	45
5 Hepatitis	22
6 Sonstige infektiöse oder parasitäre Erkrankungen	32
KRANKHEITEN DES BLUTES UND DER BLUTBILDENDEN ORGANE	52 *
PNR	
7 Anämie	32
8 Hodgkin'sche Krankheit	2
9 Leukämie	3
10 Sonstige Erkrankungen des Blutes oder der blutbildenden Organe	15
STÖRUNGEN DER DRÜSEN MIT INNERER SEKRETION, ERNÄHRUNGS- UND STOFFWECHSELKRANKHEITEN	500 *
PNR	
11 Diabetes mellitus	176
12 Eutyreote Struma	52
13 Hyperthyreose	44
14 Hypothyreose	6
15 Tetanie	1
16 Gicht	59
17 Sonstige innersekretorische (stoffwechelsbedingte) Erkrankungen	162
ALLERGIEN	15 *
PNR	
18 Urtikaria	3
19 Sonstige allergische Erkrankungen	12

+) Die angegebenen Fallzahlen beziehen sich auf die absoluten Häufigkeiten der Problemkategorien wie sie sich aufgrund der Datenbasis für die Validitätsuntersuchungen (Präroutinetest II) darstellte (siehe Absatz 4.1.2). Zusätzlich wurde für jede Obergruppe des Geltungsbereiches die mit "*" gekennzeichnete Gruppenfallzahl ausgewiesen.

	Fallzahl +)
KRANKHEITEN DES HERZENS UND KREISLAUFSYSTEMS	2107 *
PNR	
20 Hypertonie	723
21 Hypotonie	204
22 Herzinsuffizienz	190
23 Koronare Herzerkrankung	409
24 Herzrhythmusstörungen	115
25 Periphere Gefäßkrankheiten (Arterien, Arteriolen, Kapillaren)	137
26 Venenerkrankungen	165
27 Sonstige Erkrankungen der Kreislauforgane	164
KRANKHEITEN DER ATMUNGSORGANE	575 *
PNR	
28 Bronchitis chron.	212
29 Asthma	72
30 Emphysem	75
31 Akute Infektionen der Luftwege (Nebenhöhlen, Rachen, Mandeln, Kehlkopf, Nase)	130
32 Sonstige Erkrankungen der Atmungsorgane	86
KRANKHEITEN DER VERDAUUNGSORGANE	1149 *
PNR	
33 Ulcus Beschwerden (ulcus ventriculi, ulcus duodeni)	206
34 Gastritis, Duodenitis	196
35 Leber - Beschwerden	378
36 Galle - Beschwerden	76
37 Pankreasinsuffizienz	56
38 Eingeweidebrüche	43
39 Hämorrhoiden, Analfissur, Analfistel	41
40 Sonstige Krankheiten der Verdauungsorgane	153
KRANKHEITEN DER HARNORGANE	222 *
PNR	
41 Nephritis	39
42 Dysurie	9
43 Hämaturie	11
44 Harnblasenentzündung	44
45 Sonstige Krankheiten der Nieren und Harnwege	119
KRANKHEITEN DER GESCHLECHTSORGANE	272 *
PNR	
46 Prostatahypertrophie	27
47 Prostatitis	8
48 Sonstige Krankheiten der männlichen Genitale	17
49 Menstruationsstörungen	24
50 Reizblase, Senkungsbeschwerden	21
51 Adnexitis, Oophoritis	29
52 Sonstige Erkrankungen der weiblichen Genitale	129
53 Erkrankungen der Mamma	17

	Fallzahl +)
KRANKHEITEN DER HAUT, DES UNTERHAUTZELLGEWEBES UND DER HAUTANHANGSGEBILDE	114 *
PNR	
54 Infektionen der Haut (Parasiten, Mykosen, Bakterien, Viren)	12
55 Ekzeme	40
56 Sonstige Krankheiten der Haut und des Unterhautzellgewebes	62
KRANKHEITEN DES SKELETTS, DER MUSKELN UND DES BINDEGEWEBES	3170 *
PNR	
57 Gelenkrheumatismus, primär chronischer	82
58 Rheumatisches Fieber, akutes	4
59 Morbus Bechterew	20
60 Muskelrheumatismus	21
61 Wirbelsäulen-Syndrom	1525
62 Myalgien	141
63 Arthrose	488
64 Sonstige Krankheiten des Skeletts, der Muskeln und des Bindegewebes	889
KRANKHEITEN DES NERVENSYSTEMS UND DER SINNESORGANE	478 *
PNR	
65 Zerebralsklerose	51
66 Migräne	51
67 Zerebrales Anfallsleiden (Epilepsie)	30
68 Ischias	63
69 Polyneuropathie	38
70 Sonstige Krankheiten des peripheren und autonomen Nervensystems	129
71 Minderung des Hörvermögens	16
72 Otitis media	7
73 Sonstige Krankheiten des HNO-Bereiches	34
74 Brechungsfehler	7
75 Glaukom	10
76 Grauer Star	5
77 Sonstige Augenerkrankungen	37
LOKALE TUMOREFFEKTE IM BEREICH	124 *
PNR	
78 der Atmungsorgane	8
79 der Verdauungsorgane und des Bauchfells	16
80 der Mundhöhle, des Rachens	9
81 der Harn- und Geschlechtsorgane	32
82 der Knochen, des Bindegewebes, der Haut und der Brustdrüsen	41
83 des Gehirns und des Nervensystems	7
84 sonstiger und n.n. bezeichneter Sitze	11

		Fallzahl +)
SEELISCHE STÖRUNGEN		1708 *
PNR		
85	Psychosen n.n.bez.	65
86	Neurosen	119
87	Psychovegetatives Syndrom	693
88	Sonstige psychische Abnormitäten	37
89	Berufliche oder soziale Konflikte	89
90	Angst	40
91	Nervosität	159
92	Alkoholismus	177
93	Schlafstörungen	61
94	Depressives Syndrom	268

6.2 Anamneseschema Version II

Ausfüllanleitung und Anamnesefragebogen des Präroutinetests I mit 398 Fragen.

Die im Fragebogen am linken Blattrand mit dem Symbol "*" gekennzeichneten 212 Fragen wurden gestrichen (siehe dazu Absatz 3.1.3 - "Reduktion der Fragensammlung"). Die Zusammenfassung und stilistische Verbesserung der verbleibenden Fragen führte zur Version III.

Fragebogen zur Krankenvorgeschichte

Hinweise zum Ausfüllen dieses Fragebogens:

Lesen Sie diese Fragen bitte genau durch und kreuzen Sie entweder das „Ja" oder das „Nein" an, so wie es gerade für Sie zutrifft.

Zum Beispiel:

1	Fühlen Sie sich häufig abgeschlagen und müde?	☒ Ja	?	Nein

Das Kästchen „?" (= „Ich weiß nicht") sollten Sie nur dann ankreuzen, wenn Sie sich auch nach reiflicher Überlegung nicht zwischen „Ja" und „Nein" entscheiden können.

Falls Sie eine Frage mit „Nein" beantworten, so schauen Sie bitte auf den rechten Rand, ob dort die Bemerkung „bei Nein weiter bei ..." steht. Wenn dies der Fall ist, so setzen Sie bitte die Beantwortung bei der angegebenen Frage fort, deren Nummer Sie am linken Rand finden.

Zum Beispiel:

11	Schlafen Sie schlecht?	Ja	?	☒ Nein	bei Nein weiter bei 17
12	Schlafen Sie schlecht ein?	Ja	?	Nein	
13	Wachen Sie immer sehr früh auf?	Ja	?	Nein	
14	Können Sie schlecht durchschlafen?	Ja	?	Nein	
15	Können Sie nur mit Schlaftabletten einschlafen?	Ja	?	Nein	
16	Träumen Sie schlecht (Alpträume)?	Ja	?	Nein	
17	Hatten Sie in den letzten 6 Monaten plötzlich hohes Fieber und haben Ihnen die Zähne „geklappert" (Schüttelfrost)?	☒ Ja	?	Nein	

1	Fühlen Sie sich häufig abgeschlagen und müde?		Ja	?	Nein	bei Nein weiter bei 3
2	Fühlen Sie sich nach körperlichen Anstrengungen besonders erschöpft?		Ja	?	Nein	
3	Hat sich in den letzten 6 Monaten Ihr Körpergewicht verändert?		Ja	?	Nein	bei Nein weiter bei 8
4	Haben Sie an Gewicht zugenommen?		Ja	?	Nein	
5	Haben Sie an Gewicht verloren?		Ja	?	Nein	
* 6	Mehr als 2 kg?		Ja	?	Nein	
7	War die Gewichtsabnahme beabsichtigt?		Ja	?	Nein	
8	Hat Ihr Appetit in den letzten 3 Monaten	nachgelassen?	Ja	?	Nein	
9		zugenommen?	Ja	?	Nein	
10	Ist Ihr Durst auffallend stärker geworden?		Ja	?	Nein	
11	Schlafen Sie schlecht?		Ja	?	Nein	bei Nein weiter bei 17
12	Schlafen Sie schlecht ein?		Ja	?	Nein	
13	Wachen Sie immer sehr früh auf?		Ja	?	Nein	
* 14	Können Sie schlecht durchschlafen?		Ja	?	Nein	
15	Können Sie nur mit Schlaftabletten einschlafen?		Ja	?	Nein	
16	Träumen Sie schlecht (Alpträume)?		Ja	?	Nein	
17	Hatten Sie in den letzten 3 Monaten plötzlich hohes Fieber und haben Ihnen die Zähne „geklappert" (Schüttelfrost)?		Ja	?	Nein	
18	Ist Ihnen im Verlaufe Ihrer jetzigen Erkrankung übel gewesen?		Ja	?	Nein	bei Nein weiter bei 21
19	Hängt Ihre Übelkeit mit den Mahlzeiten zusammen?		Ja	?	Nein	
20	Tritt Ihre Übelkeit nur morgens auf?		Ja	?	Nein	
21	Ist Ihnen öfter schwindelig?		Ja	?	Nein	bei Nein weiter bei 31
22	Wenn Sie vom Sitzen oder Liegen aufstehen?		Ja	?	Nein	
* 23	Beim Gehen?		Ja	?	Nein	
* 24	Vom längeren Stehen?		Ja	?	Nein	
25	Kommen die Schwindelbeschwerden anfallsweise?		Ja	?	Nein	
* 26	Führt der Schwindel zu kurzer Bewußtlosigkeit?		Ja	?	Nein	
* 27	Haben Sie das Gefühl beim Gehen nach einer Seite zu schwanken?		Ja	?	Nein	
* 28	Wird Ihnen leicht schwarz vor den Augen?		Ja	?	Nein	
* 29	Haben Sie das Gefühl, daß sich alles um Sie herum dreht, wenn Ihnen schwindelig wird?		Ja	?	Nein	

* 30	Hatten Sie dabei Ohrensausen oder Hörstörungen?	Ja	?	Nein	
31	Waren Sie im Zusammenhang mit der jetzigen Erkrankung ohnmächtig?	Ja	?	Nein	
32	Frieren oder frösteln Sie in der letzten Zeit mehr als früher?	Ja	?	Nein	
* 33	Schwitzen Sie stark?	Ja	?	Nein	
* 34	Leiden Sie nachts unter Schweißausbrüchen?	Ja	?	Nein	
35	Leiden Sie unter aufsteigender Hitze (Hitzewallungen)?	Ja	?	Nein	
* 36	Haben Sie oft feuchte Hände?	Ja	?	Nein	
37	Haben Sie zittrige Hände?	Ja	?	Nein	
* 38	Bekommen Sie leicht blaue Flecken, wenn Sie sich stoßen?	Ja	?	Nein	
39	Können Sie sich schlechter beherrschen oder sind Sie reizbarer als früher?	Ja	?	Nein	bei Nein weiter bei 43
40	Werden Sie schnell nervös?	Ja	?	Nein	
41	Hatten Sie in letzter Zeit Ärger?	Ja	?	Nein	
42	Regen Sie sich leicht auf?	Ja	?	Nein	
43	Sind Sie leicht gekränkt?	Ja	?	Nein	
44	Haben Sie in letzter Zeit ein zunehmendes Gefühl der Rastlosigkeit?	Ja	?	Nein	
45	Fühlen Sie sich überfordert?	Ja	?	Nein	bei Nein weiter bei 47
46	Fühlen Sie sich unsicher, wenn Sie vor einem neuen Problem stehen?	Ja	?	Nein	
47	Sind Sie mit Ihrer Arbeit unzufrieden?	Ja	?	Nein	bei Nein weiter bei 49
48	Glauben Sie an einem anderen Arbeitsplatz Besseres zu leisten?	Ja	?	Nein	
49	Denken Sie oft an Ihre Krankheit?	Ja	?	Nein	
50	Leiden Sie unter Angstzuständen?	Ja	?	Nein	
51	Gibt es bestimmte Dinge, die Sie unter einem unwiderstehlichen Zwang immer wieder tun müssen?	Ja	?	Nein	
52	Beobachten Sie Ihre Körperfunktionen sehr genau, weil Sie wissen oder vermuten, daß da etwas nicht ganz in Ordnung ist?	Ja	?	Nein	
53	Fallen Ihnen Entscheidungen und Entschlüsse in der letzten Zeit schwerer?	Ja	?	Nein	
54	Sind Sie des Lebens überdrüssig?	Ja	?	Nein	
55	Grübeln Sie viel darüber nach, was Sie falsch gemacht haben könnten?	Ja	?	Nein	

56	Ist Ihnen seit einiger Zeit eigentlich alles gleichgültig?		Ja	?	Nein	
57	Sind Sie schüchtern und ziehen Sie es vor, alleine zu sein?		Ja	?	Nein	
58	Müssen Sie manchmal bei geringfügigen Anlässen weinen?		Ja	?	Nein	
59	Benötigen Sie sehr viel Kaffee oder Aufmunterungstabletten, um richtig auf die Beine zu kommen?		Ja	?	Nein	
60	Wechselt Ihre Stimmung plötzlich grundlos zwischen Fröhlichkeit und Traurigkeit?		Ja	?	Nein	
61	Hören Sie manchmal eigenartige Stimmen, die sich über Sie unterhalten, zu Ihnen sprechen oder Ihnen Anweisungen geben?		Ja	?	Nein	
62	Erscheint Ihnen manchmal die Welt ganz unwirklich und fremd?		Ja	?	Nein	
63	Glauben Sie, daß die Leute in Ihrer Umgebung gegen Sie sind oder Sie verletzen wollen?		Ja	?	Nein	
64	Fühlen Sie sich beobachtet?		Ja	?	Nein	
* 65	Müssen Sie manchmal lange nach Worten suchen?		Ja	?	Nein	
66	Können Sie sich schlechter konzentrieren als früher?		Ja	?	Nein	
67	Leiden Sie unter Kopfschmerzen?		Ja	?	Nein	bei Nein weiter bei 89
* 68	Haben Sie Kopfschmerzen	gelegentlich?	Ja	?	Nein	
* 69		mehrmals am Tag?	Ja	?	Nein	
* 70		dauernd?	Ja	?	Nein	
* 71		anfallsartig?	Ja	?	Nein	
* 72		beim Lesen oder Schreiben?	Ja	?	Nein	
* 73		bei starkem Licht?	Ja	?	Nein	
* 74		bei körperlichen Anstrengungen?	Ja	?	Nein	
* 75		bei bestimmten Wetterlagen?	Ja	?	Nein	
76		vorwiegend in einer Kopfhälfte?	Ja	?	Nein	
* 77		im Bereich der Stirn?	Ja	?	Nein	
* 78		in den Schläfen?	Ja	?	Nein	
* 79		im Nacken oder Hinterkopf?	Ja	?	Nein	
80	Wachen Sie mit Kopfschmerzen auf?		Ja	?	Nein	
81	Haben Sie vor dem Auftreten der Kopfschmerzen Flimmern oder Flecken vor den Augen?		Ja	?	Nein	

* 82	Haben Sie während der Kopfschmerzen Brechreiz?	Ja	?	Nein	
* 83	Müssen Sie sich bei den Kopfschmerzen erbrechen?	Ja	?	Nein	
* 84	Ist Ihnen während der Kopfschmerzen schwindelig?	Ja	?	Nein	
* 85	Verstärken sich die Kopfschmerzen beim Husten oder Niesen?	Ja	?	Nein	
* 86	Möchten Sie bei Kopfschmerzen am liebsten in einem dunklen Raum liegen?	Ja	?	Nein	
* 87	Haben Sie nach den Kopfschmerzen Gefühllosigkeit im Arm oder in einer Gesichtshälfte?	Ja	?	Nein	
* 88	Müssen Sie nach den Kopfschmerzen viel Wasser lassen?	Ja	?	Nein	
89	Haben Sie Schmerzen im Gesicht?	Ja	?	Nein	bei Nein weiter bei 91
90	Treten die Schmerzen nur in einer Gesichtshälfte auf?	Ja	?	Nein	
* **91**	Leiden Sie im Zusammenhang mit Ihrer jetzigen Erkrankung an Augenbeschwerden?	Ja	?	Nein	bei Nein weiter bei 102
92	Tun Ihnen die Augen weh beim Lesen oder Fernsehen?	Ja	?	Nein	
* 93	Haben oder hatten Sie Sehstörungen?	Ja	?	Nein	bei Nein weiter bei 98
* 94	Als Flimmern vor den Augen?	Ja	?	Nein	
95	Als störende schwarze Punkte oder als girlandenförmige schwarze Schleier?	Ja	?	Nein	
96	Konnten Sie einmal für einige Minuten oder länger überhaupt nichts sehen?	Ja	?	Nein	
* 97	Kommt es vor, daß Sie (ohne Alkoholgenuß) doppelt sehen?	Ja	?	Nein	
98	Sind Ihre Augenlider zeitweise geschwollen?	Ja	?	Nein	
99	Haben Sie oft das Gefühl, Sand im Auge zu haben?	Ja	?	Nein	
100	Tränen manchmal Ihre Augen bei Arbeiten im Nahbereich (z. B. Lesen, Nähen)?	Ja	?	Nein	
101	Sehen Sie in letzter Zeit schlechter?	Ja	?	Nein	
102	Leiden Sie im Zusammenhang mit Ihrer jetzigen Erkrankung an Ohrenbeschwerden?	Ja	?	Nein	bei Nein weiter bei 110
103	Hatten Sie innerhalb der vergangenen 3 Monate Ohrenschmerzen?	Ja	?	Nein	
104	Ist Ihnen aufgefallen, daß Sie schlecht hören, oder hat Sie jemand darauf aufmerksam gemacht?	Ja	?	Nein	bei Nein weiter bei 107
105	Trat die Hörstörung plötzlich auf?	Ja	?	Nein	
106	Hören Sie an manchen Tagen schlechter ohne erkältet zu sein?	Ja	?	Nein	
107	Haben Sie Juckreiz in den Ohren?	Ja	?	Nein	

* 108	Hatten Sie innerhalb der vergangenen 3 Monate eine Absonderung aus dem Ohr (kein Ohrenschmalz)?		Ja	?	Nein	
* 109	Haben oder hatten Sie innerhalb der vergangenen 3 Monate störende Geräusche oder Klänge in den Ohren?		Ja	?	Nein	
* **110**	Leiden Sie im Zusammenhang mit Ihrer jetzigen Erkrankung an Nasenbeschwerden?		Ja	?	Nein	bei Nein weiter bei 116
111	Können Sie (ohne Erkältung) nicht mehr ungehindert durch die Nase atmen?		Ja	?	Nein	
112	Finden Sie, daß Sie häufiger erkältet sind als andere?		Ja	?	Nein	
* 113	Können Sie (ohne Erkältung) nicht mehr so gut riechen?		Ja	?	Nein	
114	Läuft Ihre Nase manchmal, obwohl Sie keinen Schnupfen haben?		Ja	?	Nein	
115	Hatten Sie innerhalb des vergangenen halben Jahres Nasenbluten, das spontan und ohne Verletzung auftrat?		Ja	?	Nein	
116	Haben Sie Beschwerden oder Veränderungen im Mund bzw. an den Lippen bemerkt?		Ja	?	Nein	bei Nein weiter bei 128
* 117	Haben Sie schmerzlose Geschwüre (offene Stellen)	an den Lippen?	Ja	?	Nein	
* 118		an der Zunge?	Ja	?	Nein	
* 119		in der Mundhöhle?	Ja	?	Nein	
* 120	Haben Sie geschwollene oder verhärtete Stellen	an den Lippen?	Ja	?	Nein	
* 121		an der Zunge?	Ja	?	Nein	
* 122		in der Mundhöhle?	Ja	?	Nein	
123	Haben Sie weiße Flecken oder Bläschen im Mund?		Ja	?	Nein	
* 124	Haben Sie manchmal einen schlechten Geschmack im Mund?		Ja	?	Nein	
* 125	Hat sich Ihre Geschmacksempfindung geändert?		Ja	?	Nein	
* 126	Haben Sie starken Speichelfluß?		Ja	?	Nein	
* 127	Ist Ihr Mund oft trocken?		Ja	?	Nein	
128	Haben Sie Beschwerden oder Veränderungen an Ihrer Zunge bemerkt?		Ja	?	Nein	bei Nein weiter bei 134
* 129	Fällt es Ihnen schwer die Zunge zu bewegen?		Ja	?	Nein	
* 130	Hat sich in den letzten 3 Monaten die Farbe Ihrer Zunge verändert?		Ja	?	Nein	
131	War im Verlauf Ihrer jetzigen Erkrankung Ihre Zunge	belegt?	Ja	?	Nein	
132		auffallend rot?	Ja	?	Nein	
* 133	Hatten Sie innerhalb der vergangenen 6 Monate ein Brennen auf der Zunge?		Ja	?	Nein	

*	**134**	Blutet Ihr Zahnfleisch beim Zähneputzen?	Ja	?	Nein	
*	135	Haben Sie im Zusammenhang mit Ihrer jetzigen Erkrankung Beschwerden im Hals, im Rachen?	Ja	?	Nein	bei Nein weiter bei 142
	136	Haben Sie Halsschmerzen (unabhängig von Erkältungen)?	Ja	?	Nein	
*	137	Haben Sie Beschwerden beim Schlucken?	Ja	?	Nein	bei Nein weiter bei 140
*	138	Haben Sie beim Schlucken Schmerzen?	Ja	?	Nein	
	139	Haben Sie das Gefühl, daß Ihnen Speisen und Getränke im Hals stecken bleiben?	Ja	?	Nein	
*	**140**	Leiden Sie manchmal unter einem Kloßgefühl im Hals?	Ja	?	Nein	
*	141	Müssen Sie sich häufig räuspern?	Ja	?	Nein	
	142	Verspüren Sie ein Engegefühl am Hals?	Ja	?	Nein	
	143	Haben Sie Schmerzen oder Engegefühle im Brustkorb?	Ja	?	Nein	bei Nein weiter bei 159
	144	Treten die Schmerzen bei Anstrengung auf?	Ja	?	Nein	
	145	bei Aufregung	Ja	?	Nein	
	146	nach dem Essen	Ja	?	Nein	
	147	in Ruhe	Ja	?	Nein	
	148	Verschwinden die Brustschmerzen beim tiefen Durchatmen?	Ja	?	Nein	
	149	in Ruhe?	Ja	?	Nein	
	150	beim Aufstoßen?	Ja	?	Nein	
	151	Strahlen die Brustschmerzen in die Arme aus?	Ja	?	Nein	
	152	den Rücken	Ja	?	Nein	
	153	den Hals	Ja	?	Nein	
*	154	die Beine	Ja	?	Nein	
	155	Verstärken sich die Brustschmerzen beim Husten oder Atmen?	Ja	?	Nein	
	156	Schlucken?	Ja	?	Nein	
	157	Dauern die Schmerzen weniger als 1 Minute?	Ja	?	Nein	
	158	mehr als 1/2 Stunde?	Ja	?	Nein	
	159	Sind Ihnen an Ihren Brustwarzen (oder Brüsten) in letzter Zeit Veränderungen aufgefallen?	Ja	?	Nein	bei Nein weiter bei 165
*	160	Erscheint Ihnen eine Brust (oder Brustwarze) größer als früher?	Ja	?	Nein	
*	161	kleiner	Ja	?	Nein	

162	Haben Sie Verhärtungen in einer Brust oder beiden Brüsten beobachtet?		Ja	?	Nein	
* 163	Haben Sie eine Absonderung aus einer Ihrer Brustwarzen bemerkt?		Ja	?	Nein	
* 164	Ist Ihnen aufgefallen, daß sich eine Brustwarze eingezogen hat?		Ja	?	Nein	
165	Tut Ihnen das Atmen weh?		Ja	?	Nein	bei Nein weiter bei 167
166	Strahlen die Schmerzen beim Atmen in den Bauch oder in die Schultern aus?		Ja	?	Nein	
167	Leiden Sie unter Atemnot oder Kurzatmigkeit?		Ja	?	Nein	bei Nein weiter bei 176
168	Haben die Zustände von Atemnot mit Kribbeln oder Verkrampfungen an Händen und Füßen zu tun?		Ja	?	Nein	
169	Haben Sie Atemnot?	wenn Sie langsam gehen?	Ja	?	Nein	
170		wenn Sie normal gehen?	Ja	?	Nein	
171		beim Treppensteigen?	Ja	?	Nein	
172		wenn Sie flach liegen?	Ja	?	Nein	
173	Wachen Sie manchmal nachts durch Atemnot auf?		Ja	?	Nein	
174	Ist die Atemnot, die nachts auftritt, so stark, daß Sie dabei Engegefühl und Todesangst empfinden?		Ja	?	Nein	
175	Können Sie schlecht ausatmen?		Ja	?	Nein	
176	Müssen Sie oft husten?		Ja	?	Nein	bei Nein weiter bei 183
177	Haben Sie schon seit mehr als 4 Wochen einen Husten, der sich nicht bessert?		Ja	?	Nein	
* 178	Bekommen Sie leicht Fieber, wenn Sie Husten haben?		Ja	?	Nein	
* 179	Haben Sie beim Husten Brustschmerzen?		Ja	?	Nein	
180	Tritt Ihr Husten anfallsweise auf?		Ja	?	Nein	
* 181	Mußten Sie sich bei einem Hustenanfall erbrechen?		Ja	?	Nein	
182	Müssen Sie nachts wegen Husten im Bett aufsitzen oder aufstehen?		Ja	?	Nein	
183	Haben Sie Auswurf?		Ja	?	Nein	bei Nein weiter bei 190
184	Müssen Sie morgens immer erst abhusten?		Ja	?	Nein	
* 185	Haben Sie sehr viel Auswurf?		Ja	?	Nein	
* 186	Ist die Farbe des Auswurfes	schleimig – farblos?	Ja	?	Nein	
* 187		gelbgrünlich?	Ja	?	Nein	
* 188		blutig?	Ja	?	Nein	
* 189		rostbraun?	Ja	?	Nein	

*	**190**	Leiden Sie im Zusammenhang mit Ihrer jetzigen Erkrankung unter Herzbeschwerden?		Ja	?	Nein	bei Nein weiter bei 212
*	191	Haben Sie Herzschmerzen?		Ja	?	Nein	bei Nein weiter bei 204
*	192	Ziehen sich diese Herzschmerzen bis in	den Hals?	Ja	?	Nein	
*	193		den linken Arm?	Ja	?	Nein	
*	194		die Finger der linken Hand?	Ja	?	Nein	
*	195		den rechten Arm?	Ja	?	Nein	
*	196		den Rücken?	Ja	?	Nein	
*	197	Haben Sie die Herzschmerzen	dauernd?	Ja	?	Nein	
*	198		zeitweise?	Ja	?	Nein	
*	199		bei vollem Magen?	Ja	?	Nein	
*	200		nur in Ruhe?	Ja	?	Nein	
*	201		bei Erregung (Freude, Kummer, Ärger)?	Ja	?	Nein	
*	202		beim Treppensteigen?	Ja	?	Nein	
	203	Verschwinden die Herzschmerzen bei Einnahme von Medikamenten?		Ja	?	Nein	
	204	Haben Sie einen unregelmäßigen Herzschlag?		Ja	?	Nein	bei Nein weiter bei 212
*	205	Bekommen Sie leicht Herzklopfen?		Ja	?	Nein	
*	206	Schlägt Ihr Herz oft bis zum Hals?		Ja	?	Nein	
*	207	Überschlägt sich Ihr Herz manchmal?		Ja	?	Nein	
*	208	Fängt Ihr Herz manchmal an, plötzlich wie rasend zu schlagen und schlägt es dann nach einiger Zeit wieder normal?		Ja	?	Nein	
*	209	Geht dieses Herzrasen einher mit	Atemnot?	Ja	?	Nein	
*	210		anschließendem Harndrang?	Ja	?	Nein	
*	211		Todesangst?	Ja	?	Nein	
	212	Wurden Sie in letzter Zeit wegen zu	niedrigem Blutdruck behandelt?	Ja	?	Nein	
	213		hohem Blutdruck behandelt?	Ja	?	Nein	
	214	Ist Ihr Stuhlgang unregelmäßig?		Ja	?	Nein	
*	215	Haben Sie häufig mehrere Tage keinen Stuhlgang?		Ja	?	Nein	
	216	Haben Sie oft mit Schmerz verbundenen Stuhldrang, ohne daß es zum Abgang von Stuhl kommt?		Ja	?	Nein	

* 217	Leiden Sie abwechselnd unter Verstopfung und Durchfall?		Ja	?	Nein	
* 218	Haben Sie beim Stuhlgang das Gefühl, daß der Stuhldrang nicht aufhört?		Ja	?	Nein	
* 219	Haben Sie beim Stuhlgang das Gefühl, daß sich der Darm nach außen vorstülpt?		Ja	?	Nein	
* 220	Unterdrücken Sie oft den Stuhlgang?		Ja	?	Nein	
221	Hatten Sie innerhalb der vergangenen 6 Monate einmal länger als nur ein paar Tage Durchfall?		Ja	?	Nein	bei Nein weiter bei 224
* 222	Bekommen Sie den Durchfall nach Genuß von Milch?		Ja	?	Nein	
* 223	Hatten Sie mehrmals täglich einen flüssigen und breiigen Stuhl?		Ja	?	Nein	
224	Haben Sie manchmal unwillkürlich etwas Stuhlabgang?		Ja	?	Nein	
* 225	Ist Ihnen an Ihrem Stuhl etwas aufgefallen?		Ja	?	Nein	bei Nein weiter bei 237
* 226	Ist Ihr Stuhl	dünn wie ein Bleistift?	Ja	?	Nein	
* 227		glänzend?	Ja	?	Nein	
* 228		schwarz wie Teer?	Ja	?	Nein	
* 229		zement- oder lehmfarben?	Ja	?	Nein	
* 230		auffallend hell gefärbt?	Ja	?	Nein	
* 231		schleimig?	Ja	?	Nein	
* 232		auffällig geformt (kleine Kügelchen)?	Ja	?	Nein	
* 233		sehr hart?	Ja	?	Nein	
234	Haben Sie Blut im Stuhl bemerkt?		Ja	?	Nein	
235	Sah es hellrot aus?		Ja	?	Nein	
* 236	Haben Sie gelegentlich stark stinkenden Stuhl?		Ja	?	Nein	
* **237**	Haben Sie Schmerzen beim Stuhlgang?		Ja	?	Nein	
238	Haben Sie eine schmerzhafte Schwellung am After oder in der Afterumgebung (Hämorrhoiden, Risse, Ekzeme, etc.)?		Ja	?	Nein	bei Nein weiter bei 240
* 239	Haben Sie Brennen, Jucken am After?		Ja	?	Nein	
240	Haben Sie nach dem Wasserlassen krampfartige Schmerzen im After?		Ja	?	Nein	
* 241	Tritt morgens beim Zähneputzen Brechreiz auf?		Ja	?	Nein	
242	Mußten Sie sich im Laufe Ihrer jetzigen Erkrankung erbrechen?		Ja	?	Nein	bei Nein weiter bei 247
* 243	Sah das Erbrochene braunschwarz bzw. kaffeesatzähnlich aus?		Ja	?	Nein	

*	244	Enthielt das Erbrochene blutige bzw. hellrote Spuren?		Ja	?	Nein	
*	245	Hinterließ das Erbrochene einen	galligen Nachgeschmack?	Ja	?	Nein	
*	246		stark sauren Nachgeschmack?	Ja	?	Nein	
*	**247**	Haben Sie Magenbeschwerden?		Ja	?	Nein	bei Nein weiter bei 265
*	248	Haben Sie häufig Magenschmerzen?		Ja	?	Nein	
	249	Schlägt sich bei Ihnen alles leicht auf den Magen?		Ja	?	Nein	
*	250	Hatten Sie diese Magenbeschwerden meist im Frühjahr oder Herbst?		Ja	?	Nein	
*	251	Vertragen Sie schlecht	Nikotin?	Ja	?	Nein	
*	252		Kaffee?	Ja	?	Nein	
*	253		Alkohol?	Ja	?	Nein	
*	254		Fettes oder Gebratenes?	Ja	?	Nein	
	255	Haben Sie häufig Magenschmerzen?		Ja	?	Nein	
	256	Lassen diese nach, wenn Sie etwas essen?		Ja	?	Nein	
*	257	Müssen Sie wegen der Magenschmerzen nachts etwas essen?		Ja	?	Nein	
*	258	Haben Sie nach bestimmten Speisen regelmäßig	Magenschmerzen?	Ja	?	Nein	
*	259		Sodbrennen?	Ja	?	Nein	
*	260		Völlegefühl?	Ja	?	Nein	
*	261		Schmerzen im rechten Oberbauch?	Ja	?	Nein	
*	262	Leiden Sie häufig unter Aufstoßen von	Luft?	Ja	?	Nein	
*	263		Magensäure?	Ja	?	Nein	
*	264		Speiseresten?	Ja	?	Nein	
*	**265**	Treten nach dem Essen Schweißausbrüche auf?		Ja	?	Nein	
*	266	Leiden Sie häufig unter	Blähungen	Ja	?	Nein	
*	267		Schluckauf?	Ja	?	Nein	
*	268	Haben Sie das Gefühl, daß Ihr Leib dicker geworden ist?		Ja	?	Nein	
	269	Leiden Sie unter Bauchschmerzen?		Ja	?	Nein	bei Nein weiter bei 287

* 270	Treten die Schmerzen	im Bereich des Nabels	auf?	Ja	?	Nein
* 271		im Oberbauch		Ja	?	Nein
* 272		im linken Unterbauch		Ja	?	Nein
* 273		im rechten Unterbauch		Ja	?	Nein
* 274		im Mittelbauch		Ja	?	Nein
* 275		rechts direkt unter dem Rippenbogen		Ja	?	Nein
* 276	Haben Sie die Bauchschmerzen	dauernd?		Ja	?	Nein
277		krampfartig?		Ja	?	Nein
* 278		mehrere Stunden?		Ja	?	Nein
* 279		wiederholt in kurzen Zeitabständen?		Ja	?	Nein
* 280	Strahlen die Bauchschmerzen	in den Rücken aus?		Ja	?	Nein
* 281		in den Rücken hinauf bis ins rechte Schulterblatt?		Ja	?	Nein
* 282	Haben Sie bei den Bauchschmerzen	Schweißausbrüche?		Ja	?	Nein
* 283		Angstgefühle?		Ja	?	Nein
* 284		Herzklopfen?		Ja	?	Nein
* 285		Brechreiz?		Ja	?	Nein
* 286	Sind die Schmerzen von bestimmten Körperbewegungen abhängig?			Ja	?	Nein
287	Leiden Sie unter Schmerzen in der Nierengegend?			Ja	?	Nein bei Nein weiter bei 291
* 288	Treten die Schmerzen krampfartig auf?			Ja	?	Nein
* 289	Ziehen die Schmerzen bis in die Leistengegend?			Ja	?	Nein
290	Können Sie während der Schmerzen kein Wasser lassen?			Ja	?	Nein
291	Ist Ihnen innerhalb der letzten 3 Monate an Ihrem Urin etwas aufgefallen?			Ja	?	Nein bei Nein weiter bei 297
292	War Ihr Urin	rot gefärbt?		Ja	?	Nein
293		dunkel?		Ja	?	Nein
294		trübe?		Ja	?	Nein
295	Haben Sie Steinabgang im Urin beobachtet?			Ja	?	Nein
* 296	Ist Ihnen der Geruch des Urins aufgefallen?			Ja	?	Nein
* **297**	Können Sie den Urin manchmal nicht halten, so daß er tröpfchenweise abgeht?			Ja	?	Nein

* 298	Hatten Sie innerhalb der letzten 3 Monate Beschwerden beim Wasserlassen?			Ja	?	Nein	bei Nein weiter bei A
299	Leiden Sie unter	Brennen	beim Wasserlassen?	Ja	?	Nein	
300		Schmerzen		Ja	?	Nein	
* 301	Mußten Sie häufiger Wasser lassen, ohne vorher viel getrunken zu haben?			Ja	?	Nein	
* 302	Hatten Sie weniger Urinausscheidung als sonst?			Ja	?	Nein	
* 303	Wenn Sie Wasser lassen wollen, müssen Sie dann pressen, dauert es eine Weile und kommt dann nur sehr wenig?			Ja	?	Nein	
304	Ist der Urinstrahl dünn und schwach geworden?			Ja	?	Nein	
305	Läßt der Harndrang nach dem Wasserlassen nicht nach?			Ja	?	Nein	

A Fragen nur für Männer, weibliche Patienten setzen bitte mit Frage Nr. 314 fort

306	Haben Sie Veränderungen oder Beschwerden an Ihren Geschlechtsorganen bemerkt?	Ja	?	Nein	bei Nein weiter bei 334
307	Haben Sie Schmerzen im Glied?	Ja	?	Nein	
308	Haben Sie eitrigen Ausfluß aus dem Glied?	Ja	?	Nein	
309	Haben Sie ein hartes Knötchen?	Ja	?	Nein	
310	Haben Sie ein offenes Geschwür?	Ja	?	Nein	
311	Haben Sie in letzter Zeit eine Schmerzhaftigkeit Ihres Hodens festgestellt?	Ja	?	Nein	
312	Haben Sie in letzter Zeit eine Schwellung an Ihrem Hodensack bemerkt?	Ja	?	Nein	
313	Fühlt sich Ihr Hoden in letzter Zeit hart wie Stein an?	Ja	?	Nein	

Fragen nur für Frauen, männliche Patienten setzen bitte mit Frage Nr. 334 fort

* **314**	Haben Sie Beschwerden in der Scheidengegend?		Ja	?	Nein	bei Nein weiter bei 320
315	Haben Sie Juckreiz in der Scheide?		Ja	?	Nein	
* 316	Haben Sie Ausfluß aus der Scheide (kein Blut)?		Ja	?	Nein	
* 317	Ist der Ausfluß	weißlich – schleimig?	Ja	?	Nein	
* 318		gelblich – übelriechend?	Ja	?	Nein	
* 319		blutig?	Ja	?	Nein	
320	Fühlen Sie, daß sich die Gebärmutter beim Pressen oder Gehen vorwölbt?		Ja	?	Nein	
321	Hatten Sie innerhalb der vergangenen 6 Monate ungewohnte Schmerzen im Unterleib?		Ja	?	Nein	bei Nein weiter bei 323

* 322	Treten die Schmerzen im Unterleib immer zwischen den Regeln auf?		Ja	?	Nein	
323	Haben Sie noch regelmäßige Blutungen?		Ja	?	Nein	
* 324	Hat sich die Häufigkeit Ihrer Regel in letzter Zeit verändert?		Ja	?	Nein	
* 325	Falls Sie in den Wechseljahren sind, treten noch Blutungen auf?		Ja	?	Nein	
326	Treten zwischen den Regeln Blutungen auf?		Ja	?	Nein	
* 327	Sind Ihre Blutungen	schwächer als sonst?	Ja	?	Nein	
328		ungewöhnlich stark?	Ja	?	Nein	
* 329	Haben oder hatten Sie in letzter Zeit starke Beschwerden kurz vor oder während der Regelblutung?		Ja	?	Nein	bei Nein weiter bei 334
* 330	Ist Ihre Blutung mit starken Schmerzen verbunden?		Ja	?	Nein	
* 331	Fühlen Sie sich dabei sehr mitgenommen?		Ja	?	Nein	
* 332	Sind diese Beschwerden so stark, daß Sie nicht arbeiten können?		Ja	?	Nein	
* 333	Verspüren Sie während der Regel starke Kreuzschmerzen?		Ja	?	Nein	

* **334**	Haben Sie starken Haarausfall?		Ja	?	Nein	
335	Haben Sie Auffälligkeiten an Ihrer Haut bemerkt (nicht Hautjucken)?		Ja	?	Nein	bei Nein weiter bei 339
336	Hatten Sie im Verlaufe Ihrer jetzigen Erkrankung einen Hautausschlag?		Ja	?	Nein	
337	Ist Ihre Haut in letzter Zeit gelblich geworden?		Ja	?	Nein	
338	Können Sie bestimmte Substanzen auf der Haut nicht vertragen?		Ja	?	Nein	
339	Leiden Sie an Hautjucken?		Ja	?	Nein	bei Nein weiter bei 343
* 340	Trat dieses Hautjucken auf nach bestimmten	Medikamenten?	Ja	?	Nein	
* 341		Nahrungsmitteln?	Ja	?	Nein	
342	Sind in Ihrer Umgebung Menschen mit gleichen Beschwerden erkrankt?		Ja	?	Nein	
343	Haben Sie Veränderungen (z.B. Wachstum, Verfärbung, Blutung) an Pigmentflecken Ihrer Haut festgestellt?		Ja	?	Nein	
344	Haben Sie bisher nicht vorhandene Schwellungen oder Knotenbildungen an Ihrem Körper festgestellt?		Ja	?	Nein	bei Nein weiter bei 348
345	Sind diese Schwellungen oder Knotenbildungen schmerzhaft?		Ja	?	Nein	

	346	Haben Sie in der Leiste oder am Leib eine Schwellung oder einen Bruch?	Ja	?	Nein	
*	347	Schmerzt diese Schwellung beim Heben oder Husten?	Ja	?	Nein	
*	**348**	Haben Sie Beschwerden oder Veränderungen an Armen, an Beinen bemerkt?	Ja	?	Nein	bei Nein weiter bei 354
	349	Fallen Ihnen ungewollt Gegenstände aus der Hand?	Ja	?	Nein	
*	350	Haben Sie Schwierigkeiten, den Arm oder die Finger zu strecken?	Ja	?	Nein	
*	351	Sterben Ihre Finger häufig ab und werden sie dabei rot oder blau?	Ja	?	Nein	
*	352	weiß?	Ja	?	Nein	
	353	Schlafen Ihnen zeitweise Arme oder Beine ein?	Ja	?	Nein	
*	**354**	Leiden Sie unter Gefühlsstörungen an den Armen?	Ja	?	Nein	
*	355	Leiden Sie unter Gefühlsstörungen an den Händen?	Ja	?	Nein	
*	356	Leiden Sie unter Gefühlsstörungen an den Beinen?	Ja	?	Nein	
*	357	Haben Sie ständig ein taubes Gefühl in Händen oder Füßen?	Ja	?	Nein	
*	358	Leiden Sie unter kalten Füßen bzw. kalten Händen?	Ja	?	Nein	
*	359	Wenn Sie mit kalten Füßen zu Bett gehen, werden diese dann warm?	Ja	?	Nein	
*	360	Haben Sie den Eindruck, daß Ihre Hände und Füße dicker geworden sind?	Ja	?	Nein	
	361	Schwellen Ihre Beine im Laufe des Tages an?	Ja	?	Nein	
*	362	Verschwindet die Beinschwellung im Laufe der Nacht?	Ja	?	Nein	
*	363	Haben Sie seit frühester Kindheit geschwollene Beine?	Ja	?	Nein	
*	364	Ist Ihr Gang unsicher geworden?	Ja	?	Nein	
*	365	Haben Sie manchmal das Gefühl, auf Schaumgummi oder in Filzschuhen zu gehen?	Ja	?	Nein	
	366	Treten beim schnellen Gehen Schmerzen in den Waden auf?	Ja	?	Nein	bei Nein weiter bei 368
	367	Verschwinden diese Wadenschmerzen, wenn Sie stehenbleiben?	Ja	?	Nein	
	368	Leiden Sie morgens unter steifen Gelenken?	Ja	?	Nein	
*	369	Leiden Sie unter Fersenschmerzen?	Ja	?	Nein	
*	370	Haben Sie oder hatten Sie innerhalb der vergangenen 6 Monate in den Armen bzw. in den Beinen Muskelzuckungen?	Ja	?	Nein	
*	371	Muskelschmerzen (keinen Muskelkater)?	Ja	?	Nein	
*	372	Muskelschwund?	Ja	?	Nein	
*	373	Muskelkrämpfe bzw. Wadenkrämpfe?	Ja	?	Nein	

	374	Haben Sie oder hatten Sie innerhalb der vergangenen 6 Monate Gelenkschmerzen?		Ja	?	Nein	bei Nein weiter bei 388
	375	Sind an den schmerzhaften Gelenken gerötete Anschwellungen, die sich heiß anfühlen?		Ja	?	Nein	
*	376	Haben Sie die Schmerzen im	Handgelenk?	Ja	?	Nein	
*	377		Fußgelenk?	Ja	?	Nein	
*	378		Zehengelenk?	Ja	?	Nein	
*	379		Kniegelenk?	Ja	?	Nein	
*	380		Hüftgelenk?	Ja	?	Nein	
*	381		Schultergelenk?	Ja	?	Nein	
*	382	Haben Sie bei der ersten Bewegung nach längerer Ruhe des betroffenen Gelenkes Schmerzen und verlieren sich diese dann wieder?		Ja	?	Nein	
	383	Wechseln die befallenen Gelenke häufig?		Ja	?	Nein	
	384	Treten die Schmerzen manchmal sehr plötzlich auf?		Ja	?	Nein	
	385	Haben Sie diese Beschwerden ununterbrochen länger als 6 Wochen?		Ja	?	Nein	
*	386	Haben Sie die Schmerzen nach reichlichem Fleischgenuß?		Ja	?	Nein	
*	387	Hat Ihr Arzt Ihnen schon einmal gesagt, Sie hätten zuviel Harnsäure im Blut?		Ja	?	Nein	
*	**388**	Haben Sie Nackenschmerzen?		Ja	?	Nein	bei Nein weiter bei 390
	389	Haben Sie häufig oder dauernd einen steifen Hals?		Ja	?	Nein	
*	**390**	Haben Sie morgens ein steifes Kreuz?		Ja	?	Nein	
	391	Ist Ihnen aufgefallen, daß Ihr Kreuz immer steifer wird?		Ja	?	Nein	
	392	Haben Sie Rückenschmerzen?		Ja	?	Nein	bei Nein weiter bei B
*	393	Haben Sie seit Jahren zunehmend mit Rückenschmerzen zu tun?		Ja	?	Nein	
*	394	Begannen die Rückenschmerzen	langsam?	Ja	?	Nein	
*	395		plötzlich und schußartig?	Ja	?	Nein	
*	396	Haben Sie die Rückenschmerzen, wenn Sie sich	aus gebückter Haltung aufrichten?	Ja	?	Nein	
*	397		bücken?	Ja	?	Nein	
*	398	Wachen Sie nachts wegen Rückenschmerzen auf?		Ja	?	Nein	

B Zum Abschluß möchten wir Ihnen noch einige Fragen zu diesem Fragebogen stellen. Kreuzen Sie bitte das für Sie Zutreffende an.

Fanden Sie die Formulierung der Fragen	alle gut verständlich?			1
	im wesentlichen verständlich?			2
	größtenteils unklar und unverständlich?			3
Fanden Sie die Anzahl der Fragen	viel zu groß?			1
	etwas zu groß?			2
	gerade richtig?			3
	zu klein?			4
Fanden Sie die Beantwortung der Fragen	überhaupt nicht	anstrengend?		1
	ein wenig			2
	sehr			3
Wie lange haben Sie etwa für die Beantwortung der Fragen benötigt?	weniger als 20	Minuten		1
	20–45			2
	45–90			3
	1½–3 Stunden			4
Wie ist Ihre Einstellung zu dieser Art, den Arzt mit Ihrer Kranken-vorgeschichte vertraut zu machen?	sie gefällt mir gut			1
	ich finde sie weder gut noch schlecht			2
	sie gefällt mir gar nicht			3
Meinen Sie, daß für den Arzt wesentliche Dinge nicht gefragt worden sind?	Ja			1
	Nein			2
Wie beantworten Sie die hier gestellten Fragen lieber?	dem Arzt direkt?			1
	dem Arzt durch den Fragebogen?			2
Bitte kreuzen Sie Ihr Geschlecht an	männlich			1
	weiblich			2
Bitte geben Sie Ihr Geburtsjahr an (zum Beispiel 1924).				

VIELEN DANK FÜR IHRE MITARBEIT!

6.3 Anamneseschema Version III

Ausfüllanleitung für den Versicherten und Anamnesefragebogen des Präroutinetests II mit 184 Fragen.

Die im Fragebogen mit "*" gekennzeichneten Blocküberschriften wurden nachträglich eingetragen und dienen nur zur besseren Transparenz der einzelnen Fragenkomplexe.

Die am rechten Blattrand mit "+" gekennzeichneten trennscharfen Symptomfragen (siehe Abschnitt 6.6) waren für die intendierten Problemkategorien medizinisch sinnvoll und ergaben einen hohen Informationsgewinn.

Fragebogen zur Krankheitsvorgeschichte

Hinweise zum Ausfüllen dieses Fragebogens:

Genaue Angaben zur Krankheitsvorgeschichte sind zur Erkennung und Beurteilung von Krankheiten unerläßlich. Um den Arzt hierbei zu unterstützen bitten wir Sie, diesen Fragebogen gewissenhaft auszufüllen.

Lesen Sie diese Fragen genau durch und kreuzen Sie entweder das „Ja" oder das „Nein" an, so wie es gerade für Sie zutrifft.

Zum Beispiel:

1	Fühlen Sie sich häufig abgeschlagen und müde?	☒ Ja	?	Nein

Das Kästchen „?" (= „Ich weiß nicht") sollten Sie nur dann ankreuzen, wenn Sie sich auch nach reiflicher Überlegung nicht zwischen „Ja" und „Nein" entscheiden können.

Falls Sie eine Frage mit „Nein" beantworten, so schauen Sie bitte auf den rechten Rand, ob dort die Bemerkung „bei **Nein** weiter bei ..." steht. Wenn dies der Fall ist, so setzen Sie bitte die Beantwortung bei der angegebenen Frage fort, deren Nummer Sie am linken Rand finden.

* Allgemeine Beschwerden

1	Fühlen Sie sich häufig abgeschlagen und müde?	Ja	?	Nein	+
2	Fühlen Sie sich nach körperlichen Anstrengungen besonders erschöpft?	Ja	?	Nein	+
3	Hat sich in den letzten 6 Monaten Ihr Körpergewicht um mehr als 5 kg verändert?	Ja	?	Nein	+ bei **Nein** weiter bei **7**
4	Haben Sie an Gewicht zugenommen?	Ja	?	Nein	
5	Haben Sie an Gewicht verloren?	Ja	?	Nein	+
6	War die Gewichtsabnahme beabsichtigt?	Ja	?	Nein	
7	Hat Ihr Appetit in den letzten 3 Monaten nachgelassen?	Ja	?	Nein	
8	Hat Ihr Appetit in den letzten 3 Monaten zugenommen?	Ja	?	Nein	+
9	Müssen Sie mehr trinken und gleichzeitig viel Wasser lassen?	Ja	?	Nein	
10	Schlafen Sie schlecht?	Ja	?	Nein	+ bei **Nein** weiter bei **15**
11	Schlafen Sie schlecht ein?	Ja	?	Nein	+
12	Wachen Sie immer sehr früh auf?	Ja	?	Nein	
13	Können Sie nur mit einem Schlafmittel einschlafen?	Ja	?	Nein	
14	Haben Sie oft Alpträume?	Ja	?	Nein	+
15	Hatten Sie in den letzten 3 Monaten plötzlich hohes Fieber und haben Ihnen die Zähne „geklappert" (Schüttelfrost)?	Ja	?	Nein	+
16	Ist Ihnen im Verlaufe Ihrer jetzigen Erkrankung übel gewesen?	Ja	?	Nein	+ bei **Nein** weiter bei **19**
17	Hängt Ihre Übelkeit mit den Mahlzeiten zusammen?	Ja	?	Nein	+
18	Tritt Ihre Übelkeit nur morgens auf?	Ja	?	Nein	
19	Ist Ihnen öfter schwindelig?	Ja	?	Nein	+ bei **Nein** weiter bei **23**
20	Ist Ihnen schwindelig, wenn Sie vom Sitzen oder Liegen aufstehen?	Ja	?	Nein	
21	Kommen die Schwindelbeschwerden anfallsweise?	Ja	?	Nein	+
22	Wird Ihnen leicht schwarz vor den Augen?	Ja	?	Nein	+
23	Waren Sie im Zusammenhang mit Ihrer jetzigen Erkrankung ohnmächtig?	Ja	?	Nein	+
24	Frieren oder frösteln Sie in der letzten Zeit mehr als früher?	Ja	?	Nein	
25	Leiden Sie unter aufsteigender Hitze (Hitzewallungen)?	Ja	?	Nein	
26	Haben Sie zittrige Hände?	Ja	?	Nein	

* Nerven- und Gemütsstörungen

27	Können Sie sich schlechter beherrschen als früher oder sind Sie reizbarer als früher?	Ja	?	Nein	+
28	Werden Sie schnell nervös?	Ja	?	Nein	+
29	Hatten Sie in letzter Zeit ungewöhnlichen Ärger?	Ja	?	Nein	+
30	Regen Sie sich leicht auf?	Ja	?	Nein	+
31	Sind Sie leicht gekränkt?	Ja	?	Nein	
32	Haben Sie in letzter Zeit ein zunehmendes Gefühl der Rastlosigkeit?	Ja	?	Nein	+
33	Fühlen Sie sich überfordert?	Ja	?	Nein	+
34	Fühlen Sie sich unsicher, wenn Sie vor einem neuen Problem stehen?	Ja	?	Nein	+
35	Sind Sie mit Ihrer Arbeit unzufrieden?	Ja	?	Nein	
36	Glauben Sie an einem anderen Arbeitsplatz Besseres zu leisten?	Ja	?	Nein	
37	Denken Sie oft an Ihre Krankheit?	Ja	?	Nein	+
38	Leiden Sie unter Angstzuständen?	Ja	?	Nein	+
39	Gibt es bestimmte Dinge, die Sie unter einem unwiderstehlichen Zwang immer wieder tun müssen?	Ja	?	Nein	+
40	Beobachten Sie Ihre Körperfunktionen sehr genau, weil Sie wissen oder vermuten, daß da etwas nicht ganz in Ordnung ist?	Ja	?	Nein	
41	Fallen Ihnen Entscheidungen und Entschlüsse in der letzten Zeit schwerer?	Ja	?	Nein	+
42	Sind Sie des Lebens überdrüssig?	Ja	?	Nein	
43	Grübeln Sie viel darüber nach, was Sie falsch gemacht haben könnten?	Ja	?	Nein	
44	Ist Ihnen seit einiger Zeit alles gleichgültig?	Ja	?	Nein	+
45	Sind Sie schüchtern und deshalb gern alleine?	Ja	?	Nein	
46	Müssen Sie manchmal bei geringfügigen Anlässen weinen?	Ja	?	Nein	+
47	Benötigen Sie sehr viel Kaffee oder Aufmunterungstabletten, um richtig auf die Beine zu kommen?	Ja	?	Nein	
48	Wechselt Ihre Stimmung plötzlich grundlos zwischen Fröhlichkeit und Traurigkeit?	Ja	?	Nein	+
49	Hören Sie manchmal eigenartige Stimmen, die sich über Sie unterhalten, zu Ihnen sprechen oder Ihnen Anweisungen geben?	Ja	?	Nein	
50	Erscheint Ihnen manchmal die Welt ganz unwirklich und fremd?	Ja	?	Nein	+

51	Sind die Leute in Ihrer Umgebung gegen Sie und wollen Sie verletzen?	Ja	?	Nein	
52	Fühlen Sie sich beobachtet?	Ja	?	Nein	
53	Können Sie sich schlechter konzentrieren als früher?	Ja	?	Nein	+

* Kopfbeschwerden

54	Leiden Sie unter Kopfschmerzen?	Ja	?	Nein	+ bei **Nein** weiter bei **58**
55	Haben Sie in einer Kopfhälfte anfallsartige Kopfschmerzen?	Ja	?	Nein	+
56	Wachen Sie mit Kopfschmerzen auf?	Ja	?	Nein	+
57	Haben Sie vor dem Auftreten der Kopfschmerzen Flimmern oder Flecken vor den Augen?	Ja	?	Nein	+
58	Haben Sie Schmerzen im Gesicht?	Ja	?	Nein	bei **Nein** weiter bei **60**
59	Treten die Schmerzen nur in einer Gesichtshälfte auf?	Ja	?	Nein	+

* Augenbeschwerden

60	Leiden Sie unter Augenschmerzen (z. B. beim Lesen oder Fernsehen)?	Ja	?	Nein	+
61	Haben oder hatten Sie im Zusammenhang mit Ihrer jetzigen Erkrankung Sehstörungen (z. B. Flimmern, schwarze Punkte, girlandenförmige schwarze Schleier)?	Ja	?	Nein	+
62	Konnten Sie einmal für einige Minuten oder länger überhaupt nichts sehen?	Ja	?	Nein	+
63	Sind Ihre Augenlider manchmal geschwollen?	Ja	?	Nein	
64	Haben Sie oft das Gefühl, Sand im Auge zu haben?	Ja	?	Nein	
65	Tränen manchmal Ihre Augen bei Arbeiten im Nahbereich (z. B. Lesen, Nähen)?	Ja	?	Nein	
66	Sehen Sie in letzter Zeit schlechter?	Ja	?	Nein	

* Ohrenbeschwerden

67	Leiden Sie im Zusammenhang mit Ihrer jetzigen Erkrankung an Ohrenbeschwerden?	Ja	?	Nein	+ bei **Nein** weiter bei **69**
68	Leiden Sie im Zusammenhang mit Ihrer jetzigen Erkrankung an Ohrenschmerzen?	Ja	?	Nein	+
69	Ist Ihnen aufgefallen, daß Sie schlecht hören, oder hat Sie jemand darauf aufmerksam gemacht?	Ja	?	Nein	+ bei **Nein** weiter bei **72**
70	Trat die Hörstörung plötzlich auf?	Ja	?	Nein	+
71	Hören Sie an manchen Tagen schlechter ohne erkältet zu sein?	Ja	?	Nein	+
72	Leiden Sie unter Jucken in Ihren Ohren?	Ja	?	Nein	+

* Nasenbeschwerden

73	Können Sie (ohne Erkältung) nicht mehr ungehindert durch die Nase atmen?	Ja	?	Nein	
74	Läuft Ihre Nase manchmal, obwohl Sie keinen Schnupfen haben?	Ja	?	Nein	
75	Hatten Sie innerhalb des vergangenen halben Jahres Nasenbluten, das spontan und ohne Verletzung auftrat?	Ja	?	Nein	
76	Finden Sie, daß Sie häufiger erkältet sind als andere?	Ja	?	Nein	

* Mund-, Lippen-, Zungen- und Kieferbeschwerden

77	Haben Sie Beschwerden oder Veränderungen im Mund bzw. an den Lippen bemerkt?	Ja	?	Nein	bei **Nein** weiter bei **79**
78	Haben Sie weiße Flecken oder Bläschen im Mund?	Ja	?	Nein	
79	Haben Sie Beschwerden oder Veränderungen an Ihrer Zunge bemerkt?	Ja	?	Nein	bei **Nein** weiter bei **82**
80	War im Verlauf Ihrer jetzigen Erkrankung Ihre Zunge belegt?	Ja	?	Nein	
81	War im Verlauf Ihrer jetzigen Erkrankung Ihre Zunge auffallend rot?	Ja	?	Nein	

* Hals- und Rachenbeschwerden

82	Haben Sie Halsschmerzen (unabhängig von Erkältungen)?	Ja	?	Nein	
83	Haben Sie das Gefühl, daß Ihnen Speisen und Getränke im Hals stecken bleiben?	Ja	?	Nein	
84	Haben Sie bemerkt, daß Ihr Hals dicker geworden ist?	Ja	?	Nein	+

* Beschwerden der Atmungsorgane

85	Leiden Sie unter Schmerzen oder Engegefühlen in der Brust?	Ja	?	Nein	+bei **Nein** weiter bei **101**
86	Treten die Brustschmerzen bei Anstrengung auf?	Ja	?	Nein	+
87	Treten die Brustschmerzen bei Aufregung auf?	Ja	?	Nein	+
88	Treten die Brustschmerzen nach dem Essen auf?	Ja	?	Nein	
89	Treten die Brustschmerzen in Ruhe auf?	Ja	?	Nein	
90	Verschwinden die Brustschmerzen beim tiefen Durchatmen?	Ja	?	Nein	
91	Verschwinden die Brustschmerzen in Ruhe?	Ja	?	Nein	
92	Verschwinden die Brustschmerzen beim Aufstoßen?	Ja	?	Nein	
93	Verschwinden die Brustschmerzen bei Einnahme von Medikamenten?	Ja	?	Nein	+
94	Strahlen die Brustschmerzen in die Arme aus?	Ja	?	Nein	+
95	Strahlen die Brustschmerzen in den Rücken aus?	Ja	?	Nein	

96	Strahlen die Brustschmerzen in den Hals aus?	Ja	?	Nein	
97	Verstärken sich die Brustschmerzen beim Husten oder Atmen?	Ja	?	Nein	
98	Verstärken sich die Brustschmerzen beim Schlucken?	Ja	?	Nein	
99	Verspüren Sie stichartige Brustschmerzen?	Ja	?	Nein	
100	Verspüren Sie länger anhaltende Brustschmerzen?	Ja	?	Nein	
101	Sind Ihnen an Ihren Brustwarzen oder Brüsten in letzter Zeit Veränderungen aufgefallen?	Ja	?	Nein	
102	Haben Sie Verhärtungen in einer Brust oder beiden Brüsten beobachtet?	Ja	?	Nein	+
103	Haben Sie Schmerzen beim Atmen?	Ja	?	Nein	bei **Nein** weiter bei **105**
104	Strahlen die Schmerzen beim Atmen in den Bauch oder in die Schultern aus?	Ja	?	Nein	
105	Leiden Sie unter Atemnot oder Kurzatmigkeit?	Ja	?	Nein	+ bei **Nein** weiter bei **114**
106	Haben Sie Zustände von Atemnot mit Kribbeln oder Verkrampfungen an Händen und Füßen?	Ja	?	Nein	
107	Haben Sie Atemnot, wenn Sie langsam gehen?	Ja	?	Nein	
108	Haben Sie Atemnot, wenn Sie normal gehen?	Ja	?	Nein	+
109	Haben Sie Atemnot beim Treppensteigen?	Ja	?	Nein	+
110	Haben Sie Atemnot, wenn Sie flach liegen?	Ja	?	Nein	
111	Wachen Sie manchmal nachts durch Atemnot auf?	Ja	?	Nein	+
112	Ist die Atemnot, die nachts auftritt, so stark, daß Sie dabei Engegefühl und Todesangst empfinden?	Ja	?	Nein	+
113	Haben Sie Asthma?	Ja	?	Nein	+
114	Leiden Sie im Zusammenhang mit Ihrer jetzigen Erkrankung unter Husten?	Ja	?	Nein	+ bei **Nein** weiter bei **118**
115	Haben Sie schon seit mehr als 4 Wochen einen Husten, der sich nicht bessert?	Ja	?	Nein	+
116	Tritt Ihr Husten anfallsweise auf?	Ja	?	Nein	+
117	Müssen Sie nachts wegen Husten im Bett aufsitzen oder aufstehen?	Ja	?	Nein	+
118	Haben Sie Auswurf?	Ja	?	Nein	+ bei **Nein** weiter bei **120**
119	Müssen Sie morgens immer erst abhusten?	Ja	?	Nein	+

* Herz- und Kreislaufbeschwerden

120	Leiden Sie unter einem unregelmäßigen Herzschlag?	Ja	?	Nein	+
121	Wurden Sie im letzten halben Jahr wegen zu niedrigem Blutdruck behandelt?	Ja	?	Nein	+
122	Wurden Sie im letzten halben Jahr wegen zu hohem Blutdruck behandelt?	Ja	?	Nein	+

* Beschwerden der Verdauungsorgane

123	Müssen Sie Abführmittel einnehmen?	Ja	?	Nein	
124	Leiden Sie unter schmerzhaftem Stuhldrang?	Ja	?	Nein	
125	Leiden Sie unter Durchfall?	Ja	?	Nein	+
126	Haben Sie manchmal unwillkürlich etwas Stuhlabgang?	Ja	?	Nein	
127	Haben Sie Blut im Stuhl bemerkt?	Ja	?	Nein	+ bei **Nein** weiter bei **129**
128	Sah es hellrot aus?	Ja	?	Nein	+
129	Haben Sie eine schmerzhafte Schwellung am After oder in der Afterumgebung (Hämorrhoiden, Risse, Exzeme, etc.)?	Ja	?	Nein	+
130	Haben Sie nach dem Wasserlassen krampfartige Schmerzen im After?	Ja	?	Nein	
131	Mußten Sie sich im Laufe Ihrer jetzigen Erkrankung erbrechen?	Ja	?	Nein	+
132	Schlägt sich bei Ihnen alles leicht auf den Magen?	Ja	?	Nein	+
133	Leiden Sie unter Magenschmerzen, die besser werden, wenn Sie etwas essen?	Ja	?	Nein	+
134	Leiden Sie im Zusammenhang mit Ihrer jetzigen Erkrankung unter krampfartigen Bauchschmerzen?	Ja	?	Nein	+

* Beschwerden der Harnorgane

135	Leiden Sie im Zusammenhang mit Ihrer jetzigen Erkrankung unter Schmerzen in der Nierengegend?	Ja	?	Nein	+ bei **Nein** weiter bei **137**
136	Konnten Sie während der Nierenschmerzen kein Wasser lassen?	Ja	?	Nein	+
137	Ist Ihnen innerhalb der letzten 3 Monate an Ihrem Urin etwas aufgefallen?	Ja	?	Nein	+ bei **Nein** weiter bei **142**
138	War Ihr Urin rot gefärbt?	Ja	?	Nein	+
139	War Ihr Urin dunkel?	Ja	?	Nein	+
140	War Ihr Urin trübe?	Ja	?	Nein	+
141	Haben Sie Steinabgang im Urin beobachtet?	Ja	?	Nein	+
142	Leiden Sie unter Brennen beim Wasserlassen?	Ja	?	Nein	+
143	Leiden Sie unter Schmerzen beim Wasserlassen?	Ja	?	Nein	+

144	Ist der Urinstrahl dünn und schwach geworden?	Ja	?	Nein	+
145	Läßt der Harndrang nach dem Wasserlassen nicht nach?	Ja	?	Nein	

* Beschwerden der Haut und des Unterhautzellgewebes

146	Haben Sie Auffälligkeiten an Ihrer Haut bemerkt (nicht Hautjucken)?	Ja	?	Nein	+ bei **Nein** weiter bei **148**
147	Hatten Sie im Verlaufe Ihrer jetzigen Erkrankung einen Hautausschlag?	Ja	?	Nein	+
148	Hatten Sie früher einmal eine Gelbsucht?	Ja	?	Nein	
149	Sind Sie allergisch?	Ja	?	Nein	+
150	Leiden Sie an Hautjucken?	Ja	?	Nein	+ bei **Nein** weiter bei **152**
151	Sind in Ihrer Umgebung Menschen mit gleichen Beschwerden erkrankt?	Ja	?	Nein	
152	Haben Sie Veränderungen (z.B. Vergrößerung, Verfärbung, Blutung) an Pigmentflecken Ihrer Haut festgestellt?	Ja	?	Nein	
153	Haben Sie Schwellungen oder Knotenbildungen an Ihrem Körper festgestellt?	Ja	?	Nein	bei **Nein** weiter bei **155**
154	Sind diese Schwellungen oder Knotenbildungen schmerzhaft?	Ja	?	Nein	+
155	Haben Sie in der Leiste oder am Leib eine Schwellung oder einen Bruch?	Ja	?	Nein	+

* Beschwerden des Bewegungs- und Halteapparates

156	Fallen Ihnen ungewollt Gegenstände aus der Hand?	Ja	?	Nein	
157	Leiden Sie unter Kribbeln oder Taubheit in den Gliedmaßen (z.B. Hände, Arme, Beine)?	Ja	?	Nein	+
158	Schwellen Ihre Beine im Laufe des Tages an?	Ja	?	Nein	+
159	Treten beim schnellen Gehen Schmerzen in den Waden auf?	Ja	?	Nein	+ bei **Nein** weiter bei **161**
160	Lassen diese Wadenschmerzen nach kurzem Ausruhen nach?	Ja	?	Nein	+
161	Leiden Sie morgens unter steifen Gelenken?	Ja	?	Nein	+
162	Haben Sie oder hatten Sie innerhalb der vergangenen 6 Monate Gelenkschmerzen?	Ja	?	Nein	+ bei **Nein** weiter bei **167**
163	Sind an den schmerzhaften Gelenken gerötete Anschwellungen, die sich heiß anfühlen?	Ja	?	Nein	+
164	Wechseln die befallenen Gelenke häufig?	Ja	?	Nein	+
165	Treten die Gelenkschmerzen manchmal sehr plötzlich auf?	Ja	?	Nein	+
166	Haben Sie diese Gelenkschmerzen ununterbrochen länger als 6 Wochen?	Ja	?	Nein	+

167	Haben Sie häufig oder dauernd einen steifen Hals?	Ja	?	Nein	+
168	Wachen Sie morgens mit Rückenschmerzen auf, die besser werden, wenn Sie sich bewegen?	Ja	?	Nein	+
169	Ist Ihnen aufgefallen, daß Ihre Wirbelsäule steif geworden ist?	Ja	?	Nein	+
170	Leiden Sie gelegentlich unter krampfartigen Schmerzen im Rücken, in der Nackengegend?	Ja	?	Nein	+

Fragen nur für Männer, weibliche Patienten setzen bitte mit Nr. 179 fort.

171	Haben Sie Veränderungen oder Beschwerden an Ihren Geschlechtsorganen bemerkt?	Ja	?	Nein	+ bei **Nein** weiter bei **185**
172	Haben Sie Schmerzen im Glied?	Ja	?	Nein	+
173	Haben Sie eitrigen Ausfluß aus dem Glied?	Ja	?	Nein	
174	Haben Sie ein hartes Knötchen am Glied?	Ja	?	Nein	
175	Haben Sie ein offenes Geschwür am Glied oder im Bereich der Geschlechtsorgane?	Ja	?	Nein	
176	Leiden Sie unter Schmerzen am Hoden?	Ja	?	Nein	+
177	Haben Sie in letzter Zeit eine Schwellung an Ihrem Hodensack bemerkt?	Ja	?	Nein	+
178	Fühlt sich Ihr Hoden in letzter Zeit hart wie Stein an?	Ja	?	Nein	+

Fragen nur für Frauen, männliche Patienten setzen bitte bei Nr. 185 fort.

179	Hatten Sie innerhalb der vergangenen 6 Monate ungewohnte Schmerzen im Unterleib?	Ja	?	Nein	+
180	Haben Sie Brennen oder Juckreiz in der Scheide?	Ja	?	Nein	+
181	Haben Sie noch regelmäßige Blutungen?	Ja	?	Nein	+
182	Treten zwischen den Regeln Blutungen auf?	Ja	?	Nein	+
183	Haben Sie starke Regelblutungen?	Ja	?	Nein	+
184	Fühlen Sie, daß sich die Gebärmutter beim Pressen oder Gehen vorwölbt?	Ja	?	Nein	

185 Ende der Befragung.

VIELEN DANK FÜR IHRE MITARBEIT!

Raum für ärztliche Eintragungen:

6.4 Zuordnungsmatrix

Die "Zuordnungsmatrix repräsentiert die Intentionen der an der Fragenformulierung beteiligten Ärzte hinsichtlich der diagnostischen Relevanz der spezifizierten Symptomfragen für die einzelnen Problemkategorien des Geltungsbereiches. Ein medizinischer Zusammenhang war dann intendiert, wenn als Matrixelement das Symbol "x" eingetragen ist.

Als Zeilen der Matrix sind die zu 16 Fragenkomplexen strukturierten Fragennummern des Anamneseschemas Version III (siehe Abschnitt 6.3), als Spalten die zu 14 diagnostischen Obergruppen des Geltungsbereiches zusammengefaßten Problemkategorien (siehe Abschnitt 6.1) aufgeführt.

Allgemeine Beschwerden

FNR \ PNR	1	2	3	4	5	6	7	8	9	10	11	12	13	14	15	16	17	18	19	20	21	22	23	24
1	x		x	x	x	x	x	x			x			x							x	x		
2	x				x		x	x	x	x	x											x	x	x
3	x		x		x			x	x	x	x		x				x			x		x		
4														x			x					x		
5	x		x		x	x	x	x	x		x	x	x				x							
6																						x	x	
7	x	x			x	x	x	x	x					x										
8	x										x		x				x							
9			x								x			x			x							
10													x					x				x	x	x
11													x					x				x	x	x
12																								
13													x									x	x	x
14													x									x		x
15	x	x		x		x		x	x	x														
16			x		x	x					x													
17			x		x	x																		
18																					x			
19				x		x	x													x	x			
20							x													x	x			
21																				x	x			
22							x													x	x			x
23																					x	x		x
24	x		x	x		x	x	x																
25													x							x				
26													x											
27													x							x				
28													x							x				
29																								
30													x							x				
31													x											
32																								

FNR \ PNR	25	26	27	28	29	30	31	32	33	34	35	36	37	38	39	40	41	42	43	44	45	46	47	48
1			x	x			x	x			x						x							
2			x	x	x	x					x						x							
3		x							x	x	x	x	x			x	x							
4																	x				x			
5									x	x	x	x	x								x			
6																								
7									x	x	x		x			x	x				x			
8																								
9													x				x				x			
10	x			x	x	x	x	x	x															
11	x				x	x	x	x																
12																								
13	x				x		x																	
14																								
15				x			x	x												x				
16									x	x	x	x	x			x								
17									x	x	x	x				x								
18									x															
19			x																					
20	x																							
21																								
22																								
23								x																
24				x			x	x																
25																								
26																								
27																								
28																								
29									x	x														
30																								
31									x	x														
32																								

FNR \ PNR	49	50	51	52	53	54	55	56	57	58	59	60	61	62	63	64	65	66	67	68	69	70	71	72
1	x	x							x		x						x	x			x			
2									x	x	x	x	x	x	x		x			x	x			
3				x		x																		
4				x																				
5										x	x													
6				x											x									
7																		x						
8																								
9																								
10									x		x				x		x							
11									x		x				x									
12																	x							
13											x	x	x	x	x									
14																								
15						x				x														
16																		x						
17																								
18																								
19																	x	x			x	x		
20																	x							
21																		x	x					
22																						x		
23																	x		x			x		
24						x			x	x						x								
25	x			x																				
26																	x				x			
27																	x		x		x			
28																	x	x	x			x		
29																		x				x		
30																	x	x	x			x		
31																		x				x		
32																								

FNR \ PNR	73	74	75	76	77	78	79	80	81	82	83	84	85	86	87	88	89	90	91	92	93	94
1						x	x								x		x		x	x	x	x
2						x	x										x			x	x	x
3						x	x													x		x
4																						
5						x	x		x	x												x
6																						
7							x								x					x		x
8															x							
9																				x		
10													x	x	x	x	x	x			x	x
11													x	x	x		x	x			x	
12																					x	
13													x	x	x	x	x	x	x		x	x
14													x	x			x	x		x	x	x
15																						
16															x					x		
17																				x		
18															x					x		
19	x														x					x		
20	x														x					x		
21	x														x							
22															x							
23																						
24																						
25															x							
26															x					x		
27													x	x	x	x	x		x	x	x	
28													x	x	x	x	x		x		x	
29																	x					
30													x	x	x		x	x	x			
31													x	x			x					
32													x	x	x				x		x	x

	FNR / PNR	1	2	3	4	5	6	7	8	9	10	11	12	13	14	15	16	17	18	19	20	21	22	23	24	25	26	27	28	29	30	31	32	33	34	35	36	37	38	39	40	41	42	43	44	45	46	47
Nerven- und Gemütsstörungen	33													x							x	x		x	x																							
	34																																															
	35																																															
	36																																															
	37																																															
	38																																															
	39																																															
	40																																															
	41																																															
	42																																															
	43																																															
	44																																															
	45																																															
	46													x																																		
	47																					x																										
	48																																															
	49																																															
	50																																															
	51																												x																			
	52																																															
	53																																															
Kopf	54				x		x							x							x	x				x						x																
	55																															x																
	56																																															
	57																																															
	58																																															
	59																																															
Augen	60																																															
	61																																															
	62																																															
	63				x										x					x																						x				x		
	64																																															

	FNR / PNR	48	49	50	51	52	53	54	55	56	57	58	59	60	61	62	63	64	65	66	67	68	69	70	71	72	73	74	75	76	77	78	79	80	81	82	83	84	85	86	87	88	89	90	91	92	93	94
Nerven- und Gemütsstörungen	33																		x					x															x	x		x			x	x	x
	34																		x																				x	x	x	x	x	x				x
	35																																										x					
	36																																										x					
	37																																							x	x	x		x				
	38																																						x	x	x			x			x	x
	39																																						x	x								
	40																																							x	x							x
	41																		x																				x	x						x		x
	42																		x																				x	x		x						x
	43																																						x				x					x
	44																		x																				x			x						x
	45																		x																				x			x	x	x		x		x
	46																		x																					x	x	x			x	x		x
	47																																								x					x	x	
	48																		x																				x	x		x						x
	49																																						x							x		
	50																																						x									x
	51																																						x									x
	52																																						x									
	53																		x					x							x								x	x		x			x	x	x	x
Kopf	54																		x	x						x			x								x				x							
	55																			x	x																x											
	56																		x																		x											
	57																			x	x																x											
	58								x															x			x										x											
	59																			x				x			x										x											
Augen	60																											x	x	x	x																	
	61																											x	x	x	x																	
	62																														x																	
	63								x	x																																						
	64																												x																			

Gruppe	FNR \ PNR	1	2	3	4	5	6	7	8	9	10	11	12	13	14	15	16	17	18	19	20	21	22	23	24
	65																								
	66																								
Ohren	67																				x				
	68																								
	69																								
	70																								
	71																								
	72																								
Nase	73																								
	74																		x	x					
	75									x	x										x				
	76																								
Mund, Lippen, Zunge	77						x	x																	
	78						x																		
	79							x																	
	80						x																		
	81						x	x																	
Hals, Rachen	82																								
	83																								
	84													x											
	85	x																						x	x
	86																							x	x
	87																							x	
	88																							x	
	89																							x	
	90																								
	91																							x	
	92																								
	93																						x	x	
	94																							x	
	95																							x	
	96																							x	

Gruppe	FNR \ PNR	25	26	27	28	29	30	31	32	33	34	35	36	37	38	39	40	41	42	43	44	45	46	47	48
	65																								
	66																								
Ohren	67							x																	
	68																								
	69																								
	70																								
	71							x																	
	72																								
Nase	73							x																	
	74							x																	
	75																								
	76				x			x																	
Mund, Lippen, Zunge	77																								
	78																								
	79																								
	80							x																	
	81																								
Hals, Rachen	82																								
	83																x								
	84							x																	
	85				x	x	x																		
	86																								
	87																								
	88																x								
	89				x			x																	
	90																								
	91																								
	92						x										x								
	93			x																					
	94																								
	95																								
	96																								

Gruppe	FNR \ PNR	49	50	51	52	53	54	55	56	57	58	59	60	61	62	63	64	65	66	67	68	69	70	71	72
	65																								
	66																						x		
Ohren	67						x											x						x	x
	68																							x	x
	69																	x						x	x
	70																							x	
	71																							x	
	72						x	x																	x
Nase	73																								
	74																								
	75																								
	76																								
Mund, Lippen, Zunge	77						x		x																
	78																								
	79						x		x																
	80																								
	81																								
Hals, Rachen	82																								
	83																								
	84																								
	85																								
	86																								
	87																								
	88																								
	89																								
	90																								
	91																								
	92																								
	93																								
	94																								
	95													x											
	96													x											

Gruppe	FNR \ PNR	73	74	75	76	77	78	79	80	81	82	83	84	85	86	87	88	89	90	91	92	93	94
	65		x	x	x	x																	
	66		x	x	x	x																	
Ohren	67	x																					
	68																						
	69	x																					
	70																						
	71																						
	72																						
Nase	73	x																					
	74	x																					
	75	x							x														
	76	x					x																
Mund, Lippen, Zunge	77								x														
	78																						
	79								x														
	80	x																					
	81	x																					
Hals, Rachen	82	x																					
	83	x						x								x							
	84															x							
	85						x									x							
	86																						
	87															x							
	88															x							
	89																						
	90															x							
	91																						
	92																						
	93																						
	94																						
	95																						
	96																						

	FNR \ PNR	1	2	3	4	5	6	7	8	9	10	11	12	13	14	15	16	17	18	19	20	21	22	23	24	25	26	27	28	29	30	31	32	33	34	35	36	37	38	39	40	41	42	43	44	45	46	47	48	49	50	51	52	53	54	55	56	57	58	59	60	61	62	63	64	65	66	67	68	69	70	71	72	73	74	75	76	77	78	79	80	81	82	83	84	85	86	87	88	89	90	91	92	93	94
Atmungsorgane, Brust	97	x																											x																																	x																	x																
	98																																x								x																																																									
	99																														x																																																																						
	100																							x							x		x																																														x																
	101																																																					x																																																	
	102																																																					x																																	x												
	103	x																											x	x	x	x	x																																																																		
	104																							x																																																																													
	105				x																		x						x	x	x	x	x																																															x																
	106															x																																																																								x							
	107																						x						x	x	x																																																		x																
	108																						x						x	x	x																																																		x																
	109																						x	x	x				x	x	x																																																		x																
	110																						x						x	x	x																																																		x																
	111																						x							x	x																																																			x																
	112																						x	x						x																																																															x							
	113																													x																																																																								
	114	x																											x	x	x	x	x																																																x																
	115	x																					x						x	x			x																																																	x																
	116																						x						x	x		x	x																																																																				
	117																						x						x	x	x		x																																																																			
	118	x			x																								x	x	x	x	x																																																x																
	119	x																											x	x	x	x																																																																				
Herz, Kreislauf	120																								x			x																																																																							
	121																					x																																																																												
	122																				x																																																																													
	123																																								x																																									x							x	x								
	124																																							x	x																																									x															
	125			x																																		x			x																																																										
	126																																								x												x																														x															
	127																																							x	x																x																										x															
	128																																							x																																											x															

	FNR / PNR	1	2	3	4	5	6	7	8	9	10	11	12	13	14	15	16	17	18	19	20	21	22	23	24	25	26	27	28	29	30	31	32	33	34	35	36	37	38	39	40	41	42	43	44	45	46	47	48	49	50	51	52	53	54	55	56	57	58	59	60	61	62	63	64	65	66	67	68	69	70	71	72	73	74	75	76	77	78	79	80	81	82	83	84	85	86	87	88	89	90	91	92	93	94
Verdauungsorgane	129																																							x																x	x																																												
	130																																														x	x																																				x													
	131			x		x	x																										x	x	x		x	x		x																																																x					x		
	132																																x	x																																																							x	x		x					
	133																																x																																																																	
	134			x		x	x																										x	x		x	x	x		x									x			x																																																	
Harnorgane	135	x																																								x	x	x	x	x																																							x													
	136																																											|x|x|																																																											
	137		x	x		x																																			x	x	x	x	x	x	x					x																															x													
	138 |x|																																							|x|																																											|x|												
	139					x																													x						x																																																															
	140																																								x			x	x																																																											
	141																																											|x|																																																											
	142																																									x		x	x	x	x						x																																																						
	143	x																																									x	x	x	x						x																															x													
	144																																												|x|x|																																																										
	145																																								|x| |x|x|x|x|	|x|																																																											
Haut, Unterhautzellgewebe	146																x		x	x																																				x	x	x																												x												
	147																	|x|x|																																		|x|x|x|																																											
	148					x																														x	x																																																																				
	149																	|x|x|																																																																																				
	150											x							x	x																																					x																																															
	151																																																						|x|																																																
	152																																																																																						x												
	153																																						x																	x		x																													x										
	154																									|x|																													|x|																																															
	155																																						x																																																						x										
	156																																																									x	x		x	x	x	x	x																																						
	157																																																									x			x		x		x						x	x																												
	158																						x			x																																x	x		x				x																																				
	159																								|x|																																																																														
	160																									x																																x	x	x	x	x	x	x																																								

Bereich	FNR / PNR	1	2	3	4	5	6	7	8	9	10	11	12	13	14	15	16	17	18	19	20	21	22	23	24	25	26	27	28	29	30	31	32	33	34	35	36	37	38	39	40	41	42	43	44	45	46	47
Bewegungs-, Halteapparat	161																																															
	162																																															
	163																																															
	164																																															
	165																																															
	166																																															
	167																																							x								
	168	x																																														
	169																																															
	170																																															
Männliche Genitale	171																																															
	172																																										x				x	x
	173						x																																						x			
	174						x																																									
	175						x																																									
	176																																															
	177																																															
	178																																															
Weibliche Genitale	179																																															
	180											x																																				
	181																																															
	182																																															
	183																																															
	184																																															

Bereich	FNR / PNR	48	49	50	51	52	53	54	55	56	57	58	59	60	61	62	63	64	65	66	67	68	69	70	71	72	73	74	75	76	77	78	79	80	81	82	83	84	85	86	87	88	89	90	91	92	93	94
Bewegungs-, Halteapparat	161										x		x		x	x	x																															
	162										x			x	x	x	x	x																														
	163										x						x	x																														
	164										x	x	x	x			x	x																														
	165										x	x	x		x		x	x																														
	166										x			x			x	x																														
	167														x																																	
	168										x				x	x																																
	169										x		x		x	x																																
	170														x	x						x																										
Männliche Genitale	171	x						x	x	x																									x													
	172	x																																														
	173																																															
	174																																		x													
	175																																		x													
	176	x																																														
	177	x																																	x													
	178																																		x													
Weibliche Genitale	179		x	x	x	x																													x													
	180					x																																										
	181		x																																													
	182		x			x																													x													
	183		x			x																																										
	184			x																																												

6.5 U-Wert-Matrix

Die U-Wert-Matrix (Uncertainty-Coefficient-Matrix) zeigt analog ihrer Struktur zur Zuordnungsmatrix in semiquantitativer Darstellung den Informationsgewinn U für die diagnostischen Unterscheidungen innerhalb des definierten Geltungsbereiches, wie er sich aufgrund der Datenbasis (5650 Fragebogen) des Präroutinetests II errechnete (siehe Absatz 4.1.2).

Als Zeilen der Matrix sind die zu 16 Fragenkomplexen strukturierten Fragennummern des Anamneseschemas Version III (siehe Abschnitt 6.3), als Spalten die zu 14 diagnostischen Obergruppen des Geltungsbereiches zusammengefaßten Problemkategorien (siehe Abschnitt 6.1) aufgeführt.

Die Zeileneinträge dokumentieren die für eine Anamnesefrage diagnostisch relevanten Problemkategorien, die Spalteneinträge, die für eine Problemkategorie relevanten Anamnesefragen in Abhängigkeit des Informationsgewinnes U. Im einzelnen bezeichnet das Symbol

- "*": $U \geq 0{,}1$
- "+": $0{,}1 > U = 0{,}05$
- ":": $0{,}05 > U \geq 0{,}01$
- " ": $U < 0{,}01$.

Über die mit dem Symbol "X" gekennzeichneten Problemkategorien ließen sich keine sinnvollen Aussagen machen, da die Fallzahl kleiner gleich 10 war. Der Vollständigkeit halber wurden jedoch auch diese U-Werte ausgewiesen. Für die unspezifische Problemkategorie PNR 17 "Sonstige innersekretorische Erkrankungen" ließen sich trotz 162 auswertbarer Fälle keine medizinisch sinnvollen Fragen finden.

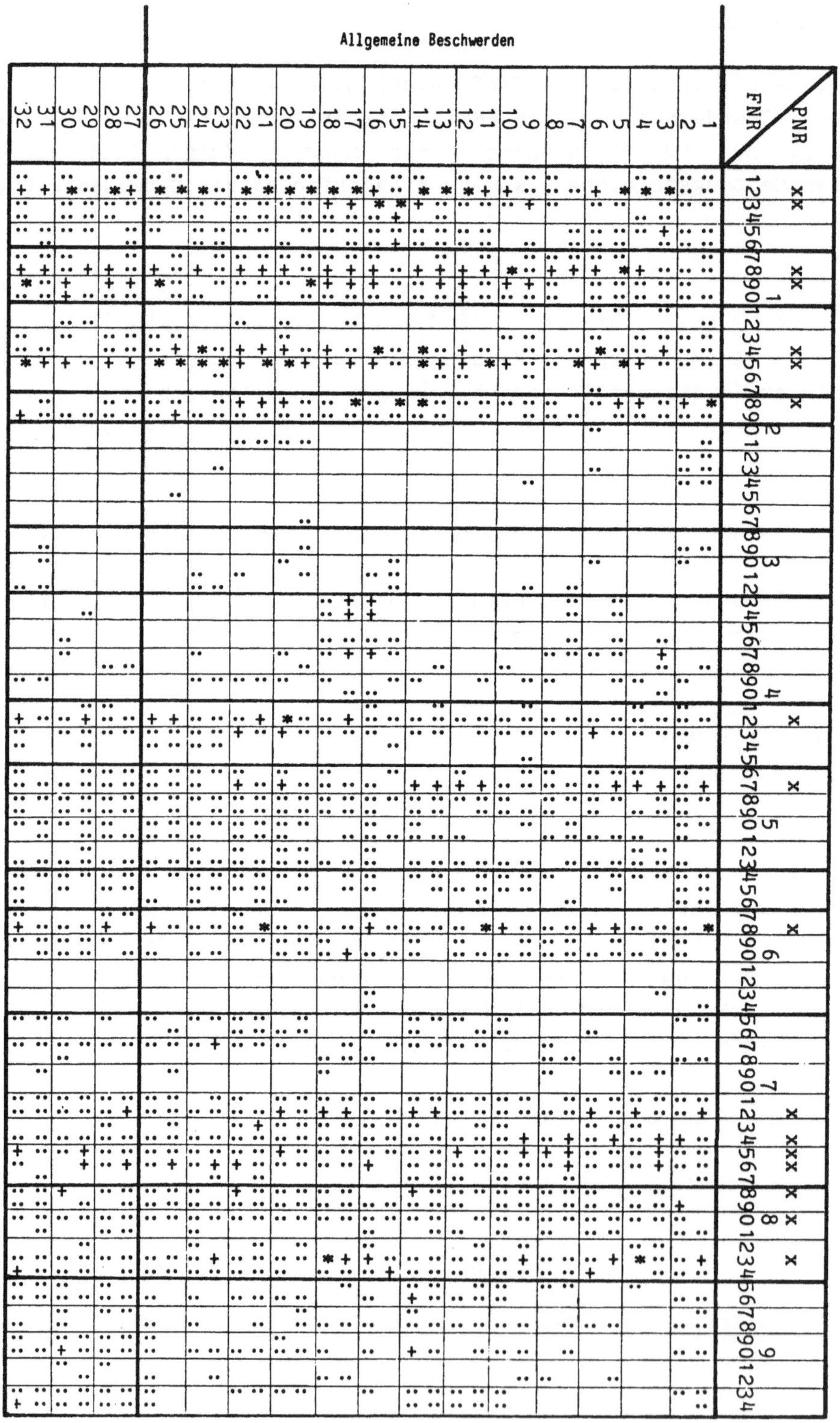
Allgemeine Beschwerden
PNR
FNR
1 2 3 4 5 6 7 8 9 10 11 12 13 14 15 16 17 18 19 20 21 22 23 24 25 26 27 28 29 30 31 32
xx
xx
xx
x
x
x
x
x
xxx
x
x
x
1234567890 1234567890 1234567890 1234567890 1234567890 1234567890 1234567890 1234567890 1234567890 1234

Augen | Kopf | Nerven- und Gemütsstörungen

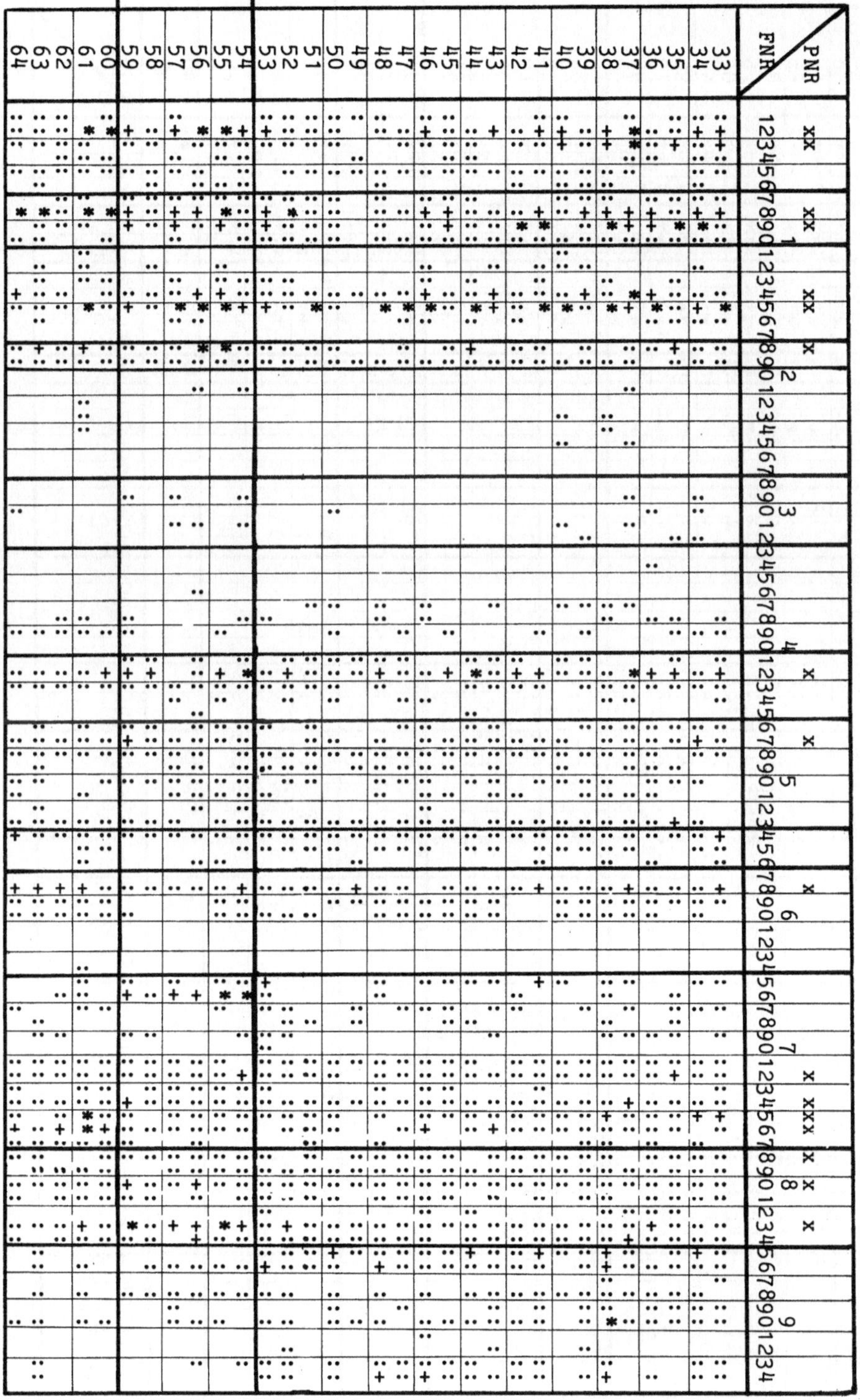
PNR
FNR
33 34 35 36 37 38 39 40 41 42 43 44 45 46 47 48 49 50 51 52 53 54 55 56 57 58 59 60 61 62 63 64
1234567890 1234567890 1234567890 1234567890 1234567890 1234567890 1234567890 1234567890 1234567890 1234
xx xx xx x x x x xxx x x x

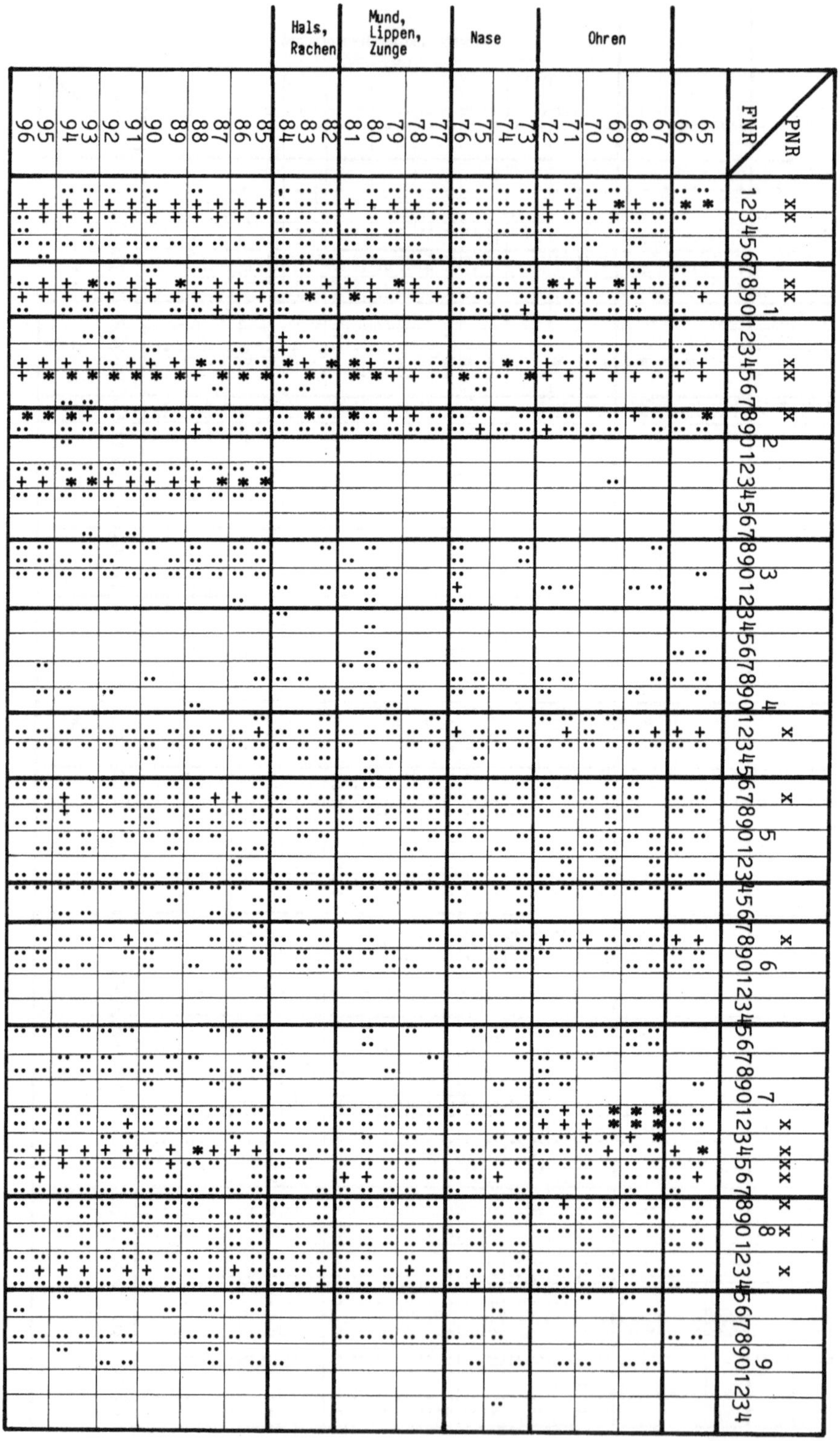
Hals, Rachen
Mund, Lippen, Zunge
Nase
Ohren
PNR
FNR
65 66 67 68 69 70 71 72 73 74 75 76 77 78 79 80 81 82 83 84 85 86 87 88 89 90 91 92 93 94 95 96

FNR \ PNR		97	98	99	100	101	102	103	104	105	106	107	108	109	110	111	112	113	114	115	116	117	118	119	120	121	122	123	124	125	126	127	128
		Atmungsorgane, Brust																							Herz, Kreislauf								
1		:		:		:	:	:		:	:	:	:	:	:			:		:	:	:		:	:	:	:		:				
2	x	+	+	+	+	:	*	:	+	+	+	+	+	+	+	+	+	+	:	+	+	+	*	*	*	:	:	:	*	*	*	*	*
3	x	+	:	+	+	:	:	:	:	:	+	+	+	+	+	+	+	:	:	:	:	:	:	:	:	:	:	:	:	*	:	:	:
4				:				:											*	+	+	+	:	:			:	:	:	:	:	:	
5		:	:	:	:	:		:	:	:	:	:	:	:	:	:	:	:	:	:	:	:	:	:	+	:	:				:		:
6										:		:			:							:			:								:
7				:		:	:	:		:		:			:			:	:		:	:			:	:		:	:	:		:	:
8	x	+	:	+	+	:	:	:	+	+	+	+	+	+	+	+	+	+	:	+	+	+	:	+	+	+	:	:	:	:	:	:	+
9	x	+	+	+	+	:	:	:	+	+	:	:	:	+	:	:	:	:	:	:	+	:	:	:	:	+	:	:	:	:	:	:	
10		:		:	:		:	:	:	:	:			:		:			:	:	:	:	:			:	:	:	:	:	:	:	:
11																										:	:						
12							:		:				:	:				:				:	:						:	:			
13		:							:	:								:					:	:	:				:				
14	x	:	:	+	*	:	:	:	:	:	+	:	+	:	+	:	:	:	:	:	:	:	:	:	:	:	+	:	:	:	:	:	:
15	x	*	+	*	*	:	:	:	*	*	*	+	+	+	*	*	*	+	:	*	*	*	:	*	*	*	:	:	:	:	:	:	+
16																						:				:	:			:			
17											:	:	:	:													:						
18	x	+		:	:	:	:	:	+	+	+	+	+	+	+	+	+	+	:	+	:	+	:	+	:	+	:	:	:	:	:	:	
19		:	:	:	:	:	:	:	+	:	:	:	:	:	:		:	:	:	:	:	:	+	:	:	:	:	:	:	:	:	:	
20														:											:	:	*						
21																										+	:						
22		:	:	:	:					+	:	:	:	+	:	+	:	:	:	:	:				:		:						
23		+	+	+	*					:	:	:	:	:	:	:	:	:							+		:						
24		:	:	:	:					:	:	:	:	:	:	:	:	:							*		:						
25																																	
26																																	
27																									:	:							
28		+	:	:	:			+	:	*	:	+	+	+	+	+	+	*	*	*	*	*	*	*									
29		*			:			+	:	*	+	*	*	*	*	*	*	*	*	*	*	*	*	*									
30		+	:	:	:			:	:	*	:	+	+	+	+	*	+	+	+	+	+	+	+	*	:		:						
31		:	:					:											*	*	*	*	+	+	:								
32		:						:		:	:	:	:	:	:	:	:	:	+	:	:	:	:	:								:	:
33										:				:													:					:	
34																														:			
35																							:	:						:	:		
36							:	:																				:		:	:		
37																											:			:			
38						:	:	:	:	:								:	:						:	:	:					:	
39						:	:		:	:		:		:	:	:	:		:	:	:	:		:					:		:	*	+
40																													:	:	:	:	
41									:									:	:	:							:	:					:
42	x	:	:	:	:	:		+	:	:	+	:	:	+	:	:	+	:	:	:	:	:	:	:	+	+	+	:	+	+	*	+	:
43		:			:	:	:	:	:	:	:	:	:	:	:	:		:	:	:		:		:	:	:	:	:	:	:	:	:	+
44		:						:				:	:		:	:					:		:	:	:					:		:	
45																																	
46		:		:	:	:	:	:		:	:	:	:	:	:	:	:	:	:	:	:	:		:	:					:			:
47	x	:	:	:	:	:	:	:	:	:	:	:	:	:	:	:	:	:	:	:	:	:	:	:	:	:	:		:	:	:		:
48				:	:	:	:	:	:	:	:	:	:	:	:	:	:	:	:	:				:	:	:	:	:	:	:	:		:
49		:	:	:	:	:	:	:	:			:	:						:	:		:	:	:	:	:		:	:	:	:		:
50			:	:				:	:	:	:		:		:	:	:	:	:							:	:	:	:				
51					:	:		:	:		:	:	:	:		:	:	:	:	:	:	:			:	:	:		:			:	
52						:																	:	:		:		:	:				
53		:		:	:	+	*	:	:	:	:	:	:	:	:	:	:	:					:	:	:	+	:	:	:	:	:	:	:
54		:	:	:	:	:	:	+	:	:	:	:	:	:	:	:	:	:	:	:	:	:	:	:	:	+	:	:	+	+	+	+	:
55		:			:						:				:				:	:		:			:	:	:	:					:
56				:	:	:				:						:					:		:		:							:	:
57		:																								:				:	:		
58	x	:		:	:	:	:	:	:	:	:		:	:	:	:	:	+	:	:	*	:	:	:	+	:	:	:	:	:	:	:	+
59		:				:	:			:					:			:	:		:		:	:	:	:	:					:	:
60		:	:	:	:			:	:	:	:	:	+	:	:	:	:	:	:	:	:	:	:	:				:	:		:		
61																																	
62																																	
63																																	
64																																	
65		:	:		:					:	:			:	:		:			:	:	:			:		:						
66																			:	:	:				:	:						:	:
67						:		:		:					:			:					:		:	:		:	:				
68		:	:	:	:				:		:	:	:	:	:	:	:	:	:		:			:	:								
69										:													:	:						:			
70																			:														
71		:	:	:		:		:	:	:	:				:		:		:	:	:	:		:	:	:	:	:	:	:	:	:	:
72	x	:	:	:	:	:	:	:	:	+	:	:	:	:	:	+	+	:	:	:	:	:	:	:	:	+	+	:	:	:	+	:	:
73								:						:										:	:	:							
74	x	+	+	+	+	:	:	:	:	+	+	+	+	+	+	+	+	+	:	:	:	:	:	:	:	:	:	:	:	:	:	:	:
75	x	:	:					:	:	:	:	:	:	:	:	:	:	:	:	:		:	:		:	:	:	:	:	:	:	:	
76	x					:	:	:	+	:			:	:	:	:	:	:	:				:	:	:	:	:	:	:	:	:	:	
77		:	:	:	:						:		:		:	:		:		:	:							:					
78	x	:	:	:	:	:	*	+	:	:	:	:	:	:	+	+	:	:	*	+	+	*	+	+	:	:	:		:	:	+		:
79		:		:	:	:			:	:	:		:	:	:	:		:	:	:	:		:	:	:	:		:		:	:		:
80	x	+	:	:	:	:		:	:	:	:	:	:	:	:	:	:	:	:	:	:	:	:	:	+	:	:	:	:	:	:	:	:
81					:	:	:			:	:						:			:		:				:			:	:	:	:	:
82		:			:	:	:	:	:			:		:					:	:													
83	x	:	:	+	:	:	:	:	:	:	:	:	:	:	:	:	:	:	:	:	:	:	:	:	:	:	:	:	:	:	:	:	:
84		:	:	:	:	:	+	:	:	:	+	:	:	+	+	:	:	:	:	:	:	:		:	:	:	:	:	:	:	:	:	:
85		:			:													:				:			:			:					
86				:	:												:									:					:		
87																																	
88		:	:		:					:	:	:	:	:	:	:	:	:	:	:	:	:	:		:		:		:	:	:		
89																																	
90				:						:		:	:	:			:	:				:			:	:	:	:				:	:
91																																	
92																							:	:				:					
93									:			:													:								
94																									:								

Haut, Unterhautzellgewebe	Harnorgane	Verdauungsorgane
FNR 160–145	FNR 145–134	FNR 134–129

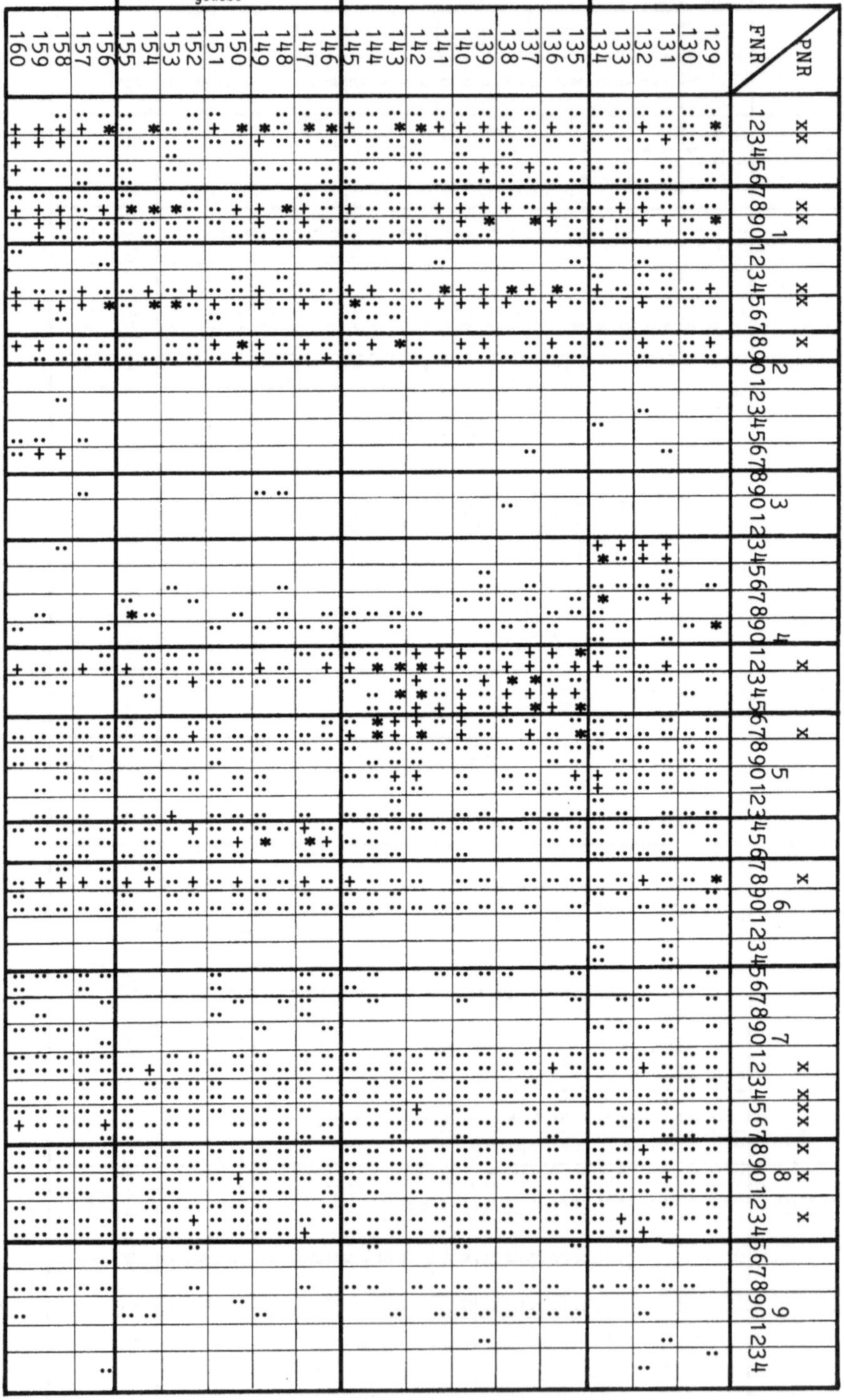

	Bewegungs-, Halteapparat										Männliche Genitale								Weibliche Genitale						
FNR / PNR	161	162	163	164	165	166	167	168	169	170	171	172	173	174	175	176	177	178	179	180	181	182	183	184	
1	:	:	:	:	:	:	:	:	:	:	:	:	:	:	:	:	:	:	:	:	:	:	:	:	
2	+	+	+	+	*	*	:	+	+	+	+	*	*	*	*	*	*	*	+	+	+	+	+	+	x
3	:	:	:	:	:	+	:	+	+	:		:	:	:	:	:	:	:	:		:		:		x
4	:							:	:										:	:	:		:	:	
5	:	:	:	:	:	:	:	:	:	:			:	:	:	:	:	:	:	:	:		:	:	
6	:				:	:	:														:			:	
7	:	:	:			:	:	:			:			:				:	+	+	:	+	+	+	
8	+	:	+	+	+	+	+	:	*	:	+	:	:	:	:	:	:	:	+	+	+	+	+	+	x
9	*	+	+	+	+	*	+	+	:	+						*			+	+	+	+	+	+	x
10			:	:	:	+		:		:	:	:	:			:			+	:		:		:	
11											:								:		:		:		
12			:	:		:											:		:	:	:	:	:	:	
13	:	:						:			+	:	:	:	:	:	:	:	+	+	+	:	+	+	
14	+	+	:	:	:	+	+	+	:	+	:	:	:	:	:	:	:	:	:	:	:	:	+	+	x
15	+	+	*	*	*	*	:	+	+	+	+	:	:	:	:	:	:	:	*	*	*	*	*	*	x
16	:	:	+	:	+	:					:	:	:	:	:	:	:	:	:	+	+	+	+	:	
17																									
18	+	:	+	+	+	+	:	:	:	:		:	:	:	:	:	:	:	+	+	:		*	*	x
19	:	:	+	:	:	:	:	:	:	:	:	:	:	:	:	:	:	:	:	:	:	:	:	:	
20																									
21				:		:					:	:	:	:	:	:	:	:	:	:	:	:	:	:	
22																					:				
23											:	:		:					:	:	:	:	:	:	
24																									
25								:			:								:	:	:	:	:	:	
26																								:	
27		:																							
28																									
29	:	:	:	:	:	:				:	:														
30											:						:		:	:	:	:	:	:	
31						:			:		:		:				:				:				
32		:				:																			
33	:	:	:			:				:	:	:		:					:	:	:	:	:	:	
34		:																							
35											:	:	:	:	:	:	:	:	:	:	:	:	:	:	
36																									
37											:								:	:	:	:	:	:	
38	:	:			:	:	:	:	:	:	+						:	:	+	+	+	+	+	+	
39		:	:	:	:	:	:		:					:	:	:		:	:	:	:	:	:	:	
40																					:		:		
41			:			:	:	:		:	:	:	:	:	:	:	:	:	:	:	:	:	:	:	
42	+	:	:	+	+	:	:	:	:	:	:	:	:	:	:	:	:	:	:	:	:	:	:	:	x
43	:	:	:	:	:	:	:	:	:	:						:			:	:	:	:	:	:	
44			:				:	:			:	:	:	:	:	:	:	:	:	:	:	:	:	:	
45																									
46	:		:		:		:		:		*	*	+	+	+	+	+	+	+	+	+	+	+	+	
47	:	:	:	+	:	+	:	:	:		+	:	:	:	:	:	:	:	+	+	+	+	+	+	x
48	:	:	:	:	:	:	:	:		:	*	+	+	:	+	*	*	*	+	+	+	+	+	+	
49	:	:	:	:	:	:		:	:		*	+	+	+	+	+	+	+	*	+	+	+	*	+	
50	:	:	:	:	:	:	:		:	:	*	+	+	+	+	+	+	+	+	*	+	+	+	:	
51	:	+	:	:	:	:		:	:	:	*	+	+	+	+	+	+	+	*	*	*	*	*	+	
52		:				:					*	+	+	+	+	+	+	+	*	*	*	+	+	+	
53	:	:	:	:	:	:	:	:	:	:	+	+	+	+	+	:	:	:	*	*	+	+	+	+	
54	:	:	:	:	:	:	+	:	+	:	:	:	:	:	:	:	:	:	:	:	:	:	+	:	
55	:	+	:	:	:	:	:	:	:	:											:				
56			:	:																					
57	+	+	*	+	:	*				:									:	:					
58	+	+	*	*	+	*	:	:	:	:	:	+	:	*	:	:	:	:	+	+	+	+	+	+	x
59	+	:		:	:	:	*	:	+	:	:								:	:	:	:		:	
60	:	+	:	+	:	+			:	:				:	:	:	:	:	:	:		:	:	:	
61	:	:	:	:	:	:	:	+	+	+															
62	:	:						:	:	:															
63	:	+	:	:	+	+			:												:				
64		:	:	:	:	:																			
65	:	:		:	:	:				:	:	:	:	:	:	:	:	:	:	:	:	:	:	:	
66								:			:	:	:	:	:	:	:	:	:	:	:	:	:	:	
67					:	:		:			:	:	:			:	:	:		:			:		
68								:	+	:															
69								:	:	:	:	:			:	:	:		:	:	:	:	:	:	
70								:																	
71	:	:		+	:			:	:		:	:	:	:	:	:	:	:	:	:	:		:		
72	:	+	+	*	+	*	:	+	+	+	:	:	:	:	:	:	:	:	:	:	+	:	:	+	x
73	:	:	:	:	:	:	:	:			:								:	:	:	:	:	:	
74	:	:	:	:	:	+	:	+	:	+	:	:	:	:	:	:	:	:	:	:	:	:	:	:	x
75		:	:	:	+	:	:	:	:	:	:					:	:		:	:	:	:	:		x
76	:	:	:	:			:	:	:	:		:	:	:	:	:	:	:	:		:		:	+	x
77	:	:		:	:	:		:	:										:						
78	:	:	:	:	:	:	+	:	:		:								:		:		:		x
79			:	:	:	:	:	:	:	:	:	:				:			:	:	:		:	:	
80	:	:	:	:	:	:	:	:	+	:	:	:				:	:		:	:	:	:	:	:	x
81		+	:	:	:	:	:	:	:	:	+	:	:	:	:	:	:	:	+	:	:	:	:	:	
82	:	:			:	:		:			:	:	:	:	:	:	:	:	:	:	:	:	:	:	
83	:	:	:	:	:	:	:	:	:	:	+	:	:	:	:	:	:	:	+	+	:	:	:	:	x
84	:	:	:	:		:	:	+	:	:	:								:			:	+	:	
85		:									:								:	:	:	:	:	:	
86																									.
87																									
88		:		:		:			:					:							:	:		:	
89	:		:			:																			
90											:								:	:	:	:	:	:	
91							:																		
92							:	:	:	:	:	:		:	:		:	:	:	:	:	:	:	:	
93											:	:	:			:	:	:	:	:	:	:	:	:	
94											+	:	:	:	:	:	:	:	:	:	:	:	:	:	

6.6 Trennscharfe Symptomfragen (Version III)

Nachfolgend wurden für die zu beurteilenden 76 Problemkategorien (PNR = Problemnummer) des Geltungsbereichs (siehe Abschnitt 6.1) die maximal 5 ausgewählten Symptomfragen (FNR = Fragennummer gemäß Version III) mit den besten U-Werten zusammengestellt (siehe hierzu Absatz 4.3.1). Zusätzlich ist unter der Rubrik "Q" ausgewiesen, ob die Frage von den Ärzten bei der Fragenformulierung intendiert (Symbol "x"), medizinisch sinnvoll aber nicht intendiert (Symbol " ") oder medizinisch nicht sinnvoll (Symbol "f") war (Zur Diskussion dieser Effekte siehe Absatz 4.3.1). Ferner wurden die entsprechenden Werte für Sensitivität und Spezifität angegeben.

PNR	PROBLEMKATEGORIE	FNR	U	Q	Se	Sp
1	Tuberkulose	170	0,05	f	0,23	0,49
		138	0,04	x	0,19	0,97
		143	0,04	x	0,19	0,94
		168	0,04	x	0,23	0,54
		8	0,04	x	0,31	0,91
4	Grippe	114	0,1		0,56	0,86
		116	0,1		0,51	0,88
		117	0,07		0,31	0,91
		15	0,06	x	0,49	0,86
		115	0,06		0,29	0,91
5	Hepatitis	139	0,1	x	0,41	0,94
		137	0,07	x	0,41	0,91
		3	0,06	x	0,64	0,71
		160	0,05	f	0,09	0,71
		120	0,05	f	0,05	0,70
6	Sonstige infektiöse oder parasitäre Erkrankungen	15	0,06	x	0,47	0,85
		17	0,03	x	0,19	0,92
		9	0,03	f	0,44	0,76
		1	0,03	x	0,81	0,23
		84	0,03	f	0,00	0,93
7	Anämie	22	0,04	x	0,59	0,60
		19	0,03	x	0,84	0,43
10	Sonstige Erkrankungen des Blutes oder blutb. Organe	166	0,05		0,00	0,70
		37	0,04		0,60	0,49
		2	0,04	x	1,00	0,23
11	Diabetes mellitus	122	0,04	f	0,48	0,78
		6	0,02	f	0,27	0,87
		40	0,02	f	0,74	0,40
		61	0,02	f	0,47	0,70
		5	0,02	x	0,44	0,72
12	Euthyreote Struma	84	0,06		0,35	0,93
		46	0,02	f	0,58	0,64
		132	0,02	f	0,50	0,56
		184	0,02	f	0,02	0,98
		17	0,02	f	0,06	0,92
13	Hyperthyreose	84	0,09	x	0,41	0,93
		183	0,07	f	0,25	0,92
		184	0,07	f	0,00	0,98
		179	0,06	f	0,07	0,92
		180	0,05	f	0,07	0,96
16	Gicht	163	0,06		0,47	0,86
		181	0,06	f	0,00	0,84
		180	0,06	f	0,00	0,96
		183	0,05	f	0,00	0,92
		165	0,05		0,71	0,64
19	Sonstige allerg. Erkrankungen	150	0,09	x	0,67	0,83
		146	0,07	x	0,50	0,88
		72	0,07		0,42	0,90
		149	0,07	x	0,58	0,78
		32	0,07		0,08	0,67

PNR	PROBLEMKATEGORIE	FNR	U	Q	Se	Sp
20	Hypertonie	122	0,21	x	0,70	0,84
		121	0,04	f	0,10	0,71
		120	0,02	f	0,44	0,72
		109	0,02		0,54	0,63
		6	0,01	f	0,20	0,88
21	Hypotonie	121	0,09	x	0,68	0,75
		179	0,04	f	0,19	0,92
		184	0,04	f	0,01	0,98
		181	0,04	f	0,30	0,85
		180	0,03	f	0,09	0,96
22	Herzinsuffizienz	109	0,08	x	0,78	0,62
		111	0,06	x	0,40	0,86
		105	0,06	x	0,62	0,71
		112	0,05	x	0,25	0,90
		108	0,05	x	0,25	0,91
23	Koronare Herzerkrankungen	86	0,14	x	0,68	0,80
		85	0,13	x	0,79	0,70
		93	0,13	x	0,52	0,87
		94	0,12	x	0,56	0,84
		87	0,11	x	0,62	0,80
24	Herzrhythmusstörungen	120	0,11	x	0,76	0,71
		85	0,03	x	0,60	0,67
		109	0,03	x	0,67	0,61
		86	0,03	x	0,45	0,77
		91	0,03	f	0,37	0,79
25	Periphere Gefäßkrankheiten (Arterien, Arteriolen, Kappilaren)	160	0,04	x	0,59	0,71
		159	0,03	x	0,57	0,67
		171	0,02	f	0,06	0,97
		181	0,02	f	0,05	0,84
		179	0,02	f	0,03	0,92
26	Venenerkrankungen	158	0,09		0,79	0,65
		159	0,05		0,67	0,67
		160	0,02	f	0,50	0,71
		131	0,01	f	0,08	0,82
		137	0,01	f	0,03	0,90
27	Sonstige Erkrankungen der Kreislauforgane	91	0,02	f	0,37	0,79
		121	0,02	f	0,43	0,74
		19	0,01	x	0,73	0,43
		93	0,01	x	0,29	0,84
		120	0,01	x	0,46	0,71
28	Bronchitis chron.	114	0,20	x	0,68	0,88
		116	0,16	x	0,59	0,89
		118	0,15	x	0,68	0,83
		117	0,15	x	0,50	0,93
		115	0,14	x	0,46	0,92
29	Asthma	113	0,48	x	0,85	0,97
		114	0,23	x	0,82	0,86
		105	0,22	x	0,99	0,71
		117	0,21	x	0,69	0,92
		111	0,21	x	0,79	0,85

PNR	PROBLEMKATEGORIE	FNR	U	Q	Se	Sp
30	Emphysem	105	0,11	x	0,80	0,70
		111	0,11	x	0,59	0,85
		119	0,10	x	0,64	0,82
		109	0,10	x	0,88	0,61
		114	0,09	x	0,56	0,86
31	Akute Infekt. der Luftwege (Nebenh., Rachen, Mandeln, Kehlkopf, Nase)	114	0,18	x	0,72	0,87
		117	0,13		0,45	0,92
		116	0,12	x	0,52	0,89
		115	0,11		0,36	0,91
		119	0,07	x	0,47	0,82
32	Sonstige Erkrankungen der Atmungsorgane	114	0,07	x	0,47	0,86
		116	0,05	x	0,40	0,88
		115	0,04	x	0,26	0,91
		118	0,03	x	0,42	0,81
		117	0,03	x	0,23	0,91
33	Ulcus Beschwerden (ulcus ventriculi, ulcus duodeni)	134	0,10	x	0,51	0,87
		131	0,09	x	0,54	0,84
		17	0,08	x	0,35	0,93
		132	0,07	x	0,80	0,58
		133	0,06	x	0,46	0,84
34	Gastritis, Duodenitis	134	0,11	x	0,55	0,87
		131	0,08	x	0,53	0,84
		16	0,07	x	0,80	0,58
		132	0,07	x	0,79	0,58
		17	0,06	x	0,31	0,92
35	Leber-Beschwerden	131	0,02	x	0,34	0,84
		139	0,02	x	0,16	0,95
36	Galle-Beschwerden	16	0,04	x	0,72	0,57
		134	0,03	x	0,37	0,86
		17	0,03	x	0,20	0,92
		5	0,03	x	0,53	0,72
		3	0,03	x	0,53	0,71
37	Pancreasinsuffizienz	134	0,14	x	0,68	0,86
		3	0,08	x	0,73	0,71
		131	0,07	x	0,55	0,83
		16	0,06	x	0,80	0,57
		17	0,05		0,29	0,92
38	Eingeweidebrüche	155	0,18	x	0,63	0,93
		179	0,07	f	0,02	0,92
		181	0,06	f	0,00	0,84
		171	0,06	f	0,05	0,97
		180	0,06	f	0,00	0,96
39	Hämorrhoiden, Analfissur, Analfistel	129	0,15	x	0,85	0,75
		127	0,13	x	0,51	0,93
		128	0,10	x	0,39	0,95
		15	0,03	f	0,15	0,85
		20	0,03	f	0,44	0,56

PNR	PROBLEMKATEGORIE	FNR	U	Q	Se	Sp
40	Sonstige Krankheiten der Verdauungsorgane	134	0,05	x	0,41	0,86
		125	0,03	x	0,30	0,90
		16	0,03	x	0,65	0,57
		131	0,03	x	0,37	0,83
		127	0,02	x	0,18	0,93
41	Nephritis	135	0,18	x	0,79	0,85
		137	0,10	x	0,51	0,91
		136	0,10		0,33	0,94
		140	0,07	x	0,41	0,91
		142	0,06	f	0,36	0,93
43	Hämaturie	138	0,18	x	0,55	0,97
		137	0,17	x	0,73	0,91
		142	0,09		0,45	0,93
		139	0,07	x	0,36	0,94
		152	0,06	f	0,00	0,92
44	Harnblasenentzündung	143	0,13	x	0,48	0,94
		142	0,13	x	0,52	0,93
		135	0,10	x	0,61	0,85
		137	0,09	x	0,48	0,91
		140	0,07	x	0,41	0,91
45	Sonstige Krankenheiten der Nieren und Harnwege	135	0,14	x	0,65	0,86
		137	0,10	x	0,47	0,91
		140	0,08	x	0,39	0,92
		136	0,07	x	0,24	0,95
		141	0,06	x	0,13	0,99
46	Prostataadenom	144	0,12	x	0,56	0,91
		171	0,12		0,19	0,97
		172	0,12		0,19	0,99
		179	0,08	f	0,00	0,92
		181	0,08	f	0,00	0,85
48	Sonstige Krankheiten der männlichen Genitale	177	0,21	x	0,47	0,99
		171	0,19	x	0,53	0,97
		176	0,18	x	0,41	0,98
		178	0,15		0,18	0,99
		172	0,09	x	0,06	0,99
49	Menstruationsstörungen	179	0,17	x	0,63	0,92
		171	0,11	f	0,00	0,97
		183	0,10	x	0,33	0,92
		184	0,10	f	0,13	0,98
		181	0,09	x	0,21	0,85
50	Reizblase, Senkungsbeschw.	180	0,11	f	0,33	0,96
		171	0,10	f	0,00	0,97
		179	0,10	x	0,43	0,92
		181	0,07	f	0,29	0,85
		143	0,07		0,33	0,94
51	Adnexitis, Oophoritis	179	0,33	x	0,90	0,92
		182	0,19	f	0,38	0,97
		183	0,18	f	0,41	0,92
		181	0,18	f	0,66	0,85
		180	0,14	f	0,24	0,96

PNR	PROBLEMKATEGORIE	FNR	U	Q	Se	Sp
52	Sonstige Erkrankungen der weiblichen Genitale	179	0,27	x	0,68	0,93
		171	0,15	f	0,00	0,97
		180	0,12	x	0,20	0,96
		181	0,11		0,16	0,85
		182	0,09	x	0,12	0,97
53	Erkrankungen der Mamma	102	0,23	x	0,53	0,97
		179	0,11	f	0,24	0,92
		180	0,11	f	0,12	0,96
		182	0,10	f	0,12	0,97
		171	0,09	f	0,00	0,97
54	Infekt. der Haut (Parasiten, Mykosen, Bakterien, Viren)	147	0,07	x	0,25	0,91
		146	0,05	x	0,42	0,88
55	Ekzeme	149	0,13		0,67	0,78
		147	0,11	x	0,50	0,92
		150	0,10	x	0,65	0,83
		146	0,07	x	0,45	0,88
		162	0,06	f	0,20	0,45
56	Sonstige Krankheiten der Haut und des Unterhautzellgewebes	147	0,04	x	0,26	0,91
		7	0,03	f	0,08	0,72
		134	0,03	f	0,06	0,85
		154	0,03	x	0,13	0,95
		85	0,03	f	0,13	0,66
57	Gelenkrheumatismus, primär chronischer	166	0,11	x	0,79	0,71
		163	0,11	x	0,56	0,86
		161	0,09	x	0,84	0,63
		162	0,08	x	0,94	0,45
		164	0,06	x	0,48	0,81
59	Morbus Bechterew	167	0,14	x	0,80	0,80
		169	0,06	x	0,75	0,68
		161	0,06	x	0,80	0,62
		34	0,05	f	0,25	0,60
		145	0,04	f	0,00	0,80
60	Muskelrheumatismus	166	0,09	x	0,71	0,70
		162	0,07	x	0,95	0,45
		164	0,07	x	0,48	0,81
		17	0,06	f	0,10	0,92
		108	0,05	f	0,33	0,91
61	Wirbelsäulen-Syndrom	169	0,09	x	0,58	0,77
		170	0,09	x	0,76	0,59
		168	0,08	x	0,70	0,63
		162	0,04	x	0,71	0,51
		161	0,03	x	0,53	0,68
62	Myalgien	170	0,02	x	0,68	0,50
		161	0,01	x	0,41	0,62
		162	0,01	x	0,69	0,45
		168	0,01	x	0,61	0,55
		169	0,01	x	0,47	0,68

PNR	PROBLEMKATEGORIE	FNR	U	Q	Se	Sp
63	Arthrose	166	0,09	x	0,65	0,74
		162	0,09	x	0,89	0,48
		165	0,05	x	0,60	0,66
		164	0,04	x	0,34	0,82
		161	0,04	x	0,62	0,64
64	Sonstige Krankheiten des Skeletts, der Muskeln und des Bindegewebes	162	0,04	x	0,75	0,49
		166	0,03	x	0,43	0,73
		163	0,03	x	0,25	0,87
		164	0,02	x	0,22	0,82
		16	0,02	f	0,30	0,54
65	Zerebralsklerose	41	0,06	x	0,73	0,66
		53	0,06	x	0,84	0,54
		122	0,05		0,53	0,77
		156	0,05	f	0,47	0,82
		68	0,04	f	0,14	0,94
66	Migräne	55	0,12	x	0,78	0,76
		54	0,11	x	0,96	0,55
		56	0,08		0,67	0,75
		57	0,06	x	0,57	0,79
		59	0,06	x	0,37	0,91
67	Zerebrales Anfallsleiden	23	0,10	x	0,50	0,91
		30	0,05	x	0,83	0,39
		21	0,04	x	0,47	0,71
		156	0,04	f	0,40	0,82
		148	0,03	f	0,00	0,85
68	Ischias	169	0,06		0,70	0,68
		170	0,03	x	0,76	0,49
		85	0,03	f	0,14	0,66
		108	0,02	f	0,02	0,91
		120	0,02	f	0,13	0,70
69	Polyneuropathie	171	0,05	f	0,13	0,97
		180	0,04	f	0,00	0,96
		181	0,04	f	0,05	0,85
		157	0,04	x	0,76	0,51
		179	0,03	f	0,03	0,92
70	Sonstige Krankheiten des peripheren und autonom. Nervens.	114	0,02	f	0,03	0,85
		156	0,02	f	0,32	0,82
		53	0,01	x	0,57	0,54
		168	0,01	f	0,40	0,54
71	Minderung des Hörvermögens	67	0,20	x	0,63	0,89
		69	0,19	x	0,88	0,83
		68	0,12	x	0,38	0,94
		71	0,07	x	0,38	0,91
		70	0,05		0,19	0,96
73	Sonstige Krankheiten des HNO-Bereichs	67	0,12	x	0,56	0,90
		68	0,08		0,35	0,94
		70	0,07		0,29	0,96
		21	0,06	x	0,68	0,71
		71	0,04		0,32	0,91

PNR	PROBLEMKATEGORIE	FNR	U	Q	Se	Sp
77	Sonstige Augenerkrankungen	61	0,05	x	0,65	0,70
		94	0,04	f	0,00	0,81
		62	0,04	x	0,30	0,92
		60	0,04	x	0,57	0,72
		31	0,03	f	0,11	0,68
79	Lokale Tumoreffekte im Bereich der Verdauungsorgane und des Bauchfells	2	0,06	x	0,88	0,23
		166	0,05	f	0,06	0,70
		6	0,04	f	0,06	0,87
		34	0,04	f	0,13	0,60
		143	0,04	f	0,25	0,94
81	Lokale Tumoreffekte im Bereich der Harn- und Geschlechtsorgane	179	0,06	x	0,28	0,92
		171	0,06	x	0,06	0,97
		162	0,05	f	0,22	0,45
		101	0,05	f	0,22	0,96
		181	0,05	f	0,16	0,85
82	Lokale Tumoreffekte im Bereich der Knochen, des Bindesgewebes der Haut und der Brustdrüsen	102	0,03	x	0,17	0,97
		154	0,03		0,17	0,95
		180	0,03	f	0,10	0,96
		183	0,03	f	0,20	0,92
		29	0,03	f	0,07	0,76
84	Lokale Tumoreffekte im Bereich sonstiger und n.n. bezeichneter Sitze	110	0,08	f	0,36	0,89
		102	0,07		0,18	0,97
		183	0,07	f	0,27	0,92
		37	0,06		0,91	0,49
		56	0,06		0,00	0,75
85	Psychosen n.n. bez.	50	0,07	x	0,40	0,90
		41	0,06	x	0,71	0,67
		44	0,06	x	0,42	0,86
		34	0,05	x	0,75	0,60
		38	0,05	x	0,65	0,70
86	Neurosen	38	0,08	x	0,71	0,70
		53	0,06	x	0,81	0,54
		14	0,05	x	0,51	0,79
		48	0,05	x	0,57	0,75
		34	0,05	x	0,71	0,61
87	Psychovegetatives Syndrom	33	0,02	x	0,47	0,69
		28	0,01	x	0,75	0,40
		38	0,01	x	0,43	0,71
		1	0,01	x	0,88	0,24
		19	0,01	x	0,69	0,44
88	Sonstige psychische Abnormitäten	39	0,04		0,32	0,90
		36	0,04	f	0,22	0,86
		80	0,04	f	0,46	0,83
		32	0,04		0,59	0,67
		111	0,04	f	0,41	0,85
89	Berufliche oder soziale Konflikte	27	0,02	x	0,70	0,54
		33	0,02	x	0,51	0,67
		29	0,02	x	0,43	0,77
		32	0,02	f	0,52	0,67
		39	0,02	f	0,22	0,90

PNR	PROBLEMKATEGORIE	FNR	U	Q	Se	Sp
90	Angst	38	0,13	x	0,88	0,70
		14	0,06	x	0,57	0,78
		30	0,06	x	0,88	0,39
		34	0,04	x	0,72	0,60
		11	0,04	x	0,80	0,52
91	Nervosität	28	0,02	x	0,79	0,39
		30	0,01	x	0,75	0,39
		46	0,01	x	0,50	0,64
92	Alkoholismus	131	0,04	x	0,42	0,83
		179	0,04	f	0,06	0,92
		171	0,04	f	0,03	0,97
		181	0,04	f	0,08	0,84
		180	0,03	f	0,01	0,96
93	Schlafstörungen	32	0,04	x	0,64	0,67
		28	0,04	x	0,89	0,38
		10	0,03	x	0,85	0,42
		14	0,03	x	0,43	0,78
		38	0,03	x	0,57	0,70
94	Depressives Syndrom	38	0,08	x	0,67	0,71
		46	0,06	x	0,70	0,65
		32	0,05	x	0,64	0,68
		171	0,05	f	0,01	0,97
		48	0,05	x	0,53	0,76

6.7 Literaturverzeichnis

/1/ ALLPORT, G.W.: The use of personal documents in psychological science. (Michigan: Ann Harbar 1947).

/2/ ARBEITSGEMEINSCHAFT FÜR GEMEINSCHAFTSAUFGABEN DER KRANKENVERSICHERUNG: Beschreibung des Vorhabens DVDIS. (Essen: AGKV 1980).

/3/ ARBEITSGEMEINSCHAFT FÜR GEMEINSCHAFTSAUFGABEN DER KRANKENVERSICHERUNG: VäD-Diagnosenstatistik 1977 und 1978 (Essen: AGKV 1979).

/4/ ARBEITSGEMEINSCHAFT FÜR GEMEINSCHAFTSAUFGABEN DER KRANKENVERSICHERUNG: VäD-Diagnosenstatistik 1979 und 1980 (Essen: AGKV 1981).

/5/ AYERS, W.R., HOCHBERG, H.M., CACERES, C.A.: Automated multiphasic health testing. Publ.Hlth.Rep. 84 (1969) 582-584.

/6/ BÄRSCHNEIDER, M.: Kleines Diagnostikon (Stuttgart-New York: Fischer 1979).

/7/ BATSCHELET, E., KLUNKER, W.: Zur Frage der Zuverlässigkeit anamnestischer Zeitangaben. Schweiz.med.Wschr. 94 (1964) 564-566.

/8/ BEISSERT, A.: Die Trennung klinischer Gruppen im Fragebogenversuch. Dissertation, Heidelberg (1967).

/9/ BELLER, E.K.: Clinical process: The assessment of data in childhood personality disorders. (New York: the free press of Glencoe 1962).

/10/ BENNHOLD, H.: Die Anamnese. Dtsch.med.Wschr. 85 (1960) 1441-1444.

/11/ BENNHOLD, H.: La importancia de la anamnesis en la era de la medicina técnica. Pren.méd.argent. 53 (1966) 172-178.

/12/ BERNER, W.: Erfahrungen bei der Anwendung des Anamnese-Fragebogens der Medizinischen Hochschule Hannover in der Allgemeinpraxis. Workshoptagung ARO und Arbeitskreis Praktische Medizin der GMDS, Köln, 1973.

/13/ BERNER, W.: Untersuchungen zur Automatisation der Erhebung einer Basisanamnese. II Experimentelle Anwendung des MHH-Fragebogens in der Allgemeinpraxis. Vortrag, Seminar "Systemanalyse II", Abt. Medizinische Informatik der Med. Hochschule Hannover vom 13.2. 1974.

/14/ BJURULF, G., GARLIND, T., STERNBY, N.H.: On epidemiologie methods for recording ischaemic heart disease. Acta med.scond.Suppl. 474 (1967).

/15/ BLEULER, M.: Die psychiatrische Krankengeschichte: Spiegel, Bremsklotz und Bahnbrecher des Fortschritts. Wiener J. Nervenheilk. 25 (1967) 125-130.

/16/ BLOHMKE, M.: Anamnese oder Fragebogen? Fortschr.Med. 27 (1969) 1375-1377.

/17/ BLOHMKE, M.: Planung von Feldstudien. In: Bayr. Landesärztekammer (Hrsg.): Epidemiologie und epidemiologische Methodik. (München: Bayr. Landesärztekammer 1972).

/18/ BLOHMKE, M.: Reproduzierbarkeit und Gültigkeit von Fragebogen. Meth.Inf.Med.Suppl. 5 (1971) 195-202.

/19/ BOLGAR, H.: The case study method. In: B.B. Wolman (Hrsg.) Handbook of clinical psychology. (New York: McGraw Hill 1965) 28-39.

/20/ BRANDT, G.A.: Psychologie und Psychopathologie für soziale Berufe. (Neuwied: Luchterhand 1972).

/21/ BRÄUTIGAM, W.: Reaktionen, Neurosen, Psychopathien. (Stuttgart: Thieme 1969).

/22/ BRAUN, R.N.: Die Allgemeinpraxis und der Zeitfaktor. Deutsch.Med. Wschr. 88 (1963) 2084-2092.

/23/ BRAUN, R.N.: Lehrbuch der Allgemeinpraxis. (München-Berlin-Wien: 1970).

/24/ BRODMAN, K., DEUTSCHBERGER, J., ERDMAN, A.J., JR., LORGE, I., WOLFF, H.G.: Prediction of Adequacy for Military Service. U.S. Armed Forces Med.J. 5 (1954) 1802-1808.

/25/ BRODMAN, K., ERDMAN, A.J., JR., LORGE, I., DEUTSCHBERGER, J.: The Cornell Medical Index Health Questionnaire VI. The Relation of Patient's Complaints to Age, Sex, Race and Education. J. Gerontology 8 (1953) 339-342.

/26/ BRODMAN, K., ERDMAN, A.J., JR., LORGE, I., DEUTSCHBERGER, J., WOLFF, H.G.: The Cornell Medical Index Health Questionnaire VII. The Prediction of Psychosomatic and Psychiatric Dishabilities in Army Training. Amer.J.Psychiatry III (1954) 37-40.

/27/ BRODMAN, K., ERDMAN, A.J., JR., LORGE, I., GERSHEMON, C., WOLFF, H.G.: The Cornell Medical Index Health Questionnaire III. The evaluation of emotional disturbances. J.clin.Psychol. 8 (1952) 119-124.

/28/ BRODMAN, K., ERDMAN, A.J., JR., LORGE, I., GERSHEMON, C., WOLFF, H.G.: The Cornell Medical Index Health Questionnaire IV. The Recongnition of Emotional Disturbances in a General Hospital. J.clin.Psychol. 8 (1952) 289-293.

/29/ BRODMAN, K., ERDMAN, A.J., LORGE, B., WOLFF, H.G.: Cornell Medical Index. An Adjunct to Medical Interview. JAMA 140 (1949) 530-534.

/30/ BRODMAN, K., ERDMAN, A.J., LORGE, I., WOLFF, H.G.: The Cornell Medical Index Health Questionnaire II as a Diagnostic Instrument. JAMA 145 (1951) 152-157.

/31/ BRODMAN, K., ERDMAN, A.J., WOLFF, H.G.: Cornell Medical Index Health Questionnaire Manual. Cornell Univ. Medical College, New York (1949).

/32/ BRODMAN, K., GOLDSTEIN, L.S.: The medical data screen. An adjunct for the diagnosis of 100 common diseases. Arch.environm.Hlth. 14 (1967) 821-826.

/33/ BRUNNER, H., PAUMGARTNER, G., GRABNER, G.: Die Dokumentation hepatologischer Befunde und die Hilfe einer elektronischen Datenverarbeitungsanlage. In Fellinger, K. (Hrsg.): Computer in der Medizin. Probleme, Erfahrungen, Projekte. (Wien: Brüder Hollinek 1968) 68-78.

/34/ BRUNNER, H., PAUMGARTNER, G., GRABNER, G., GRABNER, H., MARKSTEINER, A., WOLF, CH.: Erfahrungen mit der Dokumentation von Krankengeschichten einer internen Klinik. In Fellinger, K. (Hrsg.): Computer in der Medizin. Probleme, Erfahrungen, Projekte. (Wien: Brüder Hollinek 1968) 10-48.

/35/ BUDD, M., BLEICH, H., BOYD, G.E., REIFFEN, B., SHERMAN, H., STRONG, R.M.: The Acquisition of Medical Histories by Questionnaires Dept. of Health, Education and Welfare HSRD 70-37 national Center of Health Service and Research Development. Report Contract HSM. Rockvill Md. (1970) 69-294.

/36/ BUDD, M., BLEICH, H., SHERMAN, H., REIFFEN, B.: Survey of Automated Medical History Acquisition and Administering Devices. Part I - Questionnaires. Project Report ACP 4. Lincoln Laboratory. MIT and Beth Israel Hospital (1969).

/37/ BUENTE, W.: Zielorientierte Konstruktion eines Anamnesefragebogens. Dissertation Medizinische Hochschule Hannover 1976.

/38/ BUNDESMINISTER FÜR JUGEND, FAMILIE UND GESUNDHEIT: Handbuch der internationalen Klassifikation der Krankheiten, Verletzungen und Todesursachen (ICD) 1979, Bd. I. (Bonn: BMJFG 1979).

/39/ BURDOCK, E.I., HARDESTY, A.S.: Structured clinical interview: Manual. (New York: Springer 1969).

/40/ CAKIR, A., REUTER, H.J., v. SCHMUDE, L., ARMBRUSTER, A.: Anpassung von Bildschirmarbeitsplätzen an die physische und psychische Funktionsweise des Menschen. Forschungsbericht des Bundesministers für Arbeit und Sozialordnung. (Bonn: BMFT 1978).

/41/ CEDERLOEF, R., JONSSON, E., LUNDMAN, T.: On the Validity of Mailed Questionnaires in Diagnosing "Angina Pectoris" and "Bronchitis". Arch.Env.Health 13 (1966) 738-742.

/42/ COCHRANE, A.L., CHAPMAN, P.J., OLDHAM, P.D.: Observer's Errors in Taking Medical Histories. Lancet I (1951) 1007-1009.

/43/ COLLEN, M.F.: Automated Multiphasic Screening. In: C. Sharp, H. Keen (Eds.): Presymptomatic Detection and Early Diagnosis. (London: Pitman 1968).

/44/ COLLEN, M.F.: Automated Multiphasic Screening and Diagnosis. Am. J.Publ.Health 54 (1964) 741-750.

/45/ COLLEN, M.F.: Automated multiphasic screening and occupational data. Arch.environm.Health 15 (1967) 280-284.

/46/ COLLEN, M.F., CULTER, J.L., SIEGELAUB, A.B., CELLA, R.L.: Reliability of a Self-Admistered Medical Questionnaire. Arch.Int.Med. 123 (1969) 664-681.

/47/ DAHME, B.: Psychologische Dimensionen der Gesprächsführung. Med. Psychol. 1 (1974) 34-49.

/48/ DAHMER, J.: Anamnese und Befund. (Stuttgart: Thieme 1973).

/49/ DAHMER, J.: Die ärztliche Untersuchung. (München-Berlin-Wien: Thieme 1967).

/50/ DAILEY, C.A.: The life history as a criterion of assessment. J.counsel.Psychol. 7 (1960) 20-23.

/51/ DEPNER, R., KURTH, H.: Probleme der Anwendung und Auswertung von Fragebogen in der epidemiologischen Forschung. Arbeitsmed. Sozialmed.Arbeitshyg. 8 (1967) 302-306.

/52/ DEUTSCHE KLINIK FÜR DIAGNOSTIK: Ärztliche Fragen vor der Untersuchung. (Wiesbaden: DKD 1978).

/53/ DINKLER, G.: Fehlerquellen der Anamnese. Dtsch.med.Wschr. 64 (1938) 1613-1615.

/54/ DOHRENWEND, S., RICHARDSON, S.A.: Directiveness and non-directiveness in research interviewing: a reformulation of the problem. Psychol.Bull. 60 (1963) 475-485.

/55/ DOVE, G.A., CLARKE, J.H., CONSTANTINIDOU, M., ROYAPPA, B.A., EVANS; C.R., MILNE, J., GOSS, C., GORDON, M., DE WARDENER, H.E.: The therapeutic effect of taking a patient's history by computer. J.R.Coll.Gen.Pract. 27 (1977) 477-481.

/56/ DOVE, G., GORDON, M., LUCAS, R., WARDNER, H.: General-Practice history-taking by computer: A "Psychotropic" Effect. In: Barber, B., Grémy, F., Überla, K., Wagner, G. (Eds.): Medical Informatics Berlin 1979 (Berlin-Heidelberg-New York: Springer 1979) 253-260.

/57/ EHLERS, C.TH.: Die Anamnese bei chirurgischen Erkrankungen. In: H.-J. Heite (Hrsg.): Anamnese (Stuttgart-New York: F.K. Schattauer 1971) 261-268.

/58/ EHLERS, C.TH., HOLLBERG, N., PROPPE, A.: Computer: Werkzeug der Medizin. (Berlin-Heidelberg-New York: Springer 1970).

/59/ EHRLICH, J.S., RIESMAN, D.: Age and authority in the interview. Public Opin.Quart. 25 (1961) 39-56.

/60/ ENCARNACAO, J., GILCI, W., NEGRETE, J., SEYFARTH, A.: AMANDA, Automized Medical Anamnesis Dialog Assistant Vortrag, Methoden der Informatik in der Medizinischen Datenverarbeitung, 12.-14. Oktober 1972 Hannover.

/61/ ENGELHARDT, K., ENGELHARDT, E.: Zur Struktur der Anamnese. Med. Welt 21 (1970) 15-19.

/62/ ERDMAN, A.J.jr.: Experiences in the Use of Selfadministered Health Questionnaire. AMA Archives of Industrial Medicine 19 (1959) 339-334.

/63/ ERDMAN, A.J.jr., BRODMAN, K., DEUTSCHBERGER, K., WOLFF, H.G.: Health Questionnaire Use in an Industrial Department. Indus.Med. and Surg. 22 (1953) 355-357.

/64/ ERDMAN, A.J.jr., BRODMAN, K., LORGE, I., WOLFF, H.G.: The Cornell Medical Index Health Questionnaire V. The outpatient admitting department of a general hospital. JAMA 149 (1952) 550-551.

/65/ EVANS, C.R.: Psychological Assessment of History Taking by Computer. In: Spectrum 71, Proceedings of a Conference of the British Computer Society held at the University of Bristol Union, 15.-17. Sept. 1971, Hrsg.: M.E. Abrams (London: Butherworths 9-22 (1972)).

/66/ EVANS, C.R., WILSON, J.: A Program to Allow Computer Based History-taking in Cases of Suspected Gastric Ulcer. NPL Report Com.Sci. 49 (1971).

/67/ FAHRENBERG, J.: Methodenprobleme bei der Fragebogenkonstruktion. Meth.Inf.Med.Suppl. 5 (1971) 165-182.

/68/ FAIRBAIRN, A.S., WOOD, C.H., FLETCHER, C.M.: Variability in Answers to a Questionnaire on Respiratory Symptoms. Brit.J.prev.soc. Med. 13 (1959) 175-193.

/69/ FASSL, H.: Dokumentation der Anamnese. In: Koller, S., Wagner, G. (Hrsg.): Handbuch der med. Dokumentation und Statistik. (Stuttgart-New York: Schattauer 1975) 391-406.

/70/ FEDDERSEN, B.: Anamnese-Fragebogen im Krankenhaus. Der Krankenhausarzt (1973) 46.

/71/ FEDDERSEN, B.: Anamnese-Fragebogen in der freien Praxis. Der niedergel. Arzt (1974) 51-52.

/72/ FEDDERSEN, B., LINKS, W., HIPP, P.: Gesundheitstest in Betrieben: Einsatz von Fragebogen mit dem Ziel der Krankkeitsfrüherkennung. Der niedergel. Arzt (1974) 37-40.

/73/ FELDMAN, J.J., HYMAN, H.H., HART, C.W.: A field study of interviewer effects on the quality of survey data. Publ. Opinion Quart. 15 (1951/52) 734-761.

/74/ FERBER, L.v.: Verstehen und Verständigung zwischen Arzt und Patient. Fortschr.Med. 91, 8 (1973) 311-312, 345.

/75/ FIELD, M.G.: Doctor and Patient in Soviet Russia Cambridge Mass. (1957).

/76/ FORKNER, C.L.: Delivering the Essentials of Medical Care to all Segments of the Population. The Contribution of Systems of Computerized Medical Histories and Computerized Automated Medical Technology. Amer.J.Med.Sci. 226 (1971) 194-203.

/77/ FRITZE, E.: Ökonomische und zugleich forschungsgerechte Krankenblattdokumentation. Verh.Dtsch.Ges.Inn.Med. 66 (1960) 1103-1105.

/78/ FRÖHLICH, C.P.: The completeness and accuracy of counseling interview reports. J.gen.Psychol. 58 (1958) 81-96.

/79/ FRÖLICH, R.E., BISHOP, F.M.: Die Gesprächsführung des Arztes. (Berlin: Springer 1973).

/80/ GAY, S.: Biorhythmen und deren Bedeutung, für Organismen, Mensch und Medizin. Diplomarbeit. Univ. Heidelberg/ Fachhochschule Heilbronn 1981.

/81/ GESELLSCHAFT FÜR MEDIZINISCHE DATENERFASSUNG UND AUSWERTUNG: Ärztliche Fragen zur Krankenvorgeschichte. (Köln: Eigenverlag 1973).

/82/ GOEPEL, H.: Screeninguntersuchungen in der Allgemeinpraxis. Allgemeinmedizin International 1 (1972) 54-57.

/83/ GOERGEN, K.: Psychiatrisches Standardinterview. (Grenzach: Hoffmann-La Roche 1975).

/84/ GOLDSTEIN, S.S. Assisted recording of the medical History: A method of recording the medical history during the interview. Comput.Biol.med. 4 (1974) 215-222.

/85/ GORDON, R.L.: Dimensions of depth interview. Amer.J.Sociol. 62 (1956) 158-164.

/86/ GORRY, G.A., BARNETT, G.O.: Experience with a model of sequential diagnosis. Comput.biomed.Res. 1 (1968) 490-507.

/87/ GORRY, G.A., BARNETT, G.O.: Sequential diagnosis by computer. Journal of the American Medical Association 205 (1968) 849-854.

/88/ GRAVENKAMP, H.: Die Anamnese gestern, heute und morgen. Med.Klin. 64 (1969) 1937-1940.

/89/ GRIESSER, G.: Symptomenstatistik. Meth.Inform.Med. 4 (1961) 79-82.

/90/ GROSS, R.: Die Anamnese in der Sicht des Klinikers. In: Heite, H.J.: Anamnese (Stuttgart-New York: Schattauer 1971).

/91/ GROSS, R.: From intuition to computation: Development and problems of medical diagnosis. Meth.Inform.Med. 5 (1966) 35-39.

/92/ GROSS, R.: Medizinische Diagnostik. Grundlagen und Praxis. (Berlin-Heidelberg-New York: Springer 1969).

/93/ GROSSMAN, J.H.: Evaluation of computer acquisition of patient medical histories. Clin.Res. 17 (1969) 410.

/94/ GROSSMAN, J.H., BARNETT, G.O., KOEPSELL, T.D., NESSON, H.R., DORSEY, J.L., PHILLIPS, R.R.: An automated medical record system. J.Amer.med.Ass. 224 (1973) 1616-1621.

/95/ GRUENTZIG, A., BLOHMKE, M.: Prüfung der Zuverlässigkeit medizinischer Fragen in der epidemiologischen Forschung. Meth.Inf.Med. 7 (1968) 159-165.

/96/ GRUENTZIG, A., GALLA, J.: Die Ergebnisse eines Fragebogens im Vergleich mit der ärztlichen Diagnose. Meth.Inf.Med. 9 (1970) 21-26.

/97/ GRUND, G., SIEHMS, H.: Die Anamnese. Psychologie und Praxis der Krankenbefragung. (Leipzig: Barth 1961).

/98/ GRUND-KREHL, K.: Untersuchungen zur Systematisierung der Anamnese dargestellt am Beispiel einer chirurgischen Klinik. Dissertation, Tübingen (1973).

/99/ GSELL: Kongreß Nachrichten. Dt.Ärzteblatt 25 (1979) 1692.

/100/ HABECK, D.: Anamese-Bemerkungen zu einem aktuellen Thema. Materia Medica Nordmark 31 (1979) 117-139.

/101/ HABECK, D.: Systematische Aspekte der Anamnestik und Anamnese. Med.Welt 28 (1977) 8-22.

/102/ HAECKEL, R.: Die Bedeutung von klinisch-chemischen Mehrfachuntersuchungen bei Screening-Programmen. Dtsch. Ärzteblatt 11 (1979) 713-720.

/103/ HAESSLER, H.A.: Industrial experience with automated multiphasic health examinations. Industr.Med.Surg. 39 (1970) 335-337.

/104/ HARTMANN, F.: Die Anamnese. Klinik der Gegenwart 10 (1965) 691-718.

/105/ HARTMANN, F.: Krankheitsgeschichte und Krankengeschichte. Sitzungsber.Ges.Bef.ges.Naturwissensch. Marburg 87 (1966) 17-32.

/106/ HARTUNG, J., VALLEE, I.: Über die Reproduzierbarkeit der Anamnese. Meth.Inf.Med.Suppl. 5 (1971) 81-94.

/107/ HATHAWAY, S.R., McKINLEY, J.C.: Minnesota multiphasic personality inventory manual, revised. (N.Y.: The Psychological Corporation 1951).

/108/ HEGGLIN, R.: Differentialdiagnose innerer Krankheiten. (Stuttgart: Thieme 1966).

/109/ HENNEBERGER, MEINDL, SCHWAEGERL: Diagnosen Schlüsselverzeichnis in der Fassung vom 19.12.1978 (München: AOK 1978).

/110/ HETHERINGTON, R.R.: The clinical interview. In: P. Miltler (Hrsg.): The Psychological assessment of mental and physicial handicaps. (London: Methuen 1970) 157-174.

/111/ HYMAN, H.: Interviewing in social research. (Chicago: Univ. Chicago Press 1954).

/112/ IMMICH, H.: Grundsätzliche Probleme bei der Dokumentation der Anamnese. Meth.Inf.Med.Suppl. 5 (1971) 45-52.

/113/ IMMICH, H.: Klinischer Diagnosenschlüssel. (Stuttgart: Schattauer 1966).

/114/ JAMBON, J.R.: Interactive Medical report system. (Minneapolis: Master Thesis, University of Minnesota 1972).

/115/ KABASAWA, K., KAIHAVA, S.: A sequential diagnostic model for medical questioning. Med.Inform. 3 (1981) 175-185.

/116/ KAHN, R.L., CANNELL, C.F.: Interviewing. I. Social research. In: D.L. Sills (Ed.): International encyclopedia in the social sciences. 8 (1968) 149-161.

/117/ KANNER, I.F.: Programmed medical history-taking with or without Computer. J.Amer.med.Ass. 207 (1969) 317- 321.

/118/ KANZLER, G., GIERE, W., MICHELS, B.: Computer Anamnese - Erfahrungen und Perspektiven. Diagnostik 6 (1973) 644-648.

/119/ KEELE, K.D.: Uses and abuses of medical history. Brit.Med.J. II. (1966) 1251-1254.

/120/ KEREKJARTO, M. von, MEYER, A.E., ZERSSEN, D.V.: Die HHM-Beschwerdenliste bei Patienten einer internistischen Ambulanz. Zeitschrift für psychosomatische Medizin und Psychoanalyse 18 (1972) 1-16.

/121/ KITZMANN, A., KÄCHELE, H., THOMÄ, H.: Sprachformale interaktionsprozesse in psychoanalytischen Erstinterviews. Z.psychosom.Med. Psychoanal. 20 (1974) 25-36.

/122/ KOHLHAUSEN, K.: Die gewandelte Krankheitssituation und ihre Anforderungen an den Gutachter in der Krankenversicherung. Der Med. Sachverständige 64 (1968) 101-105.

/123/ KOHLHAUSEN, K.: Möglichkeiten der sprachgerechten Anamneseerhebung bei Gastarbeitern durch Rechnereinsatz. Unveröffentlichtes Manuskript 1978.

/124/ KRÄHE, B.: Ein Erhebungsbogen für Anamnesen in der Inneren Medizin und ihr Ausdruck durch Computer. Dissertation Kiel 1974.

/125/ LAASER, U., LINKS, W., SCHÜTT, A.: Prüfung eines empirisch bewährten Anamnesebogens auf Zuverlässigkeit. Med.Welt 27 (1976) 2128-2134.

/126/ LANGEN, D.: Anamnese und Untersuchungen in ihrer Wechselwirkung. Meth.Inf.Med.Suppl. 5 (1971) 133-139.

/127/ LANGEN, D.: Das ärztliche Gespräch in der Praxis. Ringelheimer biol.Umsch. 25 (1970) 5-18.

/128/ LANGEN, D.: Der erste Eindruck und seine medizinisch-diagnostische Verwendbarkeit. Arch.Psychiatr.Nervenkr. 192 (1954) 67-100.

/129/ LAUDA, E.: Die interne Diagnostik in ihrer geschichtlichen Entwicklung aus ihren Anfängen bis in die Gegenwart. Med.Klin. 53 (1958) 1157-1166.

/130/ LIENERT, G.A.: Testaufbau und Testanalyse. (Weinheim-Berlin: Beltz 1961).

/131/ LINDBERG, D.A.B.: The computer and medical care. (Springfield, Ill.: Charles, C. Thomas 1968).

/132/ LOPEZ, F.M.: Personal interviewing. (New York: McGraw-Hill 1965).

/133/ LÜTH, P.: Sprechende und stumme Medizin. Über das Arzt-Patienten Verhältnis. (Frankfurt-New York: Harder & Herder 1974).

/134/ MACCOBY, E.E., MACCOBY, N.: Das Interview: ein Werkzeug der Sozialforschung. In: R. König (Hrsg.): Praktische Sozialforschung I. Das Interview: Formen, Technik, Auswertung. (Köln: Kiepenheuer & Witsch 1969) 37-85.

/135/ MARTIN, M.J., MAYNE, J.G., TAYLOR, W.F., SWENSON, M.N.: A health questionnaire based on paper- and pencil medium individualized and produced by computer. II. Testing and Evaluation. J.Amer.Med. Ass. 208 (1969) 2064-2068.

/136/ MARTINET, L.: Manuel de clinique, ou des méthodes d'exploration en médecine, et des signes diagnostiques des maladies; contenant un précis d'anatomie pathologique. (Paris: Gabon & Cie. 1825).

/137/ MATARAZZO, R.G., PHILLIPS, J.S., WIENS, A.N., SASLOW, G.: Learning the art of interviewing: A study of what beginning medical students do and their patterns of change. Psychotherapy 2 (1965) 40-50.

/138/ MAULTSBY, M.C., SLACK, W.V.: A computer based psychiatry history system. Arch.Gen.Psychiat. 25 (1971) 570-572.

/139/ MAYNE, J.G.: Experiences with the use of automation for collecting and recording medical-history data. Meth.Inform.Med. 8 (1969) 53-59.

/140/ MAYNE, J.G., MARTIN, M.J.: Computer aided history acquistion. Med.Clin. North America 54 (1970) 825-833.

/141/ MAYNE, J.G., MARTIN, M.J., MARROW, G.W. jr., TURNER, R.M., HISEY, B.L.: A health questionnaire based on paper- and pencil medium individualized and produced by computer. I. Technique.J.Amer.med. Ass. 208 (1969) 2060-2064.

/142/ MAYNE, J.G., WEKSEL, W., SHOLTZ, P.N.: Toward automating the medical history. Mayo Clin.Proc. 43 (1968) 1-25.

/143/ McLEAN, E.R., FOOTE, St.V., WAGNER, G.: The collection and processing of medical history data. Meth.Inform.Med. 14 (1975) 150-163.

/144/ MELLNER, Ch.: The selfadministered medical history. Acta.chir. Scand.Suppl. 406 (1970).

/145/ MELLNER, Ch., GARDMARK, J., PARKHOLM, S.: Medical questionnaires in clinical practice. In: Anderson, J., Forsythe, J.M. (Eds.): Information processing of medical records. (Amsterdam-London: 1970) 106-115.

/146/ MÖHR, J.R.: Benutzerorientierte Optimierung einer computergestützten Basisanamnese. In: P.L. Reichertz, B. Schwarz (Hrsg.): Informationssysteme in der medizinischen Versorgung - Ökologie der Systeme. (Stuttgart-New York: Schattauer 1978).

/147/ MÖHR, J.R.: Computer assisted medical history. Habilitationsschrift. Medizinische Hochschule Hannover (1976).

/148/ MÖHR, J.R.: Computer assisted medical history. In: Reichertz, P.L., Goos, G. (Hrsg.): Informatics medicine. An advanced Course. (Berlin-Heidelberg-New York: Springer 1977) 460-578.

/149/ MÖHR, J.R.: Methoden zur Konstruktion und Bewertung von Fragebögen zur Erfassung einer Basisanamnese. Verh.Dtsch. Ges.Inn.Med. 80 (1974) 930-932.

/150/ MÖHR, J.R.: Persönliche Mitteilungen (1980).

/151/ MÖHR, J.R.: Principles of target oriented construction of medical questionnaires. Meth.Inf.Med. 2 (1977) 231-256.

/152/ MÖHR, J.R.: Prinzipien der Konstruktion und Bewertung von Anamnesefragebögen. Arbeitstagung ARO und Arbeitskreis Praktische Medizin der GMDS, Köln (1973).

/153/ MÖHR, J.R., HAEHN, D.: Verdenstudie - Strukturanalyse allgemeinmedizinischer Praxen. (Köln: Zentralinstitut für die Kassenärztliche Versorgung 1977).

/154/ MÖHR, J.R., HOLTHOFF, G.: Untersuchungen zur Teilautomatisierung der Erhebung einer Basisanamnese. In: Reichertz, P.L. (Hrsg.): Medizinische Informatik, Frühjahrstagung des Fachbereichs Informatik der GMDS. (Berlin-Heidelberg-New York: Springer 1976) 66-79.

/155/ MÖHR, J.R., SEELOS, H.-J., RAUFMANN, W., ROTHEMUND, M.: Probleme der Standardisierung medizinischer Daten am Beispiel der Erstellung einer standardisierten Symptomanamnese. In: W. Brauer (Hrsg.): GI-11. Jahrestagung (Heidelberg-New York-Berlin: Springer 1981) 580-589.

/156/ NACKE, O., WAGNER, G.: Bibliographie zum Thema: "Die Rolle des Fehlers in der Medizin, Fehlerforschung als Aufgabe der med. Dokumentation". Method.Inform.Med. 3 (1964) 133-150.

/157/ NEGRETE, J.: Report on the automatic coding of answers to the medical question. Where? Interner Bericht, Heinrich Hertz Institut, Berlin (1970).

/158/ NEGRETE, J., GILOI, W., ENCARNACAO, J.: The application of computer graphics to automatic medical interviews. IEEE Mexico (1971). Conferencia sobre sistemas, redes y computadoras.

/159/ NEUMANN, H.: Erfahrungen mit der HNO-Computer-Krankengeschichte. Arch.Ohr.-,Nas.u.Kehlk.-Heilk. 191 (1968) 631-634.

/160/ NIE, M.: SPSS - Statistical package for social sciences. (New York: Mc Graw Hill 1970).

/161/ NÜSSEL, E.: Das ärztliche Gespräch und die Anamnese. Dtsch.med. Journ. 19 (1968) 45-51.

/162/ NÜSSEL, E., ADOLPH, E.: Zur Standardisierung der Anamnese. Hippokrates 3 (1969) 81-85.

/163/ NÜSSEL, E., KÖHLER, C.: Über die standardisierte internistische Anamnese. In: Heite: H.J. (Hrsg.): Anamnese. Ber. 14. Jahrestag. GMDS (1969) (Stuttgart: Schattauer 1971) 269-275.

/164/ PAYKEL, E.S., PRUSOFF, B.A., KLERMAN, G.L., DIMASCIO, H.: Self-report and clinical interview ratings in depression. J.nerv.ment. Dis. 156 (1973) 166-182.

/165/ PETERSEN, J.: Hauptmomente in der älteren Geschichte der medizinischen Klinik. (Hildesheim: Olms 1966).

/166/ PIPBERGER, H.V., KLINGEMANN, J.D., COSMA, J.: Computer evaluation of statistical properties of clinical information in the differential diagnosis of chest pain. Meth. Inform.Med. 7 (1968) 79-92.

/167/ PIRTKIEN, R.: Fehldiagnosen in der Klinik. Therapiewoche 6 (1968) 226-230.

/168/ PLÜGGE, H.: Über die Anamnese. Dtsch.med.Wschr. 90 (1965) 1605-1609.

/169/ PONGARTZ, L.: Das psychologische Explorationsgespräch.Psychol. Rdsch. 8 (1957) 195-205.

/170/ POSTMANN, L.: On the problem of perceptual defense Psychol.Rev. 60 (1953) 298-306.

/171/ RAUFMANN, W.: Untersuchungen zur Entwicklung eines adaptiven lernfähigen Systems zur automatisierten Klassifikation medizinischer Daten. Diplomarbeit, Med. Hochschule Hannover (1976).

/172/ RAUFMANN, W., JUHNKE, J., MÖHR, J.R.: Adaptive Selektion und Klassifikation medizinischer Daten am Beispiel eines anamneseunterstützenden Systems. 21. Jahrestagung der Deutschen Gesellschaft für Medizinische Dokumentation, Informatik und Statistik. (1976) Hannover.

/173/ RECTOR, A.L., ACKERMANN, E.: Rules for sequential diagnosis, Computers in Biomedical Research, 8 (1975) 143-155.

/174/ REICHERTZ, P.L.: Computerdiagnostik: Möglichkeiten und Grenzen. In: B. Schlegel (Hrsg.): Verhandlungen der Deutschen Gesellschaft für Innere Medizin Bd. 84. (München: Bergmann 1978) 238-248.

/175/ REICHERTZ, P.L.: Medizinische Informatik. IBM Nachrichten 215 (1973) 567-576.

/176/ REICHERTZ, P.L.: Moderne Computer-Techniken zur Anamneseerhebung. Meth.Inf.Med.Suppl. 5 (1971) 347-362.

/177/ REICHERTZ, P.L.: Quo vadis, Medizinische Informatik? Ins Deutsche übertragene, überarbeitete und erweiterte Version eines Hauptvortrages anläßlich des 4. Europäischen Kongresses der Europäischen Förderation für Med.-Informatik, Dublin (1982).

/178/ REICHERTZ, P.L.: Wesen und Probleme der Urteilsfindung in der Medizin. In: W. Brauer (Hrsg.): GI-11. Jahrestagung. (Heidelberg-New York-Berlin: Springer 1981) 549-556.

/179/ REICHERTZ, P.L., MÖHR, J.R.: Stellungnahme zu Fragen der Diagnosedokumentation, -erfassung und -verschlüsselung in der ambulanten medizinischen Versorgung. In: Schwartz, F.W., Schwefel, D.: Diagnosen in der ambulanten ärztlichen Versorgung. (Köln: ZI 1978).

/180/ REISSNER, I.: Die Bedeutung von Screening-Fragen im Prozess der Anamneseerhebung. Meth.Inf.Med.Suppl. 5 (1971) 321-325.

/181/ REUSCH, B.: Lineare Automaten. (Mannheim-Wien-Zürich: Bibliographisches Institut 1969).

/182/ RITTER, H.: Die Anamnese in der Allgemeinmedizin. Münchner Med. Wschr. 112 (1970) 214-221.

/183/ ROSE, G.A.: The Diagnosis of Ischaemic Heart Pain and Intermittent Claudication in Field Surveys. Bull.W.H.O. 27, (1962) 645-658.

/184/ ROSE, G.A., BLACKBURN, A.: Cardiovascular survey met. (Genf: W.H.O. 1968).

/185/ ROSENBLATT, F.: Principles of Neurodynamics Perceptrons and the Theory of Brain Mechanism. Washington (1962).

/186/ ROSENTHAL, I., HARTMANN, F.: Theophraste Renandot: Idee und Form seiner Tätigkeit als Polikliniker.

/187/ RUFUS VON EPHESUS: Die Fragen des Arztes an den Kranken. Hrsg.: H. Gärtner. (Berlin: Akademie-Verlag 1962).

/188/ RUPRECHT, H.: Sprache als Medikament. In: H.K. Rose & H. Buggle (Hrsg.): Interaktion. (Greneach: Editiones Roche 1972) 51-60.

/189/ RUNDE, P.: Der Fragebogen - Entwicklung, Standardisierung und Grenzen seiner Anwendung. In: Epidemiologie und epidemiologische Methodik. (München: Bayr. Landesärztekammer 1972).

/190/ SCHENK, E.G.: Kunstfehler und mangelndes Verständnis bei der Aufnahme der Anamnese. Med.Welt 50 (1960) 2631- 2638.

/191/ SCHMIDT, L., KESSLER, B.: Anamnese. (Weinheim-Basel: Beltz 1976).

/192/ SCHOLER, H.: Probleme der Anamnese und Diagnose. Ärztl.Wschr. 15 (1960) 153-160.

/193/ SCHRÖMBGENS, H.H.: Die Fehldiagnose in der allgemeinärztlichen Praxis. Therapiewoche 6 (1968) 22-26.

/194/ SCHULTEN, H.: Der Arzt. (Stuttgart: Thieme 1961).

/195/ SEELOS, H.-J.: Anamnesis - bibliography. (Bielefeld: Idis 1982).

/196/ SEELOS, H.-J.: Computerunterstützte Screeninganamnese - Anhang zur Dissertation (Universität Heidelberg 1983).

/197/ SEELOS, H.-J.: Prinzipien des Projektmanagements im Gesundheitswesen. (Heidelberg-New York-Berlin: Springer 1982).

/198/ SEELOS, H.-J.: Unterstützung sozialmedizinischer Leistungen durch die teilweise Automatisation informationsverarbeitender Prozesse. (in Vorbereitung).

/199/ SEELOS, H.-J.: Inhaltliche Implementierung einer Befundbeschreibung für die allgemeinmedizinische außerklinische Untersuchung. Eine Vorstufe zur rechnergestützten Synthese von Befundberichten dargestellt am Beispiel des Vertrauensärztlichen Dienstes. (Essen: Arbeitsgemeinschaft für Gemeinschaftsaufgaben der Krankenversicherung 1979).

/200/ SEELOS, H.-J.: Medizinische Gutachterdienste im Gesundheitswesen. Vortrag gehalten im WS 1980/81 an der Ruhr-Universität Bochum anläßlich der Ringvorlesung "Der Patient im Spektrum sozialmedizinischer Leistungen".

/201/ SEELOS, H.-J.: Medizinische Informatik - Aspekte eines interdisziplinären Fachgebietes. Das öffentliche Gesundheitswesen 11 (1983).

/202/ SEYFARTH, A., ENCARNACAO, J., NEGRETE, J.: AMANDA - Automatized medical anamnesis dialog assistant. Technischer Bericht Nr. 147 Heinrich Hertz Institut, Berlin (1971).

/203/ SIEGRIST, J.: Das Consensus-Modell. (Stuttgart: Enke 1970).

/204/ SILOMON, H.: Der Wandel der medizinischen Laiensprache. Med. Monatsschrift 8 (1974) 326-330.

/205/ SIMBORG, D.W., RIKLI, A.E., HALL, P.: Experimentation in medical history-taking. J.Amer.Med.Ass. 210 (1969) 1443-1445.

/206/ SIMMONS; E.M., MILLER; O.W.: A new concept in automated patient histories. In: J. Anderson, J.M. Forsythe (Eds.): Information processing of medical records. Proc. of the IFIP-TC 4 Working conference on Information Processing of Medical Records. (Lyon: North-Holland Publ.Co. 1970) 116-132.

/207/ SIMMONS, E.M., MILLER, O.W.: Automated patient history-taking - automated patient history acquisition system. Provides valid information and conserves physician's time and energies. Hospitals JAMA 45 (1971) 56-59.

/208/ SLACK, W.V.: Medical interviewing by computer. New Phyen 19 (1970) 143-147.

/209/ SLACK, W.V.: Medical interviewing by computer. South.med.Bull. 57 (1969) 39-44.

/210/ SLACK, W.V.: Patient counseling by computer. In: Zoog, S., Yarnall, S. (Eds.): The changing health care team. (Seattle: Mcsa 1976) 108-111.

/211/ SLACK, W.V., HICKS, G.P., REED, C.E., VAN CURA, L.J.: A computer-based medical-history system. New Engl.J.Med. 274 (1966) 194-198.

/212/ SLACK, W.V., PECKHAM, B.M., VAN CURA, L.J., CARR, W.F.: A computer-based physical examination system. J.Amer.med.Ass. 200 (1967) 224-228.

/213/ SLACK, W.V., SLACK, C.W.: Good questions and bad. In: Anderson, J., Forsythe, J.M. (Eds.): Information processing of medical records. (Amsterdam-London: 1970) 133-143.

/214/ SLACK, W.V., VAN CURA, L.J.: Computer based patient interviewing. Postgraduate Medicine (1968) 68-74, 115-120.

/215/ SLACK, W.V., VAN CURA, L.J.: Patient reaction to computer-based medical interviewing. Comput.biomed.Res. 1 (1968) 527-531.

/216/ SLACK, W.V., VAN CURA, L.J., GREIST, J.H.: Computers and doctors: Use and consequences. Comput.biomed.Res. 3 (1970) 521-527.

/217/ STATISTISCHES BUNDESAMT (Hrsg.): Die internationale Klassifikation von Krankheiten, 8. Revision, 1965. (Stuttgart: Kohlhammer 1966).

/218/ STERLING, T., GLESER, M., HABERMANN, S., POLLACK, S.: Robot data screening: A Solution to Multivariate Type Problems in Biological and Social Sciences.Comm.A.C.M. 9 (1966) 521-532.

/219/ STEWART, C.J., CASH, W.B.: Interviewing: Priniciples and practices. (Dubuque: Brown 1974).

/220/ STOFFEL, C.: Formale Beschreibung der Funktion von Peripheriegeräten. Elektron.Rechenanl. 21 (1979) 113-119.

/221/ SUNDBERG, N.D., TYLER, L.E.: Clinical psychology. (London: Methuen 1963).

/222/ SWEDLOW, D.B., BARNETT, G.O., GROSSMAN, J.H., SOUDER, D.E.: A simple programming system for the creation and execution of an automated medical history. Comput.biomed. Res. 5 (1972) 90-98.

/223/ THOMPSON, H.K.: Acquistion and reporting of medical history data. Proceedings of the 10th IBM Medical symposium (1971) 117-124.

/224/ U.S. PUBLIC HEALTH SERVICE: Methodological aspects on hearing ability interview survey. Vital Hlth.Statist. Publ.Hlth. Service Publ. No. 1000 - Ser. 2 - No. 12.

/225/ WAGNER, G.: Probleme der Anamnese-Erhebung für den Informationsgewinnungsprozeß. Arzneimittel-Forsch. Aulendorf 21 (1971) 158-164.

/226/ WAGNER, G., SCHWAN, B.: Bibliographie zum Thema Techniken der Anamneseerhebung und -dokumentation. Meth.Inf.Med. 8 Suppl. 5 (1971) 347-362.

/227/ WAGNER, G., TAUTU, P., WOLBERT, U.: Problems of Medical Diagnosis - a Bibliography. Meth.Inform.Med. 17 (1978) 55-74.

/228/ WAITZKIN, H., STOECKLE, H.: The Communication of Information About Illness - Clinical Sociological and Methodological Considerations. Adv.psychosoz. Med. 8 (1972) 180-215

/229/ WARNER, H.R., OLMSTED, C.M., RUTHERFORD, B.D.: HELP - a Program for Medical Decision Making Comp.Biomed. Res. 5 (1972) 65-74.

/230/ WARNER, H.R., RUTHERFORD, B.D., HOUTCHENS, B.: A sequential bayesian approach to history taking and diagnosis. Comput.biomed.Res. 5 (1972) 218-227.

/231/ WEED, L.L.: Das problemorientierte Krankenblatt. (Stuttgart-New York: Schattauer 1978).

/232/ WEED, L.L.: Medical records that guide and teach. New Engl.J.Med. 178 (1968) 593-599.

/233/ WEED, L.L.: Technology is a link, not a barrier, for doctor and patient. Mod.Hosp. 114 (1970) 80-83.

/234/ WEFER, B.: Anamneseerhebung in einer Allgemeinpraxis. Ergebnisse der Erprobung einer zielorientierten Fragebogenkonstruktion. Dissertation 1978, Med. Hochschule Hannover.

/235/ WERSIG: Information - Kommunikation - Dokumentation (München--Pullach, Berlin: Dokumentation 1971).

/236/ WIELAND, W.: Diagnose-Überlegungen zur Medizintheorie. (Berlin-New York: de Gruyten 1975).

/237/ WISSENSCHAFTLICHES INSTITUT DER ORTSKRANKENKASSEN (WIDO): Gesundheitsvorsorge und Krankheitsfrüherkennung. Teil 1: Bestandsaufnahme (Bonn: WIDO 1978).

/238/ WITTER, H.: Grundriß der gerichtlichen Psychologie und Psychiatrie. (Berlin: Springer 1970).

/239/ YOUNG, D.W.: Assessment of questions and questionnaires. Meth. Inform.Med. 10 (1971) 222-228.

/240/ YOUNG, D.W.: Evaluation of a questionnaire. Meth.Inf.Med. 11 (1972) 13-19.

Medizinische Informatik und Statistik

Band 1: Medizinische Informatik 1975. Frühjahrstagung des Fachbereiches Informatik der GMDS. Herausgegeben von P. L. Reichertz. VII, 277 Seiten. 1976.

Band 2: Alternativen medizinischer Datenverarbeitung. Fachtagung München-Großhadern 1976. Herausgegeben von H. K. Selbmann, K. Überla und R. Greiller. VI, 175 Seiten. 1976.

Band 3: Informatics and Medecine. An Advanced Course. Edited by P. L. Reichertz and G. Goos. VIII, 712 pages. 1977.

Band 4: Klartextverarbeitung. Frühjahrstagung, Gießen, 1977. Herausgegeben von F. Wingert. V, 161 Seiten. 1978.

Band 5: N. Wermuth, Zusammenhangsanalysen Medizinischer Daten. XII, 115 Seiten. 1978.

Band 6: U. Ranft, Zur Mechanik und Regelung des Herzkreislaufsystems. Ein digitales Simulationsmodell. XV, 192 Seiten. 1978.

Band 7: Langzeitstudien über Nebenwirkungen Kontrazeption – Stand und Planung. Symposium der Studiengruppe „Nebenwirkungen oraler Kontrazeptiva – Entwicklungsphase", München 1977. Herausgegeben von U. Kellhammer. VI, 254 Seiten. 1978.

Band 8: Simulationsmethoden in der Medizin und Biologie. Workshop, Hannover, 1977. Herausgegeben von B. Schneider und U. Ranft. XI, 496 Seiten. 1978.

Band 9: 15 Jahre Medizinische Statistik und Dokumentation. Herausgegeben von H.-J. Lange, J. Michaelis und K. Überla. VI, 205 Seiten. 1978.

Band 10: Perspektiven der Gesundheitssystemforschung. Frühjahrstagung, Wuppertal, 1978. Herausgegeben von W. van Eimeren. V, 171 Seiten. 1978.

Band 11: U. Feldmann, Wachstumskinetik. Mathematische Modelle und Methoden zur Analyse altersabhängiger populationskinetischer Prozesse. VIII, 137 Seiten. 1979.

Band 12: Juristische Probleme der Datenverarbeitung in der Medizin. GMDS/GRVI Datenschutz-Workshop 1979. Herausgegeben von W. Kilian und A. J. Porth. VIII, 167 Seiten. 1979.

Band 13: S. Biefang, W. Köpcke und M. A. Schreiber, Manual für die Planung und Durchführung von Therapiestudien. IV, 92 Seiten. 1979.

Band 14: Datenpräsentation. Frühjahrstagung, Heidelberg 1979. Herausgegeben von J. R. Möhr und C. O. Köhler. XVI, 318 Seiten. 1979.

Band 15: Probleme einer systematischen Früherkennung. 6. Frühjahrstagung, Heidelberg 1979. Herausgegeben von W. van Eimeren und A. Neiß. VI, 176 Seiten, 1979.

Band 16: Informationsverarbeitung in der Medizin -Wege und Irrwege-. Herausgegeben von C. Th. Ehlers und R. Klar. XI, 796 Seiten. 1979.

Band 17: Biometrie – heute und morgen. Interregionales Biometrisches Kolloquium 1980. Herausgegeben von W. Köpcke und K. Überla. X, 369 Seiten. 1980.

Band 18: R.-J. Fischer, Automatische Schreibfehlerkorrektur in Texten. Anwendung auf ein medizinisches Lexikon. X, 89 Seiten. 1980.

Band 19: H. J. Rath, Peristaltische Strömungen. VIII, 119 Seiten. 1980.

Band 20: Robuste Verfahren. 25. Biometrisches Kolloquium der Deutschen Region der Internationalen Biometrischen Gesellschaft, Bad Nauheim, März 1979. Herausgegeben von H. Nowak und R. Zentgraf. V, 121 Seiten. 1980.

Band 21: Betriebsärztliche Informationssysteme. Frühjahrstagung, München, 1980. Herausgegeben von J. R. Möhr und C. O. Köhler. (vergriffen)

Band 22: Modelle in der Medizin. Theorie und Praxis. Herausgegeben von H. J. Jesdinsky und V. Weidtman. XIX, 786 Seiten. 1980.

Band 23: Th. Kriedel, Effizienzanalysen von Gesundheitsprojekten. Diskussion und Anwendung auf Epilepsieambulanzen. XI, 287 Seiten. 1980.

Band 24: G. K. Wolf, Klinische Forschung mittels verteilungsunabhängiger Methoden. X, 141 Seiten. 1980.

Band 25: Ausbildung in Medizinischer Dokumentation, Statistik und Datenverarbeitung. Herausgegeben von W. Gaus. X, 122 Seiten. 1981.

Band 26: Explorative Datenanalyse. Frühjahrstagung, München, 1980. Herausgegeben von N. Victor, W. Lehmacher und W. van Eimeren. V, 211 Seiten. 1980.

Band 27: Systeme und Signalverarbeitung in der Nuklearmedizin. Frühjahrstagung, München, März 1980. Proceedings. Herausgegeben von S. J. Pöppl und D. P. Pretschner. IX, 317 Seiten. 1981.

Band 28: Nachsorge und Krankheitsverlaufsanalyse. 25. Jahrestagung der GMDS, Erlangen, September 1980. Herausgegeben von L. Horbach und C. Duhme. XII, 697 Seiten. 1981.

Band 29: Datenquellen für Sozialmedizin und Epidemiologie. Herausgegeben von R. Brennecke, E. Greiser, H. A. Paul und E. Schach. VIII, 277 Seiten. 1981.

Band 30: D. Möller, Ein geschlossenes nichtlineares Modell zur Simulation des Kurzzeitverhaltens des Kreislaufsystems und seine Anwendung zur Identifikation. XV, 225 Seiten. 1981.

Band 31: Qualitätssicherung in der Medizin. Probleme und Lösungsansätze. GMDS-Frühjahrstagung, Tübingen, 1981. Herausgegeben von H. K. Selbmann, F. W. Schwartz und W. van Eimeren. VII, 199 Seiten. 1981.

Band 32: Otto Richter, Mathematische Modelle für die klinische Forschung: enzymatische und pharmakokinetische Prozesse. IX, 196 Seiten, 1981.

Band 33: Therapiestudien. 26. Jahrestagung der GMDS, Gießen, September 1981. Herausgegeben von N. Victor, J. Dudeck und E. P. Broszio. VII, 600 Seiten. 1981.